护理学（师）单科专业知识拿分考点随身记 一次过

（第二版）

主　编　夏桂新　杨晓燕

编　委　杨　芬　李俊芳　林秀金

李桂兰　夏春召　夏艳丽

U0833586

中国健康传媒集团

中国医药科技出版社

内容提要

本书由多年从事护理学专业职称考试考前培训的专家老师依据护理学（师）专业知识考试考纲编写而成。书中内容按章节编排，各章节分两个版块，其中“必备考点精编”采用图表为主、文字为辅的形式，总结梳理考试中重点内容，对大纲要求的考点覆盖全面，条理清晰，内容实用；“高频考点速记”精选历年真题中常考内容，分类整理，方便对比记忆。本书采用双色排版，套色突显重中之重。开本小巧，内容精练，携带方便，随时记诵，是参加护理学（师）考试考生备考冲刺的得力助手。

图书在版编目（CIP）数据

护理学（师）单科一次过. 专业知识拿分考点随身记/夏桂新，杨晓燕主编. —2版.—北京：中国医药科技出版社，2022.8

ISBN 978-7-5214-3274-9

Ⅰ.①护… Ⅱ.①夏… ②杨… Ⅲ.①护理学-资格考试-自学参考资料 Ⅳ.①R47

中国版本图书馆CIP数据核字（2022）第119163号

美术编辑 陈君杞
责任编辑 刘葳言 董雪琪
版式设计 友全图文

出版 **中国健康传媒集团**｜中国医药科技出版社
地址 北京市海淀区文慧园北路甲22号
邮编 100082
电话 发行：010-62227427 邮购：010-62236938
网址 www. cmstp. com
规格 787×1092mm $^1/_{32}$
印张 15 $^5/_8$
字数 404千字
初版 2021年5月第1版
版次 2022年8月第2版
印次 2022年8月第1次印刷
印刷 三河市万龙印装有限公司
经销 全国各地新华书店
书号 ISBN 978-7-5214-3274-9
定价 40.00元

前言

“单科一次过”系列由多年从事护士执业资格考试与护理学专业职称考试考前培训的专家老师精心编写而成。编者多年来在全国各大医学院校和培训机构巡讲和录制护考课程，积累了丰富的培训经验，深谙考试命题规律，受到广大考生欢迎。应广大考生强烈要求，也为了帮助更多考生通过考试，编者凭借多年来考前辅导的经验和心得体会，参考多种国内外护理学与临床教材，并与多所医学院校老师深入沟通和潜心研究，共同编撰本系列丛书，特别适合参加护理学专业技术资格考试的考生备考使用。本系列包括“拿分考点随身记”和“特训题集”2个功能类别，内容精练，逻辑严谨，环环相扣，特点如下：

1.《护理学（师）单科一次过》 专为参加护理学（师）单科考试的考生编写。

“拿分考点随身记”分为《基础知识拿分考点随身记》《相关专业知识拿分考点随身记》《专业知识拿分考点随身记》《专业实践能力拿分考点随身记》4个分册。书中内容按章节编排，各章节分两个版块。一是【必备考点精编】采用图表为主、文字为辅的形式，总结梳理新考试中重点内容并用双色标记，考点覆盖全面，删繁就简，条理清晰，内容实用。二是【高频考点速记】精选历年真题中常考内容，分类整理，方便对比记忆。

“特训题集”分为《基础知识特训1000题》《相关专业知识特训1000题》《专业知识特训1000题》《专业实践能力特训1000题》4个分册。除《专业实践能力特训1000题》仅包含基础护理学试题外，其余分册试题均紧密围绕考试大纲的内、外、妇、儿四个科目进行划分。每个科目均包含两大版块：一是【特训试题】秉承“依据‘习题’全解‘考点’”的编撰理念，并附答案与解析，方便考生进行思考分析；二是【牛刀小试】为整个科目的精选习题，后附答案与精粹解析，利于考生回顾掌握本科目知识点。每个分册书末附赠2套模拟试卷，专供考生实战演练。

2.《护理学（中级）单科一次过》 专为参加护理学（中级）单科考试的考生编写。

"拿分考点随身记"分为《基础知识拿分考点随身记》《相关专业知识拿分考点随身记》《专业知识拿分考点随身记》《专业实践能力拿分考点随身记》4个分册，其中，《基础知识拿分考点随身记》与《相关专业知识拿分考点随身记》为各亚类共用；《专业知识拿分考点随身记》与《专业实践能力拿分考点随身记》紧密围绕护理学、内科护理、外科护理、妇产科护理、儿科护理与社区护理专业类型考试大纲的考点要求进行编写，各章节中涉及护理学（中级）（368）所要考查的内容以"*"标注。

另外，我们还为参加社区护理学（中级）考试的考生专门设计了《社区护理学（中级）一次过——专业知识与专业实践能力拿分考点随身记》，更加方便相关专业考生进行专项复习。

"特训题集"分为《基础知识特训1200题》《相关专业知识特训1200题》《专业知识特训1200题》《专业实践能力特训1200题》4个分册。

适用专业（代码）：护理学（中级）（368）、内科护理（369）、外科护理（370）、妇产科护理（371）、儿科护理（372）、社区护理（373）。各位考生可根据自己的专业类型和复习阶段按需选择。

"单科一次过"系列旨在为参加护师和主管护师资格考试的考生提供一脉相承的强大助力，力求使考生做到学习与应试相结合、掌握与备战相贯穿、理论与实践相联系，从而利于培养考生建立自己的解题思路，使通过护理学专业职称考试变得唾手可及。意在为更多护理学专业考生实现"白衣天使"的终生神圣梦想保驾护航。

如您在使用本丛书过程中发现不足之处，欢迎随时指出，以便我们不断修订完善。如有护考相关问题，可以通过微信号xiaxin198咨询，也可通过邮箱xiaguixin123@163.com联系我们。在此，预祝各位考生顺利通过护理学职称考试！平步青云晋升！

为令本系列丛书更加立体化、鲜活化，使考前复习更加高效、便捷，丛书每一分册均随书附赠备考导学、基础精讲、冲刺专题与习题解析串讲视频课程，以及"医科护考"线上刷题库。详情请见图书封面，考生可扫码后免费获取丰富增值服务内容。

目录

第一篇 内科护理学

第二篇 外科护理学

第三篇 妇产科护理学

第四篇　儿科护理学

第一篇　内科护理学

第一章　呼吸系统疾病病人的护理

必备考点精编

第一节　常见症状护理

一、咳嗽、咳痰的护理

（一）临床表现

1. 咳嗽咳痰的性质、时间、音色及体位

咳嗽咳痰的特点		临床意义
性质	干性咳嗽	多见于咽炎、上呼吸道炎症、肺炎等
	湿性咳嗽	最常见于慢性支气管炎及支气管扩张症
时间	夜间咳嗽明显	左心衰竭、肺结核
	清晨明显	多见于慢性支气管炎、支气管扩张症、肺脓肿
音色	嘶哑性咳嗽	声带发炎、喉炎、喉结核、喉肿物、喉返神经麻痹等
	犬吠样咳嗽	会厌、喉部疾患或气管受压
	金属音	纵隔肿瘤、支气管肺癌
体位	改变体位时加剧	多见于慢性支气管炎、支气管扩张症、肺脓肿

2. 痰液的颜色、性状、量及气味

项目	痰液特点	临床意义
颜色	粉红色泡沫样痰	见于急性肺水肿、急性左心衰
	铁锈色痰	见于肺炎链球菌感染、大叶性肺炎等
	红棕色胶冻痰	见于肺炎克雷伯杆菌感染
	白色痰转黄色痰	提示细菌感染
	草绿色痰	见于铜绿假单胞菌或干酪性肺炎
	红褐色痰或巧克力痰	见于阿米巴脓肿
	红色痰或红棕色痰	见于支气管扩张症、肺癌、肺结核
	果酱样痰	见于肺血吸虫病
性状	大量痰	24小时咳痰量＞100ml，痰液静置，分三层，上层为泡沫，中层为浆液，下层为脓液及坏死性物质，见于肺脓肿、支气管扩张症
	血性痰	见于肺结核、支气管扩张症、肺癌等
	黏液性痰	见于支气管炎、支气管哮喘和早期肺炎等
	浆液性痰	见于肺淤血
气味	恶臭味	见于厌氧菌感染

（二）护理措施

1. **避免诱因**　注意保暖。避免尘埃与烟雾等刺激，避免剧烈运动、进出空气污染的公共场所等。避免应用引起咳嗽的药品及物品。

2. **环境**　保持室内空气新鲜流通，保持室温为18～22℃，湿度为50%～60%。

3. **饮食**　给予高蛋白、高维生素、足够热量的饮食。避免油腻、辛辣等刺激性食物，少食多餐。多饮水，饮水量＞1500ml/d，有利于痰液稀释和排出。

4. **病情观察**。

5. **促进排痰**　遵医嘱用祛痰药，还可应用以下措施。

方法	适用	备注
深呼吸和有效咳嗽	神志清醒并能咳嗽者	深呼吸5~6次→深呼气末保持张口→咳嗽数次→用力排出
拍背与胸壁振荡	长期卧床、排痰无力者	手呈杯状→自肺底由外向内、由下向上轻拍→鼓励咳嗽
湿化呼吸道	痰液黏稠不易咳出者	注意防止窒息、感染、药物副作用等
体位引流	痰量较多、呼吸功能尚好者	如支气管扩张症、肺脓肿
机械吸痰	痰量较多、排痰困难、无力咳痰者，尤其是昏迷或已行气管切开（插管）者	—

6. **预防并发症**　长期卧床、昏迷病人，每2小时翻身1次，每次翻身前后注意拍背、吸痰，以免口腔分泌物进入支气管造成窒息。如患者突然出现烦躁不安，神志不清，面色明显苍白或发绀，出冷汗，呼吸急促，咽喉部明显的痰鸣音，应考虑窒息的发生。及时采用机械吸痰，做好抢救准备，如准备气管切开的器械及药品等。

7. **心理护理**　帮助病人缓解焦虑情绪。

二、咯血的护理

1. 咯血量分级

分级	特点
痰中带血	咯血量的多少与受损血管的性质及数量有直接关系，而与疾病严重程度不完全相关
少量咯血	＜100ml/d
中量咯血	100～500ml/d
大量咯血	＞500ml/d或300ml/次

2. 临床特点

项目	特点
前兆	胸闷、喉痒、痰鸣音、咳嗽
性质	鲜红，伴泡沫样痰，呈碱性
体征	呼吸音减弱、湿啰音

续表

项目	特点
并发症	窒息：大咯血时出现咯血不畅、胸闷气促、情绪紧张、喉部有痰鸣音或喷射性大咯血突然中止，多是窒息的先兆表现。若出现表情恐怖、张口瞪目、抽搐、大汗淋漓、牙关紧闭或神志突然丧失，提示发生窒息

（二）护理措施

1. 心理护理　病人大咯血时可有濒死感，应帮助病人缓解焦虑与恐惧心理。

2. 安静休息　大咯血病人应绝对卧床休息，减少翻动。协助病人取患侧卧位，有利于健侧通气，对肺结核病人还可防止病灶扩散。

3. 药物应用

药物	用法	注意事项
止血药	咯血量较大者常用垂体后叶素静脉滴注	冠心病、高血压及妊娠者禁用，应用后注意观察有无恶心、心悸、面色苍白等
镇静剂	对烦躁不安者可用地西泮5～10mg肌内注射	禁用吗啡、哌替啶，以免抑制呼吸
镇咳剂	咯血伴剧烈咳嗽时，可用可待因	年老体弱、肺功能不全者慎用

4. 饮食　大咯血者暂禁食，小量咯血者宜进少量温凉流质饮食，多饮水及多食富含纤维素的食物，避免辛辣刺激性饮料。

5. 窒息的预防及抢救配合

观察病情	注意有无窒息先兆，预防窒息，咯血时不要屏气，尽量将血轻轻咯出，以免诱发喉头痉挛，造成呼吸道阻塞、窒息
配合抢救	准备器械如吸痰器、鼻导管、气管插管和气管切开包；一旦出现窒息应立即采取各种措施清除呼吸道内血块，保持呼吸通畅，应取头低足高位，轻拍背部以利血块排出，或迅速用机械吸引，必要时气管插管或用支气管镜吸取血块
气道通畅后	若病人自主呼吸未恢复，应行人工辅助通气。给予高流量吸氧，按医嘱应用呼吸兴奋剂

三、肺源性呼吸困难的护理

（一）临床表现

分度	轻度	重体力活动出现呼吸困难
	中度	轻微体力活动（日常活动、走路）出现呼吸困难
	重度	安静休息下也出现呼吸困难，端坐呼吸
频率、深度、节律	频率减慢	如慢性阻塞性肺气肿，当出现肺性脑病时，呼吸节律发生变化；呼吸中枢受抑制时可表现呼吸频率减慢
	呼吸深快	酸中毒
	突发的呼吸困难	肺不张、大量胸腔积液
	逐渐发生的呼吸困难	肺气肿等慢性疾病
伴随症状		咳嗽、咳痰、胸痛、发热、神志改变等

（二）护理措施

1．环境。哮喘病人室内避免有变应原，如尘螨、花粉、刺激性气体等。

2．体位。严重呼吸困难者取半坐位或端坐位，设置跨床小桌，避免紧身衣服或过厚的被盖，防止加重病人胸部压迫感。减少不必要的谈话，以减少耗氧量。

3．饮食。每日摄入高热量、高维生素、易消化的饮食，补充足够水分，防止痰液黏稠。

4．及时清除呼吸道分泌物，保持呼吸道通畅。

5．增加对烦躁不安、恐惧病人的巡视次数。

6．氧气疗法是纠正缺氧、缓解呼吸困难最有效的方法。

类型	给氧方法
PaO_2：6.7～8.0kPa（50～60mmHg） $PaCO_2$：6.7kPa（50mmHg）以下	一般流量（2～4L/min）氧浓度（29%～37%）给氧
PaO_2：5.3～6.7kPa（40～50mmHg） $PaCO_2$：正常	间歇高流量（4～6L/min）高浓度（45%～53%）给氧
缺氧同时有二氧化碳潴留者	可用鼻导管或鼻塞法给氧
PaO_2：低于8.0kPa（60mmHg） $PaCO_2$：6.7kPa（50mmHg）以上时	低流量（1～2L/min）低浓度（28%～30%）持续给氧，以防纠正缺氧过快，抑制呼吸中枢，加重二氧化碳潴留

7．对于轻、中度病人应合理安排休息和活动量，如散步、慢跑、打太极拳、做体操等，提高肺活量，逐渐恢复正常活动。

第二节　急性上呼吸道感染病人的护理

一、临床表现

类型	病因	临床表现
普通感冒	鼻病毒、副流感病毒感染居多	俗称“伤风”，鼻咽部症状为主，早期有咽干痒，继而出现打喷嚏、鼻塞，开始流清水样鼻涕，2～3天后变稠，可伴咽痛、少量咳嗽。一般无发热及全身症状
病毒性咽炎、喉炎	鼻病毒、流感病毒等	①急性病毒性咽炎：以咽部发痒和烧灼感为主，疼痛不明显。当有吞咽疼痛时，常提示有链球菌感染 ②急性病毒性喉炎：以声音嘶哑为主要症状，咳嗽时疼痛，常有发热
细菌性咽炎、扁桃体炎	多由溶血性链球菌引起	起病急，咽痛明显、体温39℃以上，扁桃体充血、肿大，有黄色点状渗出物伴淋巴结肿大

二、护理措施

1．注意体温的变化，观察病情变化。

2．保持室内一定的温度、湿度和空气流通，适当休息，病情较重或年老者应卧床休息。

3．给予清淡、高热量、丰富维生素饮食，多饮水，避免辛辣、刺激性食物，忌烟、酒。

4．嘱病人按医嘱用药，勿滥用抗生素。

第三节　支气管哮喘病人的护理

一、临床表现

以气道高反应性为特征的气道不同程度可逆性阻塞是本病的特点。典型的临床表现是反复发作的伴有哮鸣音的呼气性呼吸困难。

症状	发病前多有干咳、打喷嚏、流泪等先兆，继而出现发作性呼气性呼吸困难，伴有哮鸣音，胸闷、咳嗽、咳白色泡沫痰，患者常被迫坐起。发作严重时表现为张口抬肩、大汗、喘气费力、烦躁不安，甚至发绀
	哮喘症状可在数分钟内发作，经数小时至数天，用支气管舒张剂后缓解或自行缓解
	夜间或凌晨发作和加重是哮喘的特征之一（交感神经兴奋所致）
	哮喘持续状态：指严重的哮喘发作持续24小时以上，经治疗不易缓解者。表现为极度呼吸困难、发绀、端坐呼吸、大汗淋漓，甚至出现呼吸、循环衰竭
体征	双肺闻及广泛的哮鸣音，呼气相尤其明显
	发作时双肺呈过度充气状态；发作缓解后可无任何症状及体征
	轻度哮喘或非常严重的哮喘发作，哮鸣音可不出现，后者称为寂静胸，是病情危重的表现，重度哮喘可有心率增快、奇脉、发绀
并发症	自发性气胸、纵隔气肿和肺不张等

二、护理措施

环境护理	提供安静、舒适，温度、湿度适宜的环境，湿度在50%～60%，室温维持在18～22℃，保持空气流通，避免花草、地毯、皮毛、烟及尘埃飞扬等诱因
饮食护理	采用营养丰富、高维生素、清淡流质或半流质饮食，避免食用鱼、虾、蛋等可能诱发哮喘的食物
水平衡	鼓励饮水，饮水量＞2500ml/d，重症者予以静脉补液
保持呼吸道通畅	定时翻身拍背，协助排痰；教会病人掌握定量雾化吸入器和干粉吸入器的使用方法，持续湿化低流量吸氧，改善呼吸；发作严重时，应做好机械通气准备工作
病情监测	加强急性发作病人监测，尤其在夜间和凌晨，积极处理并发症
药物护理	①遵医嘱使用支气管解痉药物和抗炎药物，指导患者正确使用吸入剂，同时注意防止药物副作用发生，吸入用药应注意口咽部感染 ②如应用β_2受体激动剂，指导病人按需用药，以免出现耐受性 ③全身应用糖皮质激素时，应注意肥胖、糖尿病、高血压、骨质疏松、消化性溃疡等副作用
预防哮喘复发	①日常生活中避免接触变应原及非特异性刺激物 ②劳逸结合，合理饮食、戒烟，增强体质、预防感冒，避免精神紧张和剧烈运动 ③应用色甘酸钠预防发作 ④发作季节前3个月，在医生指导下使用增强免疫力的制剂，如接种菌苗等

第四节　慢性支气管炎、阻塞性肺气肿病人的护理

一、临床表现

疾病	症状	体征	并发症
慢性支气管炎	早期在气候寒冷或突变时发生咳嗽且轻微，病重则四季均咳嗽。晨间咳嗽较重，痰多为白色黏液或泡沫状，当感染时，痰量增多，往往清晨起床或体位变动时较明显，可有黄绿色脓性痰，偶带血。喘息型慢性支气管炎有支气管痉挛，可有喘息	急性发作时，肺部啰音可增多。喘息型慢性支气管炎发作时，可闻及哮鸣音	自发性气胸、肺部感染、呼吸衰竭等
阻塞性肺气肿	除有慢性支气管炎症状外，同时伴有逐渐加重的呼吸困难，随病情发展，甚至在静息时也感到呼吸困难。晚期可出现呼吸衰竭	桶状胸，胸部呼吸活动减弱；语颤减弱；叩诊呈过清音，心浊音界缩小，肝上界下移；听诊呼吸音减弱，呼气延长，心音遥远。晚期病人因呼吸困难，可表现为身体前倾，常呈缩唇呼气	

二、护理措施

观察病情	观察病人咳嗽、咳痰、呼吸困难进行性加重的程度，监测水电解质、酸碱平衡等	
药物治疗	抗感染	遵医嘱正确给予抗感染治疗，观察效果及不良反应
	雾化	痰液较多或年老体弱、无力咳痰者给予雾化治疗
吸氧	持续低流量给氧，流量1～2L/min。每天氧疗时间不少于15小时，睡眠时间不可间歇	
饮食	给予高热量、高蛋白质、高维生素饮食，少吃产气食品，保证足够的饮水量	
运动锻炼	缓解期注意全身运动锻炼	

续表

<table>
<tr><td rowspan="5">呼吸训练</td><td rowspan="2">缩唇呼气</td><td colspan="2">作用是提高支气管内压，防止呼气时小气道过早陷闭，以利肺泡内气体排出</td></tr>
<tr><td colspan="2">方法：病人闭嘴经鼻吸气，然后通过缩唇（吹口哨样）缓慢呼气，同时收缩腹部。吸气与呼气时间比为1∶2或1∶3。缩唇的程度和呼气流量以能使距口唇15～20cm处，与口唇等高水平的蜡烛火焰随气流倾斜又不至于熄灭为宜</td></tr>
<tr><td rowspan="3">腹式呼吸</td><td>体位</td><td>立位、平卧位、半卧位最适宜</td></tr>
<tr><td>方法</td><td>鼻吸气，口呼气，呼吸缓慢而均匀，吸气时腹肌放松，腹部鼓起，呼气时腹肌收缩，腹部下陷。开始训练时，病人可将一手放在腹部，一手放在前胸，以感知胸腹起伏，呼吸时应使胸廓保持最小的活动度</td></tr>
<tr><td>呼/吸</td><td>2∶1～3∶1。每日训练2次，每次10～15分钟</td></tr>
</table>

第五节　慢性肺源性心脏病病人的护理

一、临床表现

（一）症状和体征

分期	症状	体征
肺、心功能代偿期	咳嗽、咳痰、气促，活动后心悸，呼吸困难等。偶见胸痛或咯血	发绀、肺气肿，肺动脉高压时肺动脉第二心音（P_2）亢进。右心室肥厚时三尖瓣区有收缩期杂音，剑突下可见心脏搏动增强；颈静脉充盈
肺、心功能失代偿期	①呼吸衰竭：常有头痛、白天嗜睡、夜间兴奋；呼吸困难加重时出现神志恍惚、谵妄、躁动、抽搐、生理反射迟钝等肺性脑病的表现 ②右心心力衰竭：心悸、气促，食欲不振，上腹痛、恶心，少尿等	①呼吸衰竭：明显发绀；球结膜充血水肿、多汗，皮肤潮红，水肿、颅内压增高 ②右心心力衰竭：可有发绀、颈静脉怒张、剑突下收缩期杂音，肝大压痛，腹水征阳性，肝-颈静脉回流征阳性

（二）并发症

肺性脑病	呼吸衰竭所致缺氧、二氧化碳潴留，而引起精神障碍、神经系统症状的一种综合征，是肺心病的首要死因
酸碱失衡及电解质紊乱	最常见的是呼吸性酸中毒，代谢性酸中毒
心律失常	房性心律失常，其中以紊乱性房性心动过速最具特征性
其他	消化道出血、感染性休克、弥散性血管内凝血、多脏器功能衰竭（MODS）等

二、护理措施

一般护理	鼓励病人咳嗽，给予拍背，促进痰液排出，改善肺泡通气
吸氧	经鼻导管持续低流量吸氧，氧浓度一般在28%～30%，氧流量1～2L/min，必要时可通过面罩或呼吸机给氧，吸入的氧必须湿化
水盐摄入	水肿的病人宜限制水、盐摄入，准确记录24小时出入液量，尽可能白天使用利尿药，避免夜间因排尿频繁而影响睡眠。观察骶尾部以及下垂部位有无水肿、有无压疮，做好皮肤护理
改善营养	摄入高蛋白、高维生素、易消化、清淡饮食，少食多餐，避免含糖高的饮食，以免引起痰液黏稠
功能锻炼	鼓励病人进行腹式呼吸、缩唇呼气等功能锻炼
药物护理	遵医嘱应用呼吸兴奋剂，观察药物的疗效和不良反应，警惕呼吸衰竭、电解质紊乱的发生，切勿随意使用安眠、镇静剂，以免诱发或加重肺性脑病
改善睡眠	保持安静、舒适的环境，避免强烈光线刺激和噪声，睡前不要运动

第六节 支气管扩张症病人的护理

一、临床表现

慢性咳嗽和大量脓痰	咳嗽咳痰	晨起及晚上临睡时咳嗽和咳痰尤多，痰量达数百毫升，将痰放置数小时后可分三层，上层为泡沫，中层为黏液，下层为脓性物和坏死组织
	痰液气味	合并有厌氧菌感染时，呼气具有臭味
咯血	特点	反复咯血——干性支气管扩张症的唯一症状
	少量咯血	＜100ml/d
	中量咯血	100～500ml/d
	大量咯血	＞500ml/d或一次咯血量＞300ml
反复肺部感染	特点是同一肺段反复发生肺炎并迁延不愈	
慢性感染中毒	发热、乏力、食欲减退、消瘦、贫血等	
体征	病变部位可闻及局限性、固定性湿啰音，有时可闻及哮鸣音，部分伴有杵状指（趾）	

二、护理措施

排痰护理	祛痰、指导咳嗽、叩背，痰液黏稠可用生理盐水超声雾化吸入或蒸汽吸入，帮助稀释痰液	
体位引流	时间	饭前进行
	体位	原则上抬高患肺位置（健侧卧位，病变肺部在高位），引流支气管开口向下（头低足高位），利于分泌物随重力流入大支气管和气管排出
	时间	引流时间每次15～30分钟，每日2~3次
	记录	引流出痰液的量及性质
	注意事项	若患者出现咯血、发绀、头晕、出汗、疲劳等情况，应及时终止引流；痰量较多的病人引流时，应将痰液逐渐咳出，以防同时涌出大量痰液而发生窒息；患有高血压、心力衰竭者及高龄病人禁止体位引流

续表

活动情况	急性感染期病人需卧床休息；大咯血者应绝对卧床，取患侧卧位
饮食	给予高热量、高蛋白质、高维生素丰富饮食；多饮水，每天1500ml以上，助痰液稀释，利于排痰
观察病情	防止并发症（窒息），密切观察咳嗽、咳痰、咯血情况
用药护理	注意不良反应

第七节 肺炎病人的护理

一、肺炎病人护理概述

（一）临床表现

症状	病史：常有上呼吸道感染、受凉、淋雨、疲劳等
	典型表现：起病多急骤，寒战、高热，数小时内体温可高达39～41℃，呈稽留热型，干咳，有少量黏痰，典型者在发病2～3日时咯铁锈色痰
	严重感染者可出现意识模糊、烦躁不安、嗜睡、谵妄、昏迷等神经精神症状。严重感染病人易发生休克中毒型肺炎，表现为烦躁不安、意识模糊、嗜睡、面色苍白、出冷汗、四肢厥冷、少尿或无尿。体温可以不升高，常无咳嗽、咳痰现象
体征	急性病容，面颊绯红、鼻翼扇动、呼吸浅快、口唇青紫。肺实变时表现为患侧呼吸运动减弱，语颤增强，叩诊浊音，听诊出现支气管呼吸音，干湿性啰音，累及胸膜时，可闻及胸膜摩擦音。休克型肺炎出现休克体征。病变广泛者可因缺氧而引起气急和发绀

（二）护理措施

1. 缓解不适，促进身心休息。

一般护理	应卧床休息，采取半卧位，给予高蛋白质、高热量、高维生素、易消化的流质或半流质饮食，鼓励多饮水，每日饮水量在1500～2000ml
寒战者	适当增加被褥，以暖水袋或电热毯等保暖

续表

高热者	头部、腋下、腹股沟等处置冰袋，温水或乙醇擦浴降温，降温时避免使用阿司匹林等解热药，必要时酌情小剂量应用，以免大量出汗虚脱
胸痛者	嘱病人患侧卧位

2．气急者采用半卧位，或遵医嘱给予氧气吸入，氧流量为2～4L/min，改善呼吸。痰稠不易咳出时，可给予雾化吸入，予祛痰剂，并配合翻身拍背。

3．注意观察病情，高热常在抗菌药物治疗后24小时内消退，或数日内逐渐下降。如体温3天后不降或降而复升时，应考虑并发症或其他疾病存在的可能性，如脓胸、心包炎、关节炎等。

4．休克中毒型肺炎的抢救与护理

一般护理	病人应绝对卧床，采取中凹卧位，以利于呼吸和静脉回流，保温、给氧，保暖忌用热水袋，慎用解热药，避免大量出汗
开放静脉通路	迅速建立2条静脉通道，根据CVP调整输液速度，保持液体输入通道通畅，输液速度不宜太快，防止心力衰竭、肺水肿的发生
观察	严密观察生命体征、意识状态、皮肤黏膜及尿量变化。休克好转的指标为神志清醒，口唇红润，脉搏有力，呼吸平稳，肢端温暖，收缩压＞90mmHg，尿量＞30ml/h

二、几种不同病原体所致肺炎的特征

项目	呼吸道合胞病毒肺炎	金黄色葡萄球菌肺炎	肺炎支原体肺炎	肺炎克雷伯杆菌肺炎
起病特点	好发于3岁以下婴幼儿，尤其以1岁以内的婴儿多见	好发于新生儿及婴幼儿。起病急、病情重、发展快，易并发脓胸、脓气胸	好发于学龄期儿童。起病缓，前驱症状有头痛、咽痛、肌肉痛	好发于长期酗酒、慢性呼吸系统疾病、糖尿病、恶性肿瘤、免疫功能低下者
发热	不同程度发热	多呈弛张热	38℃左右	39℃左右

续表

项目	呼吸道合胞病毒肺炎	金黄色葡萄球菌肺炎	肺炎支原体肺炎	肺炎克雷伯杆菌肺炎
特征表现	喘憋为突出症状，呼吸困难、口周发绀、鼻翼扇动、三凹征	咳黄脓痰	刺激性干咳为突出表现，痰少	砖红色胶冻痰

第八节　肺结核病人的护理

一、临床表现

（一）症状

1.全身症状　起病缓慢，常有午后低热、盗汗、乏力、食欲不振、体重下降等。

2.呼吸系统症状　咳嗽（干咳为主），咳痰，咯血，胸痛，渐进性呼吸困难。临床上引起咯血最常见的原因是肺结核。胸痛可为结核性胸膜炎首发或主要症状。

（二）体征

病变范围大而浅表或干酪样坏死者可有实变体征，如患侧呼吸运动减弱，语颤增强，气管向患侧移位；叩诊呈浊音，听诊呼吸音减弱。肺结核好发于肺尖，在肩胛间区及锁骨上下部于咳嗽后闻及湿啰音有重要意义，结核性胸膜炎早期有局限性胸膜摩擦音，在渗出后出现典型胸腔积液体征。

（三）并发症

自发性气胸、支气管扩张症、慢性肺源性心脏病、结核性脑膜炎。

二、护理措施

一般护理	注意休息，有高热等明显中毒症状及咯血者应卧床休息。予高热量、高蛋白、高维生素饮食

续表

监测常见药物的不良反应	链霉素	耳聋和肾功能损害
	对氨基水杨酸	胃肠道刺激、变态反应
	异烟肼	周围神经炎、中毒性反应
	乙胺丁醇	球后视神经炎
	利福平	黄疸、血转氨酶一过性升高及变态反应
咯血的护理	准备工作	做好解释，取得配合
	一般护理	卧床休息，取患侧卧位，利于健侧通气，防止扩散
	药物护理	注意不良反应；大咯血时，应用垂体后叶素，速度勿过快
	饮食护理	大咯血者暂禁食；小咯血者可进流食，多饮水，避免刺激性食物
	预防窒息及抢救	咯血时禁止屏气，一旦病人出现窒息征象，应立即采取头低足高45°俯卧位，面向一侧，轻拍背部，迅速排出血块，必要时用吸痰管负压吸引或气管切开、气管插管等
心理护理	做好心理护理，耐心向病人讲解疾病的知识并给予帮助与支持	
隔离与预防	①有条件者，病人应单居一室，进行呼吸道隔离，室内保持通风，每日用紫外线消毒。病人外出时应戴口罩。密切接触者应及早去医院进行有关检查 ②嘱病人在咳嗽或打喷嚏时，用双层纸巾遮住口鼻，防飞沫传染。不要随地吐痰，将痰吐在纸上用火焚烧。或痰液须经灭菌处理，如用5%苯酚或1.5%的煤酚皂溶液浸泡2小时以上再弃去。接触痰液后用流水清洗双手 ③病人餐具煮沸消毒或用消毒液浸泡消毒，同桌共餐时使用公筷，预防传染 ④接种卡介苗可以使人体产生针对结核菌的特异性免疫力，减少肺结核的发生。对于结核菌素试验阳性且与病人密切接触的成员、结核菌素试验新近转为阳性的儿童可服用异烟肼进行药物预防	

第九节 自发性气胸病人的护理

一、临床表现

症状	起病	急骤，部分患者常有剧咳、用力、剧烈活动等诱因
	胸痛	突感一侧胸痛，如刀割样或针刺样
	伴随	胸痛后随即胸闷、气促、呼吸困难，可伴有刺激性咳嗽
	并发症	血气胸时，可并发失血性休克；张力性气胸时，病人可表现出烦躁不安、表情紧张、胸闷、挣扎坐起、发绀、冷汗，脉速、虚脱、心律失常，甚至发生意识不清、呼吸衰竭
体征	少量气胸	体征不明显，听诊可有呼吸音减弱
	大量气胸	气管向健侧移位，患侧胸部膨隆，肋间隙增宽，呼吸运动和语颤减弱，叩诊呈过清音或鼓音；右侧气胸可使肝浊音界下降。并发纵隔气肿时可在左心缘处听到与心脏搏动相一致的气泡破碎音，称Hamman症。有液气胸时，可闻及胸内振水声。血气胸如失血过多可使血压下降，甚至发生休克

二、护理措施

1. 一般护理

休息	应绝对卧床休息，每2小时协助病人翻身1次，如有胸腔引流管，翻身时应注意防止引流管脱落。教会病人床上活动的方法，如体位改变或活动时，可用枕头或手护住胸部及引流管，避免其移动而刺激胸膜，引起疼痛。减少活动、深呼吸、咳嗽等，以免胸廓扩张时胸膜受牵拉而导致胸痛	
吸氧	给予鼻导管或鼻塞，必要时面罩吸氧，氧流量10L/min	
病情观察	脓气胸/胸膜炎	体温升高+寒战+胸痛加剧+白细胞升高（及时予抗炎治疗）
	休克	血压下降+呼吸困难+脉搏细弱（及时通知抢救）

2. 排气疗法的护理

目的	排除胸腔内液体、气体，恢复和保持胸膜腔负压，维持纵隔的正常位置，促使患侧肺迅速膨胀，防止感染	
种类	单瓶水/双瓶水封闭式引流	
固定	位置	引流瓶内放入适量无菌蒸馏水或生理盐水，标记液面水平；将连接胸腔引流管的玻璃管一端置于水面下1～2cm，引流瓶塞上的另一短玻璃管为排气管，其下端应在液面以上；引流瓶放置：低于患者胸部的位置，液平面应低于胸腔引流出口平面60cm
	搬运	先用止血钳夹住引流管，将引流瓶放在病床上以利搬运。在松开止血钳前需先把引流瓶放到低于胸腔的位置
保持通畅	引流管通畅时有气体或液体排出，或引流瓶长管中的水柱随呼吸上下波动，应注意检查引流管是否受压、折曲、阻塞、漏气等。引流液黏稠、有块状物时，应定时挤压引流管	
体位	常用	最常采用的体位是半坐卧位
	锻炼	鼓励病人每2小时进行1次深呼吸、咳嗽或吹气球，以促进肺组织扩张，促进肺复张，尽量避免用力咳嗽
	意外情况	引流瓶意外打破，应立即将胸侧引流管折曲夹闭。若引流管脱落，嘱患者呼气，同时迅速用凡士林纱布及胶布封闭引流口，并立即通知医师处理。搬动病人时用两把止血钳交叉夹紧胸腔引流管
观察记录	正常	如出血已停止，引出胸腔积液多呈暗红色
	异常	引流液呈鲜红色，伴有血块，考虑胸腔内有进行性出血，准备手术
拔管	指征	24小时引流液少于50ml，脓液小于10ml，无气体溢出1～2日后，夹闭引流管1日，患者无气促、呼吸困难的，胸片提示肺已全部复张时拔管
	方法	坐在床边缘或躺向健侧→深吸气屏住→拔管→凡士林纱布覆盖
	注意	拔管后有无呼吸困难，拔管处有无渗液、漏气、皮下气肿等

第十节　原发性支气管肺癌病人的护理

一、临床表现

原发肿瘤引起的症状	咳嗽	阵发性刺激性呛咳为早期（最早）症状，咳嗽可呈高金属音，可无痰或有少许白色黏液痰，继发感染时痰量增多
	咯血	部分病人以咯血为首发症状，多为痰中带血或间断血痰。当癌肿侵犯大血管可引起大咯血
	体重减轻	食欲减低、消瘦、恶病质
	发热	肿瘤坏死或继发感染所致
肿瘤扩散引起的症状	胸痛	因病变累及胸膜致持续、固定、剧烈胸痛
	呼吸困难	肿瘤阻塞气道并发肺炎、肺不张、胸腔积液导致
	声音嘶哑	肿瘤压迫喉返神经
	吞咽困难	癌肿侵犯或压迫食管
	上腔静脉压迫综合征	头面部、颈部和上肢水肿，胸前部淤血和静脉曲张，可有头痛、头昏或眩晕，是由癌肿侵犯纵隔，压迫上腔静脉时，上腔静脉回流受阻引起
	其他	Horner综合征、臂丛神经压迫综合征、异位内分泌综合征、神经肌肉综合征及肥大性骨关节病、高钙血症，还可有锁骨上及腋下淋巴结肿大，部分肺癌病人有杵状指（趾）等

二、护理措施

1. 体位　肺叶切除者，可采用平卧或左右侧卧位。肺段切除术或楔形切除术者，应避免手术侧卧位，最好选择健侧卧位，以促进患侧组织扩张。全肺切除术者，应避免过度侧卧，可采取1/4侧卧位，以预防纵隔移位和压迫健侧肺而导致呼吸循环功能障碍。

2. 维持液体平衡和补充营养 严格掌握输液的量和速度，防止前负荷过重而导致肺水肿。全肺切除术后病人应控制钠盐摄入量，一般而言，24小时补液量宜控制在2000ml内，速度以20～30滴/分为宜。

3. 胸腔引流 对全肺切除术后所置的胸腔引流管一般呈钳闭状态，每次放液量不宜超过100ml，速度宜慢，避免快速多量放液引起纵隔突然移位，导致心脏骤停。

4. 化疗期间护理

（1）保护和合理使用病人静脉血管，减少化疗药刺激，当白细胞$<1\times10^9$/L时应保护性隔离。

（2）化疗前后2小时避免进餐，宜少食多餐，避免热、糙、辛辣等。

（3）放疗会导致皮肤早期发红发痒、疼痛，或红斑、脱皮，晚期会出现色素沉着、萎缩、深部纤维化。

5. 心理护理 根据病人的年龄、职业、文化程度、性格及心理承受能力等情况，给予不同的沟通交流。使病人感受到关爱，增强对治疗的信心。

6. 补充营养 应给予高蛋白、高热量、高维生素、易消化的饮食，调配好食物的色、香、味，以刺激食欲。不能进食者或吞咽困难者给予鼻饲，或静脉补充营养。

7. 疼痛护理 减少可诱发和加重疼痛的因素，采取舒适的体位，帮助病人滚动式平缓地变换体位，指导、协助胸痛病人用手或枕头护住胸部，以减轻深呼吸、咳嗽或变换体位所引起的胸痛。遵医嘱给予药物止痛，同时观察用药的效果及不良反应。

8. 呼吸困难护理 给予病人高枕或半卧位，遵医嘱给予吸氧，据病情鼓励病人下床活动，以增加肺活量。大量胸腔积液者，协助医生进行胸腔穿刺抽胸腔积液。

第十一节　慢性呼吸衰竭病人的护理

一、临床表现

典型表现	特点	备注
呼吸困难	呼吸浅、速，出现“三凹征”，并发二氧化碳潴留时，呼吸频率变慢且常伴节律的变化，如潮式呼吸	最早、最突出的症状
发绀	口唇、指甲等处发绀	缺氧的典型表现，慢性呼吸衰竭最突出、最典型的表现
精神症状	轻度缺氧可出现注意力分散，智力、定向力减退；缺氧程度加重，出现烦躁不安、神志恍惚、嗜睡、昏迷。轻度二氧化碳潴留可出现兴奋症状，如多汗、烦躁、白天嗜睡、夜间失眠。二氧化碳潴留加重对中枢神经系统的抑制作用，表现为神志淡漠、幻视、幻听、抽搐、昏睡甚至昏迷等CO_2麻醉现象，称“肺性脑病”	呼吸衰竭发生时，最早因缺氧发生损害的组织是大脑
心血管系统症状	缺氧早期脑血流量增加，可出现搏动性急性头痛；二氧化碳潴留引起外周血管扩张，表现为皮肤红润、温暖多汗，早期血压升高，心率加快，晚期心率减慢、血压下降、心力衰竭、心律失常，甚至心脏停搏	—
其他	可有蛋白尿、红细胞尿、尿素氮升高，终末期可出现消化道出血、弥散性血管内凝血等多脏器损害	多器官受累表现

二、护理措施

保持呼吸通畅、改善通气	及时清除痰液，清醒病人鼓励用力咳痰，对于痰液黏稠病人，要加强雾化，稀释痰液。对于咳嗽无力或昏迷病人，给予定时协助翻身、拍背，促进排痰，必要时可机械吸痰，保持呼吸道通畅

续表

合理用氧	Ⅱ型呼吸衰竭	低浓度（25%～29%）、低流量（1～2L/min）鼻导管持续吸氧，以免缺氧纠正过快引起呼吸中枢抑制。如配合使用呼吸机和呼吸中枢兴奋药可稍提高给氧浓度。若呼吸过缓或意识障碍严重，警惕二氧化碳潴留加重
	Ⅰ型呼吸衰竭	高浓度吸氧（$>35\%$），保证 $SaO_2>90mmHg$ 或 $PaO_2\geq 60mmHg$
	急性呼吸衰竭	在保证 PaO_2 迅速提高到60mmHg或 SaO_2 到达90%以上的前提下，尽量降低吸氧浓度
	肺性脑病	机械通气治疗
用药护理	抗生素	控制感染，使用期间注意有无变态反应和预防二重感染
	呼吸兴奋剂	尼可刹米、洛贝林等，必须保持呼吸道通畅
观察病情	防治并发症，密切观察生命体征及神志改变，及时发现肺性脑病及休克；注意观察尿量及粪便颜色，及时发现上消化道出血。对烦躁不安、失眠病人慎用镇静催眠药，以防引起呼吸抑制	

高频考点速记

1．协助拍背的手法是五指并拢，稍向内合拳，由下向上、由外向内地轻拍背部。

2．糖尿病酮症酸中毒病人呼出的气味呈烂苹果味。

3．色甘酸钠对预防变应原诱发的哮喘最有效。

4．糖皮质激素是当前控制哮喘最有效的抗炎药。短效 β_2 受体激动剂是缓解哮喘发作的首选药。

5．应用 β_2 受体激动剂缓解哮喘发作时首选的给药方法是吸入法。

6．支气管扩张症患者咳黄绿色痰，痰液静置后可分3层；部分病人以反复咯血为唯一症状，临床称之为“干性支气管扩张症”；有助于明确诊断支气管扩张症的检查为高分辨率CT检查。

7．痰呈黄色提示肺部感染的病原菌是金黄色葡萄球菌。

8．目前国内抗结核药物的分类：第一线：异烟肼、利福平、吡嗪酰胺、链霉素；第二线：乙胺丁醇、氨硫脲、卡那霉素、对氨基水杨酸钠、乙硫异烟胺等。

9．自发性气胸常继发于慢性阻塞性肺疾病及肺结核，多数病人是在日常生活或休息时，突感一侧胸痛，如刀割样或针刺样，随即胸闷、气促、呼吸困难，可伴有刺激性咳嗽。

10．自发性气胸典型的临床表现是胸痛、呼吸困难，可伴有刺激性咳嗽。

11．胸廓饱满，前后径与横径约相等，肋间隙加宽，属于桶状胸。

12．慢性呼吸衰竭患者最早、最突出的症状是呼吸困难。

13．Ⅰ型呼吸衰竭系换气功能障碍所致的缺O_2，血气分析表现是$PaO_2<60mmHg$，无CO_2潴留，可伴CO_2降低；Ⅱ型呼吸衰竭系肺泡通气不足所致的缺O_2和CO_2潴留，血气分析表现是$PaO_2<60mmHg$且$PaCO_2>50mmHg$。

第二章 循环系统疾病病人的护理

必备考点精编

第一节 常见症状护理

一、心源性呼吸困难

（一）临床表现

项目	特点
劳力性呼吸困难	最早出现，也是最轻的呼吸困难，活动时加重，休息时缓解。（引起呼吸困难的体力活动，如快步行走、爬楼梯、一般速度步行，甚至吃饭、讲话、穿衣、洗漱等）
阵发性夜间呼吸困难	常发生在夜间，于睡眠中突然憋醒，被迫坐起。大多于端坐休息、下床、开窗通风后，症状可自行缓解。重者可发展为急性肺水肿，咳粉红色泡沫样痰，亦有病人呼吸深快，可闻及哮鸣音，称心源性哮喘
端坐呼吸	心功能不全后期的表现，不能平卧，被迫采取坐位或半卧位，因坐位时膈肌下降，回心血量减少，可使病人呼吸困难减轻

（二）护理措施

观察病情	观察呼吸困难的程度、持续时间、伴随症状（如发绀、咳嗽、心悸）、对治疗的反应，以及血压、心率、心律和尿量的变化
调整体位	①心力衰竭的病人：夜间睡眠应保持半卧位，以减少回心血量，减轻呼吸困难症状 ②急性肺水肿病人：应取端坐位，双腿下垂，注意保持患者体位舒适和安全，可抬高床头，并用枕、软垫等支托臂、肩、骶、膝部，以防受压或摔倒，床上放小桌，便于病人支撑

续表

休息	减轻体力活动，适当休息，以减轻心脏负担，使心肌耗氧量减少，呼吸困难减轻
正确用氧	给予间断或持续吸入氧气。一般给予中等流量2~4L/min、中等浓度29%~37%氧气吸入。急性肺水肿病人吸入经20%~30%乙醇湿化的氧气
用药观察	抗心力衰竭、抗感染药物治疗，滴速20~30滴/分，防止急性肺水肿发生
稳定情绪	安慰疏导病人以减慢心率

二、心前区疼痛

1. 临床表现

疾病	疼痛特点
心绞痛、急性心梗	胸骨后阵发性压榨样疼痛，常伴有焦虑、濒死感。心绞痛常有活动或情绪激动等诱发因素，休息或含服硝酸甘油后可缓解；急性心肌梗死出现疼痛多无明显诱因，程度较重，持续时间较长，含服硝酸甘油多不能缓解；还可有冷汗、血压下降等现象
主动脉夹层	胸骨后或心前区撕裂样剧痛或烧灼痛，可向背部放射
心包炎、胸膜炎	呈刺痛，持续时间较长，可伴有咳嗽、呼吸困难等
心血管神经症	与情绪变化有关，疼痛部位常不固定，与体力活动无关，且多在休息时发生，伴神经衰弱症状

2. 护理措施

疼痛的观察	心前区疼痛的部位、性质、持续时间、有无诱发因素、伴随症状等
减轻疼痛，预防复发	给病人创建良好的休息环境，协助患者满足生活需要。遵医嘱给予镇静药、镇痛药、扩血管药或进行病因治疗。对不同患者作针对性健康指导
心理护理	观察病人的情绪状态，耐心解释

三、心悸

护理措施

病情观察	注意脉搏和心跳的频率及节律变化，一次观察不少于1分钟，测心率、心律、血压等，若出现呼吸困难、胸痛、晕厥等，及时联系医师
	对心律失常引起者，应测量心率、心律、血压，必要时做心电图和血压监护。对严重心律失常引起心悸的患者，应卧床休息，进行心电监护
心理护理	耐心解释，减少焦虑

四、心源性水肿

1. 临床表现

特点	水肿早期出现在身体低垂及组织疏松的部位；卧床病人的水肿常发生在背、骶尾、会阴部、胫前及足踝部，逐渐延及全身，用指端加压水肿部位，局部可出现凹陷，称为凹陷性水肿，重者可出现胸腔积液、腹腔积液
时间	常在下午出现或加重，休息一夜后减轻或消失

2. 护理措施

饮食护理	低盐、高蛋白、易消化饮食，适当限制液体摄入量。向患者和家属说明限制钠盐的重要性，应嘱咐患者尽量不食用各种腌制品、干海货、发酵面点、含钠的饮料和调味品等加重水肿的食物，可用糖、醋等调节口味
维持体液平衡，纠正电解质紊乱	观察尿量和体重的变化，尤其是使用利尿药后。记录24小时出入液量，每日摄入液量应控制在前一天尿量加500ml左右。控制输液速度1～1.5ml/min为宜，监测电解质，及时纠正紊乱
皮肤护理	保持床单和病人内衣的清洁、干燥；阴囊水肿病人可用托带支托阴囊；热水袋水温40～50℃，避免烫伤，防止继发感染及压疮

五、心源性晕厥

护理措施

了解病史	了解病人晕厥发作前有无恐惧、紧张、剧痛等诱因，有无头晕、眼花、恶心、呕吐、出汗等先兆表现；了解晕厥发生的时间、体位、历时长短以及缓解方式；发作时是否有心率增快、血压下降、心音低钝或心音消失、抽搐、瘫痪等伴随症状
避免诱因	避免劳累、情绪激动等，突然改变体位等情况
处理	立即平卧，置于通风处，头低脚高位，清除口、咽中的分泌物
相关疾病治疗	如心率显著缓慢的病人可遵医嘱给予阿托品、异丙肾上腺素等药物或配合人工心脏起搏治疗；对其他心律失常病人可遵医嘱给予抗心律失常药物。劝告有手术指征的病人，尽早接受手术或其他治疗

第二节　心力衰竭病人的护理

一、慢性心力衰竭

（一）临床表现

项目	左心力衰竭	右心力衰竭
特点	肺循环淤血，心排量减低	体循环淤血
主要表现	最早出现的是劳力性呼吸困难，经休息后缓解；最典型的是阵发性夜间呼吸困难，严重者可发生急性肺水肿；晚期出现端坐呼吸	体静脉淤血症状，早期水肿在身体的下垂部位和组织疏松部位，出现凹陷性水肿
咳嗽、咳痰、咯血	多发生在夜间，坐、立位可减轻，白色泡沫样痰为其特点。如发生急性肺水肿，则咳大量粉红色泡沫痰	不明显

续表

项目	左心力衰竭	右心力衰竭
体征	心率加快、第一心音减弱、心尖区舒张期奔马律，可有交替脉（左心力衰竭特征性体征）。双肺底湿啰音	右心力衰竭可见颈静脉怒张，压迫病人的腹部或肝脏，可见颈静脉怒张更明显，称为肝-颈静脉回流征阳性（具特征性）；肝大和压痛
心脏形态改变	左室扩大为主	右房、右室大
其他症状	倦怠、乏力、头昏、失眠、嗜睡、烦躁等症状，重者可有少尿	发绀——由于体循环静脉淤血，血流缓慢，血液中还原血红蛋白增多

（二）心功能分级

根据临床表现和活动能力，心功能分为四级。

分级	临床表现
Ⅰ级	体力活动不受限制（上6楼）
Ⅱ级	体力活动轻度受限制，日常活动可引起气急、心悸（上3楼）
Ⅲ级	体力活动明显受限制，稍事活动即引起气急、心悸，有轻度脏器淤血体征（上1楼）
Ⅳ级	体力活动重度受限制，休息状态下即引起气急、心悸，有重度脏器淤血体征（躺床上）

*速记："1不2轻3明显，4级不动也困难"。

（三）护理措施

1. 休息与活动　根据病人心功能分级决定活动量，尽量保证病人体力和精神休息，以减轻心脏负荷。督促病人坚持动静结合，循序渐进增加活动量，如有不适，应停止活动，并以此作为限制最大活动量的指征。

心功能Ⅰ级	不限制一般的体力活动，但避免剧烈运动和重体力劳动
心功能Ⅱ级	可适当从事轻体力工作和家务劳动

续表

心功能Ⅲ级	日常生活可以自理或在他人协助下自理，严格限制一般的体力活动
心功能Ⅳ级	绝对卧床休息

2. **病情观察**　观察水肿、每日测量体重，准确记录出入量，合理吸氧，监测电解质，预防洋地黄中毒，观察下肢、早期发现血栓等。右心衰竭致体循环淤血、水钠潴留，故最常见的护理诊断是体液过多。保持大便通畅，必要时可使用缓泻剂。

3. **输液的护理**　控制滴速，防止诱发急性肺水肿。

4. **饮食护理**　给予高蛋白、高维生素、易消化、清淡的饮食，少量多餐，避免过饱，限制水、钠摄入，如腌制品、海产品、发酵面食、罐头、味精、啤酒、碳酸饮料等。每日食盐摄入<5g。

*速记：食盐摄入量：心衰<5g/d；高血压<6g/d；腹水1～2g/d；肾性水肿<3g/d。

5. **用药护理**

药物		临床护理
利尿剂		监测血钾及有无乏力、腹胀、肠鸣音减弱等低钾血症的表现，同时多补充含钾丰富的食物，如深色蔬菜、瓜果、红枣、菇类、豆类等，必要时遵医嘱补充钾盐。口服补钾宜在饭后或将水剂与果汁同饮，以减轻胃肠道不适；静脉补钾时每500ml液体中氯化钾含量不宜超过1.5g。应用保钾利尿药需注意有无胃肠道反应、嗜睡、乏力、皮疹、高钾血症等不良反应。利尿药的应用时间选择是早晨或日间为宜，避免夜间排尿过频影响病人休息
洋地黄	服药	按时按点服药，如漏服，下次不补服，以免洋地黄中毒；当病人脉搏＜60次/分或节律不规则时，应暂停服药并通知医生。静脉给药时，务必稀释后缓慢静注，监测血药浓度；注意不与奎尼丁、普罗帕酮（心律平）、维拉帕米（异搏定）、钙剂、胺碘酮等药物合用，以免增加药物毒性
	洋地黄中毒	①立即停用。②停用排钾利尿剂。③补充钾盐。④快速性心律失常可应用苯妥英钠或利多卡因。⑤出现缓慢型心律失常用阿托品
血管扩张剂		应用硝酸酯制剂应观察和预防不良反应发生，如头痛、面红、心动过速、血压下降等；应用血管紧张素转化酶抑制剂需预防直立性低血压、皮炎、蛋白尿、咳嗽、间质性肺炎等

二、急性心力衰竭

（一）临床表现

1. 症状　最常见的特征性表现为突发重度呼吸困难，30～50次/分，咳嗽，咳痰、咯大量粉红色泡沫样痰，乏力、尿少、血压降低等。病人极度烦躁不安、大汗淋漓、口唇青紫、面色苍白，被迫采取坐位，两腿下垂，双臂支撑以助呼吸。

2. 体征　查体可见心率和脉率增快，两肺满布湿啰音和哮鸣音，心尖部可闻及舒张期奔马律。

（二）护理措施

1. 充分休息　给予半卧位或坐位休息可降低心率，减少心肌耗氧量，从而减轻心脏负担。注意防止静脉血栓形成和皮肤损伤的发生。

2. 饮食　高营养、高热量、少盐、易消化、清淡饮食，少量多餐，减轻心脏负担，避免进食产气食物。

3. 病情监测　监测生命体征，观察肺部啰音的变化，监测血气。观察尿量，严格记出入量。控制静脉输液速度，一般为20～30滴/分。

4. 用药护理

（1）洋地黄要稀释、慢推，注意心电图变化及毒副作用，用吗啡时注意呼吸、心率。

（2）应用血管扩张剂时注意输液速度和血压，防止低血压，硝普钠要避光，现配现用。

（3）使用利尿剂需严格记录尿量，注意电解质紊乱。

第三节　心律失常病人的护理

一、期前收缩

偶发期前收缩大多无症状，可有心悸或感到1次心跳加重或有心跳暂停感。

脉搏检查可有脉搏不齐，有时期前收缩本身的脉搏减弱，听诊第一心音增强，第二心音相对减弱甚至消失。

二、颤动

项目	心房颤动	心室颤动
临床表现	心室率＜150次/分，可有心悸、气促、心前区不适等症状，心室率＞150次/分，心排出量↓→晕厥、肺水肿、心绞痛或休克。持久性房颤易形成左心房附壁血栓，若脱落可引起动脉栓塞。听诊第一心音强弱不等，心律绝对不齐，发生短绌脉	表现为迅速意识丧失、抽搐、发绀，继而呼吸停止，瞳孔散大甚至死亡。查体心音消失、脉搏触不到，血压测不到

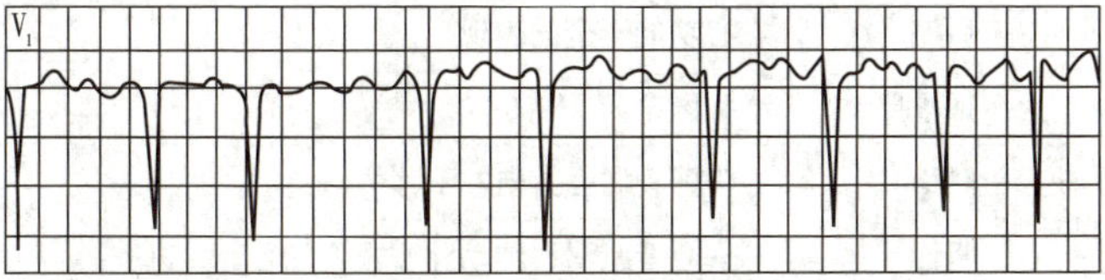

心房颤动

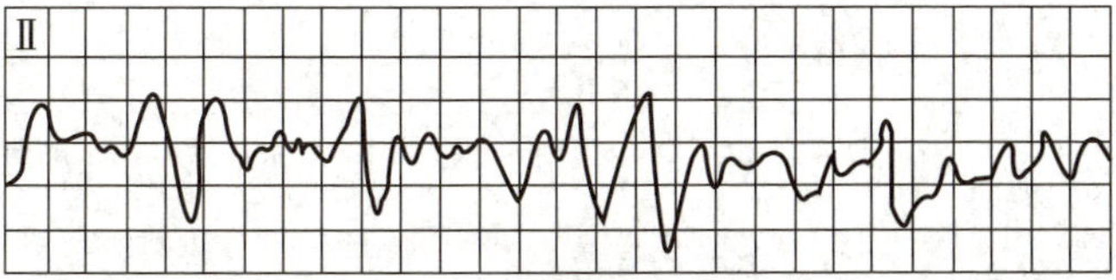

心室颤动

第四节　心脏瓣膜病病人的护理

一、二尖瓣狭窄

1. **症状**　劳力性呼吸困难为最常出现的早期症状，伴有咳嗽、咯血，随着瓣膜口狭窄加重，出现阵发性夜间呼吸困难，严重时可致急性肺水肿，此时咳大量粉红色泡沫样痰。常出现心律失常尤其是房颤，可有心悸，还可有乏力、疲劳，甚至可有食欲减退、腹胀、肝区疼痛、下肢水肿，严重二尖瓣狭窄可有突然大咯血。可能与肺静脉曲张出血有关。

2. **体征**　心尖部闻及舒张期隆隆样杂音，是最重要的体征；两颧潮红、口唇轻度发绀，称“二尖瓣面容”。心尖部可闻及舒张期隆隆样杂音，第一心音亢进及二尖瓣开放拍击音；肺动脉瓣区第二心音亢进、分裂（二尖瓣狭窄，左心房血多，导致肺动脉高压产生，故 $P_2 > A_2$，P_2 亢进、分裂）

二、二尖瓣关闭不全

症状	轻者	可无症状
	较重者	疲倦、心悸、劳力性呼吸困难等左心功能不全的表现
	后期	右心功能不全的表现
体征	最重要	心尖区全收缩期粗糙吹风样杂音是最重要的体征
	触诊	心尖搏动增强并向左下移位
	听诊	第一心音减弱；肺动脉瓣区第二心音亢进

三、主动脉瓣狭窄

症状	典型	①劳力性呼吸困难、心绞痛、晕厥是主动脉瓣狭窄的典型三联征 ②劳力性呼吸困难为晚期肺淤血引起的首发症状
	后期	夜间阵发性呼吸困难、端坐呼吸，甚至急性肺水肿
体征	最重要	主动脉瓣区可听到响亮、粗糙的收缩期吹风样杂音，是主动脉瓣狭窄最重要的体征
	触诊	主动脉瓣区可触及收缩期震颤

四、主动脉瓣关闭不全

症状	轻者	可无症状
	重者	可有心悸，心前区不适、头部强烈的震动感，常有体位性头晕

续表

体征	听诊	第二主动脉瓣区可听到舒张早期叹气样杂音
	视诊	颈动脉搏动明显
	其他	颈动脉搏动明显，收缩压升高，舒张压降低，脉压增大而产生周围血管征，如毛细血管搏动征、水冲脉、股动脉枪击音（Traube音）、点头征（Musset征）、杜氏双重音（Duroziez征）

五、并发症

项目	主要表现
充血性心力衰竭	①是首要潜在并发症，为心脏瓣膜病就诊和致死的主因 ②诱因：感染、风湿活动、心律失常、洋地黄使用不当、劳累和妊娠等
心律失常	房颤最多见
亚急性感染性心内膜炎	主动脉瓣关闭不全病人发生率较高，常见致病菌为草绿色链球菌。常有发热、寒战、皮肤黏膜瘀点、进行性贫血、病程长者可出现脾大、杵状指等全身症状，心内膜赘生物脱落引起周围动脉栓塞，以脑动脉栓塞最多见
栓塞	①二尖瓣狭窄伴有房颤（多见）病人，血栓脱落引起脑动脉栓塞最为常见 ②下肢静脉血栓，脱落可导致肺栓塞

六、鉴别诊断

瓣膜病	X线表现	杂音位置	杂音性质	杂音传导	临床表现
二尖瓣狭窄	梨形心	心尖区	舒张期隆隆样杂音	局限、不传导	最早为劳力性呼吸困难，可加重为夜间呼吸困难，严重时导致急性肺水肿
二尖瓣关闭不全	球形心	心尖区	收缩期吹风样杂音	左腋下传导	早期疲乏、无力，晚期肺淤血症状
主动脉瓣狭窄	—	主动脉瓣区（胸骨右缘第2肋间）	收缩期粗糙、喷射性杂音	颈部传导	劳力性呼吸困难、心绞痛、晕厥

续表

瓣膜病	X线表现	杂音位置	杂音性质	杂音传导	临床表现
主动脉瓣关闭不全	靴形心	主动脉二区（胸骨左缘第3肋间）	舒张期吹风样/叹息样杂音	心尖区传导	心悸、心前区不适，晚期合并左心力衰竭

七、护理措施

1. 休息与活动

一般患者	按心功能分级安排活动，适当活动能防止静脉血栓的形成、增加侧支循环、保持肌肉功能、防止便秘
合并主动脉病变者	限制活动
风湿活动期	卧床休息，活动时出现不适，立即停止活动并予3～4L/min吸氧

2. 预防和护理风湿复发　风湿活动时应注意休息，病变关节应制动、保暖，并用软垫固定、避免受压和碰撞，可用局部热敷或按摩，增加血液循环，减轻疼痛，必要时遵医嘱使用镇痛药如寒痛乐外敷、口服非甾体抗炎药如阿司匹林等。

3. 预防和护理心力衰竭

预防疾病	预防呼吸道感染及风湿活动、注意休息、保持大便通畅
输液	严格控制入量及静脉输液滴速
心力衰竭处理	置病人半卧位，吸氧，予低热量、易消化饮食，少量多餐，适量补充营养，提高机体抵抗力

4. 防止栓塞发生

预防下肢静脉血栓	避免长时间盘腿或蹲坐、勤换体位、肢体保持功能位，腿部常活动，保持肌肉张力
避免血栓脱落	合并房颤者，服阿司匹林；附壁血栓形成者，避免剧烈运动或体位突然改变

续表

观察栓塞征兆	脑栓塞	言语不清、肢体活动受限、偏瘫
	四肢动脉栓塞	肢体剧烈疼痛、皮肤颜色及温度改变
	肾动脉栓塞	剧烈腰痛
	肺动脉栓塞	引起突然剧烈胸痛和呼吸困难、发绀、咯血、休克等

5. 亚急性感染性心内膜炎的护理　严格执行无菌操作规程完成各项无菌操作，预防风湿复发；出现亚急性细菌性心内膜炎时应注意休息，做血培养以查明病原菌；注意观察体温、血红蛋白、新出血点、栓塞等情况。合理饮食，补充营养和铁，提高抗病能力。

第五节　冠状动脉粥样硬化性心脏病病人的护理

一、心绞痛

（一）临床表现

项目	特点
疼痛部位	以胸骨体中段或上段最常见，可波及心前区，可放射至左肩、左臂内侧
疼痛性质	有压迫感、发闷、紧缩感，也可为烧灼感，偶可伴有濒死感
持续时间	3～5分钟内，一般≤15分钟
缓解方式	休息或含服硝酸甘油后几分钟内缓解
诱因	体力劳动或情绪激动、饱餐、寒冷、休克等情况
体征	发作时可有心率增快，暂时血压升高，可出现交替脉

（二）护理措施

一般护理	心绞痛发作时应立即停止活动，同时舌下含服硝酸甘油。缓解期可适当活动，避免剧烈运动，保持情绪稳定。平时携带保健药盒，注意硝酸甘油等药物须避光保存，定期更换，以备急用。秋、冬季外出应注意保暖，以防冠状动脉收缩，加重心肌缺血。对吸烟病人应鼓励戒烟，以免加重心肌缺氧

续表

病情观察	观察症状变化，发作时应尽可能描记心电图，以明确心肌供血情况。如疼痛频繁发作、程度加剧、持续时间延长、休息或药物不能缓解或休息时发作等情况，应警惕急性心肌梗死的先兆表现
用药护理	应用硝酸甘油时，嘱咐病人舌下含服，或嚼碎后含服，应在舌下保留一些唾液，以利药物迅速溶解而吸收。含药后应平卧，以防低血压的发生。服用硝酸酯制剂后常有头胀、面红、头晕、心悸等血管扩张的表现，一般持续用药数天后可自行好转
饮食护理	宜低热量、低动物脂肪、低胆固醇、少糖、少盐、适量蛋白质、纤维素和丰富的维生素饮食，宜少食多餐、半饱，不饮浓茶、咖啡，避免辛辣刺激食物

二、急性心肌梗死

（一）临床表现

1. 先兆症状　以新发生的心绞痛；或原有心绞痛发作频繁且程度加重、持续时间长、硝酸甘油效果不好为常见。

2. 主要症状

疼痛	最早、最突出的症状，其性质和部位与心绞痛相似，但程度更剧烈，伴有烦躁、大汗、濒死感。一般无明显诱因，疼痛可持续数小时或数天，服硝酸甘油无效
全身症状	发生疼痛24～48小时后，出现发热、心动过速、白细胞增高、血沉增快。体温在38℃左右，多在1周内恢复正常，可有胃肠道症状如恶心、呕吐等，重者可有呃逆
心源性休克	疼痛时血压下降，如疼痛缓解时，收缩压＜80mmHg，同时伴有少尿+烦躁+脉搏细，则为休克表现。常于心梗后数小时至1周内发生
心律失常	约有75%～95%的病人发生心律失常，是急性心肌梗死病人死亡的主要原因。多发生于病后1～2天内，前24小时内发生率最高，也最危险，以室性心律失常最多见。室颤是急性心梗早期病人的主要死因
心力衰竭	约半数病人在起病最初几天，疼痛或休克好转后，出现呼吸困难、咳嗽、发绀、烦躁等左心衰竭的表现，重者可发生急性肺水肿。右心室心肌梗死病人可在发病开始即可出现右心衰竭表现，同时伴有血压下降

3. **体征**　心率增快或变慢，心尖部可闻及舒张期奔马律，心音减低。除早期血压可增高外，几乎所有病人血压下降。有左心衰竭和休克的相应体征。

4. **并发症**　栓塞、乳头肌功能不全、室壁瘤、心脏破裂等。

（二）护理措施

休息	急性期绝对卧床，尽量避免搬动，避免诱因，减少疼痛发生（尽量不做无关检查）	
改善耐力	制定活动计划，限制最大活动量的指标是病人活动后出现呼吸加快或困难、脉搏过快或活动停止后3分钟未恢复	
病情观察	①心电图、心率、心律、血压等，尿量＞30ml/h，神志转清，提示休克好转 ②观察疼痛性质，遵医嘱及时给予镇痛药如哌替啶、吗啡、罂粟碱、硝酸甘油等	
防止便秘	食用高纤维食物，注意饮水，口服缓泻剂，必要时给予润肠剂、低压灌肠等（防止因大便用力而导致猝死）	
用药	抗凝药	如阿司匹林、肝素，观察有无出血倾向
	溶栓治疗	监测出凝血时间和纤溶酶原，防止出血，注意观察有无牙龈、皮肤、穿刺点、胃黏膜等浅表小量出血，如有发生可压迫止血。如出现大出血时，需立即停止溶栓、输鱼精蛋白、输血
饮食	低热量、低脂、低胆固醇饮食，总热量不宜过高，少量多餐，食用多纤维素和果胶食物，避免刺激性食品	
经皮腔内冠状动脉成形术术后	防出血（血栓）	停用肝素4小时后，复查全血凝固时间
	拔动脉鞘	复查凝血时间正常→拔除→压迫止血→加压包扎→卧床24小时，术肢制动
	观察	生命体征，足背动脉搏动，术区情况等
健康教育	防治	调整生活方式，克服不良情绪，养成良好生活习惯。避免饱餐、寒冷刺激等；防治危险因素，积极治疗高血压、高脂血症、糖尿病、控制体重于正常范围，戒除烟酒等不良嗜好；了解所服药物的作用和不良反应，随带药物和保健卡。按时服药、定期复查、终生随诊

第六节　病毒性心肌炎病人的护理

一、临床表现

1. 症状　本病儿童、青少年发病率高，病前1～3周病人常有发热、疲倦、呕吐、腹泻等呼吸道或肠道感染病史。轻者可无症状，多数病人可有疲乏、胸闷、心悸、心前区隐痛等心肌受累的表现。重症者可发生严重心律失常、心力衰竭、心源性休克甚至猝死。

2. 体征　可有与体温不成比例的心动过速、各种心律失常。听诊可闻及第一心音低钝，心尖区可闻及舒张期奔马律，有交替脉。也可有水肿、颈静脉怒张、可闻及肺部湿啰音、心脏扩大等。

二、护理措施

一般护理	活动期或伴有严重心律失常、心力衰竭者要绝对卧床休息4周至2～3个月，减少心肌耗氧量。限制探视，保证充分的休息和睡眠。待症状消失，心肌酶、病毒中和抗体、白细胞、红细胞沉降率等化验及体征恢复正常后，方可逐渐增加活动量
饮食护理	给予易消化、富含维生素和优质蛋白质的饮食，心力衰竭者限制钠盐摄入，避免刺激性食物如浓茶、浓咖啡等，戒烟、酒
病情观察	心电监护，二度、三度房室传导阻滞交替出现或频发室性心律失常者做好急救准备和随时安装临时心脏起搏器的准备
健康教育	1年内避免重体力劳动。避免过劳、缺氧、营养不良、呼吸道感染、寒冷、酗酒等诱因。坚持药物治疗，定期随访，有病情变化时及时就医

第七节　高血压病人的护理

一、临床表现

一般情况	起病缓慢，约有1/5的病人可无任何症状，在查体或出现心、脑、肾等并发症时就诊被发现

续表

其他情况	头晕、头痛、耳鸣、颈部紧板、眼花、乏力、失眠，可有心悸和心前区不适感等，紧张或劳累后加重	
并发症	血压持续性升高，造成脑、心、肾、眼底等损伤，出现相应表现	
	脑	是最常见的并发症，如脑出血（最严重）、脑梗死。高血压脑病是指脑细小血管发生持久而严重的痉挛或广泛微血管栓塞，脑供血发生急性障碍，大脑过度灌注，导致脑水肿和脑体积增加引起的一系列症状
	心	高血压心脏病、急性左心心力衰竭、冠心病
	肾	高血压肾病和慢性肾功能衰竭
	眼	视网膜动脉狭窄、出血、视乳头水肿甚至失明

二、护理措施

休息	高血压初期可不限制一般的体力活动，避免重体力活动，保证足够的睡眠。血压较高、症状较多或有并发症的病人应卧床休息，避免体力和脑力的过度兴奋	
并发症护理	高血压脑血管意外	半卧位，避免活动，稳定情绪，遵医嘱予镇静剂，血压增高者首选硝普钠
	发生心力衰竭	给予吸氧 4～6L/min；有急性肺水肿时，可给予 20%～30% 乙醇湿化吸氧 6～8L/min
用药护理	剂量	小剂量开始，联合用药增强疗效，减少不良反应，不随意中断药物服用
	不良反应	某些降压药物可有直立性低血压不良反应，指导病人缓慢改变体位，出现头晕、眼花、恶心、眩晕时，应立即平卧（增加回心血量，改善脑血供）
限钠盐摄入	＜6g/d（减少水、钠潴留，减轻心脏负荷）	
减肥	减轻体重，特别是向心性肥胖病人，限制每日摄入总热量	
运动	跑步、行走、游泳等可使收缩压升高、心率增快，但舒张压不升高，一段时间后血压下降	

续表

避免诱因	控制情绪、保持安静、保持大便通畅，保暖，避免剧烈运动和用力咳嗽，以防发生脑血管意外。避免突然改变体位，不用过热的水洗澡和蒸汽浴，禁止长时间站立
自测血压	每日定时、定位测量血压，定期复查，出现病情变化时，如胸痛、水肿、鼻出血、血压突然升高、心悸、剧烈头痛、视物模糊、恶心呕吐、肢体麻木、偏瘫、嗜睡、昏迷等，立即就医

高频考点速记

1．后负荷增加可见于高血压、主动脉瓣狭窄、肺动脉高压和肺动脉瓣狭窄等。前负荷增加可见于二尖瓣或主动脉瓣关闭不全、房室间隔缺损、动脉导管未闭等。

2．急性左心衰竭病人端坐位的目的是减轻肺淤血。

3．肝-颈静脉回流征(+)及颈静脉怒张是右心衰竭的特征性体征。

4．心功能评估主要是根据患者的自觉活动耐力划分。

5．治疗充血性心力衰竭药物中具有改善心肌收缩功能的药物是正性肌力药物，主要为强心苷类药，如地高辛、毛花苷丙。

6．发现强心苷类药物中毒后应立即停用强心苷类药物。

7．强心苷类药物中毒导致的缓慢型心律失常首选阿托品治疗或安置起搏器。

8．强心苷类药物中毒的主要表现包括：①胃肠道表现。②神经系统表现：黄视、绿视等。③心血管系统表现：其中以室性早搏二联律最为常见。

9．期前收缩>5个/分，即为频发性期前收缩。

10．最严重的心律失常为心室颤动。

11．风湿性心脏瓣膜疾病中最常见的是二尖瓣狭窄。

12．房颤是风湿性心脏瓣膜病最常见的心律失常。

13．二尖瓣狭窄并发房颤的患者最常见的栓塞部位是脑栓塞。

14．二尖瓣狭窄患者最重要的体征是心尖区舒张期杂音。

15．主动脉瓣关闭不全表现为主动脉瓣第二听诊区可闻及舒张早期叹息样杂音。

16. 心尖区闻及舒张期隆隆样杂音，提示二尖瓣狭窄。

17. 二尖瓣狭窄伴房颤，心房附壁血栓脱落引起的周围动脉栓塞多发生于脑动脉。

18. 急性主动脉夹层动脉瘤患者最典型的胸痛性质是撕裂性剧痛。

19. 急性心肌梗死最早且最突出的症状是心前区疼痛。

20. 心肌梗死急性期患者应绝对卧床休息。

21. 病毒性心肌炎患者急性期最重要的治疗是绝对卧床休息。

22. 病毒性心肌炎患儿应卧床休息至热退后4周至2～3个月。

23. 高血压造成的靶器官损害，主要包括心、脑、肾。

24. 高血压急症首选的降压药物是硝普钠。

25. 原发性高血压最严重的并发症是脑出血。

26. 原发性高血压头痛时应卧床休息，抬高床头，改变体位时动作要慢。

第三章　消化系统疾病病人的护理

必备考点精编

第一节　常见症状护理

一、恶心、呕吐

1. 临床表现

项目	特点
急性胃炎	呕吐后恶心、呕吐缓解，慢性胃炎恶心更明显
幽门梗阻	呕吐重，而且呕吐量大，呕吐物为隔夜食物及腐臭味
急性肠炎	伴有腹泻
其他	肠梗阻、急性阑尾炎时也可发生恶心、呕吐。肝、胆、胰腺疾病，均有恶心、呕吐表现
后果	剧烈频繁呕吐可引起脱水、电解质紊乱及营养障碍

2. 护理措施

项目	要点
观察	生命体征，有无乏力、口渴、皮肤黏膜干燥、皮肤弹性减低等。注意观察呕吐的特点，记录呕吐的量、次数、性质、颜色及气味。注意预防直立性低血压和因持续性呕吐致大量胃液丢失而发生代谢性碱中毒
记出入量	定期观察尿比重、体重的变化，积极补充水及电解质
生活护理	呕吐时注意将病人头偏向一侧，以免误吸，保持病室整洁
心理护理	转移注意力，减少呕吐，减轻焦虑

二、腹胀

1. 临床表现

项目	特点
消化系统	腹部胀满、膨隆，嗳气，肛门排气过多，可伴恶心、呕吐、畏食等
其他系统	可有水肿、呼吸困难等

2. 护理措施

项目	要点
通便排气	以肛管排气、灌肠或软便剂导泻及应用薄荷油腹部热敷的方法等减轻腹胀
胃肠减压	严重腹胀可禁食、胃肠减压，还要注意观察胃肠减压效果、引流物的性状和量
运动	鼓励多运动，饭后适当活动
饮食	少食多餐，多食蔬菜、高纤维食品，限制易产气食品（豆类、牛奶、坚果、干果等），有腹水的病人应食用高蛋白、高热量、高维生素、低钠饮食。一般腹水病人不需限制饮水量，而当血钠在130mmol/L时，限饮＜1500ml/d
腹水护理	应用利尿药期间，要准确记录出入量，观察病人用药后的反应，防止水、电解质紊乱的发生
腹穿	在操作中应观察病人生命体征、神志和面色；严格无菌操作，预防感染，腹穿后穿刺部位应用无菌纱布覆盖，同时注意有无液体渗出；详细记录腹水颜色、性状和量，每次放腹水不宜过多，每次应＜3000ml；大量放腹水后应卧床休息8～12小时

三、腹痛

1. 临床表现

项目	特点
实质性脏器	持续性疼痛，进行性加重
空腔脏器	阵发性绞痛
胃、十二指肠	中上腹部隐痛、灼痛或不适，伴恶心、呕吐、嗳气、反酸、畏食等

2. 护理措施

项目	特点
观察	疼痛变化，病人主诉，生命体征、神志等
一般护理	采取减轻疼痛的体位；对烦躁不安的病人应防止坠床
诊断不清	予以禁食，必要时进行胃肠减压；禁用强效镇痛药或激素，以免改变腹痛的临床表现，掩盖症状、体征而延误病情
局部护理	局部热敷，针灸等，急腹症时不能热敷
健康教育	讲解缓解或预防腹痛的方法，诱因

四、腹泻

1. 临床表现

项目	特点
肠黏膜炎症、溃疡	腹泻特点是粪便含水量大，并有脓、血或黏液，多伴有腹痛、发热。肠道内水溶性物质吸收障碍，肠蠕动加快而发生腹泻
胃肝胆胰疾病	粪便有不消化食物、泡沫及恶臭，多不伴腹痛，禁食后腹泻可缓解
霍乱	腹泻特点是水样便，排便量大，粪便无脓血、黏液
其他	长期腹泻可导致营养不良、体重下降、水肿

2. 护理措施

项目	要点
记录、观察	记出入量、排便次数、性质和量，观察有无脱水体征等
饮食护理	进食少渣、低脂、易消化、低纤维素的流食或半流食，避免刺激，多饮水
腹部保暖	可用热水袋热敷，以缓解腹泻时伴随的腹痛症状
保护肛周皮肤	腹泻频繁者，嘱其便后使用软纸擦拭，每日用温水清洗肛门，并涂凡士林保护皮肤，必要时提供床旁便器

五、呕血与黑便

1. 临床表现

项目	特点
特征性	呕血与黑便是上消出血的特征性表现
呕血	出现恶心、胃部不适、腹痛、周身不适
黑便	可无任何症状，也可有腹胀、腹痛
出血量＞500ml	头晕、心悸、出汗、四肢发凉，精神萎靡、烦躁不安，甚至出现意识模糊等循环衰竭症状。实验室检查会有血红蛋白下降

2. 护理措施

项目	要点
观察病情	观察呕血持续时间、频率、量、颜色、血常规、电解质等，监测生命体征
建立静脉通道	遵医嘱给予补充液体和止血药
一般护理	禁食，禁食期间保持口腔清洁；保持胃管通畅；注意休息，减少活动

六、黄疸

1. 临床表现　巩膜、黏膜和皮肤黄染，可有全身皮肤瘙痒。伴随肝功能下降，病人可出现乏力、发热、食欲减退、恶心、呕吐、厌油、腹胀、便秘或腹泻、消瘦等症状。

2. 护理措施

（1）密切观察病情变化：注意黄染的分布和深浅，尿、便的颜色。

（2）保证病人充足的休息，做好皮肤护理，减少刺激，增加舒适感。保持大便通畅，养成定时排便的好习惯，帮助减轻黄疸症状。

（3）根据病因，合理安排饮食，保证营养的摄取，适当进食粗纤维食品。

第二节　胃炎病人的护理

1. 急性胃炎临床表现

<table>
<tr><th>分类</th><th colspan="2">特点</th></tr>
<tr><td rowspan="2">急性单纯性胃炎</td><td>症状</td><td>进食后24小时内出现中上腹痛+食欲减退+恶心、呕吐+腹泻（伴肠炎时）</td></tr>
<tr><td>体征</td><td>上腹部或脐部轻压痛+肠鸣音亢进</td></tr>
<tr><td>急性糜烂性胃炎</td><td colspan="2">上消化道出血（呕血+黑便）为主要表现，常呈间歇性发作，可自止。部分病人可有上腹部不适、腹痛、恶心、呕吐等症状，一部分病人症状很轻或无症状</td></tr>
<tr><td>急性腐蚀性胃炎</td><td colspan="2">口腔、咽喉、胸骨后及上腹部剧痛，并伴有吞咽疼痛，甚至吞咽困难，可有频繁的恶心、呕吐，呕吐物为出血性黏膜腐片。可因服用腐蚀剂不同，在唇、口腔、咽喉部黏膜上呈现不同颜色的灼痂，如硫酸为黑色痂、盐酸为灰棕色痂、硝酸呈深黄色痂、醋酸或草酸为白色痂，强碱呈透明水肿重者可出现休克、食管或胃穿孔，最终会导致食管、贲门或幽门的瘢痕性狭窄</td></tr>
</table>

2. 慢性胃炎临床表现

症状	病程迁延，多无明显症状。部分病人有消化不良的表现，多数为上腹部隐痛或不适、反酸、上腹部饱胀、嗳气、食欲不振、恶心、呕吐等，少数病人有呕血与黑便
体征	多无明显体征，有的病人可有上腹部轻压痛。自身免疫性胃炎病人可有舌炎及贫血

3. 急、慢性胃炎的护理措施

<table>
<tr><td colspan="2">休息</td><td>急性发作期，应卧床休息；恢复期，病人生活要有规律，避免过度劳累，注意劳逸结合</td></tr>
<tr><td rowspan="2">饮食护理</td><td>急性期</td><td>无渣、半流质温热饮食，如病人有少量出血可予牛奶、米汤等，以中和胃酸，利于胃黏膜恢复。剧烈呕吐、呕血的病人应禁食，静脉营养</td></tr>
<tr><td>恢复期</td><td>高热量、高蛋白、高维生素、易消化饮食，避免食用过咸、过甜、辛辣、生冷等刺激性食物。定时进餐、少量多餐、细嚼慢咽，养成良好的饮食卫生习惯。胃酸缺乏者，可酌情食用酸性食物如山楂、食醋、浓肉汤、鸡汤</td></tr>
</table>

续表

疼痛护理	局部热敷、按摩等或给止痛药物等缓解疼痛
心理护理	消除紧张、恐惧，使其精神放松
定期复查	10%病人转为胃癌，定期复查，防止病情进展

第三节　消化性溃疡病人的护理

一、临床表现

消化性溃疡病程以慢性病程、周期性发作、节律性上腹痛为特点，一般春秋季节易发作，容易复发，其发作常与不良精神刺激、情绪波动、饮食失调等情况有关。

1. 十二指肠溃疡和胃溃疡的症状和体征

项目	十二指肠溃疡（DU）	胃溃疡（GU）
因素	侵袭因素增强为主	保护因素减弱为主
好发部位	好发于球部前壁或后壁	好发于胃小弯
年龄	30岁左右，男性多	40～50岁，男性多
发作	进餐后1～3小时疼痛，也常发生在午夜至凌晨	进食后30～60分钟疼痛，较少发生于夜晚
疼痛性质	钝痛、灼痛、胀痛、剧痛或仅有饥饿样不适	烧灼或痉挛痛
持续时间	饭后2～4小时，到下次进餐后为止	1～2小时
规律	疼痛—进食—缓解	进食—疼痛—缓解
疼痛部位	上腹正中或稍偏右	剑突下正中或偏左
癌变	无	＜1%

2. 并发症

出血	是消化性溃疡最常见的并发症，十二指肠溃疡比胃溃疡易发生。可表现为呕血与黑便。出血量大时，甚至可排鲜血便，出血量小时，粪便隐血试验阳性
穿孔	十二指肠溃疡多发，主要表现为腹部剧痛和具有急性腹膜炎的体征
幽门梗阻	主要表现为餐后上腹部饱胀，频繁呕吐宿食，严重时可引起水和电解质紊乱，并有营养不良和体重下降症状
癌变	少数GU发生癌变，DU少见

二、护理措施

1.非手术护理

病情观察	观察病人疼痛的特点
活动与休息	①病情较重或大便潜血试验阳性病人：卧床休息 ②病情较轻者：可边工作边治疗
饮食	定时进餐，少量多餐。进餐时应细嚼慢咽，不宜过快、过饱，溃疡活动期病人每天可进餐5～6顿。避免粗糙、过冷、过热、刺激性食物或饮料，戒烟酒。应选择营养丰富、易消化的食物。除并发出血或症状较重外，一般无须规定特殊食谱。症状较重的病人以面食为主，因面食柔软易消化，其含碱能有效中和胃酸，不习惯面食者可以用软米饭或米粥替代。由于蛋白质类食物具有中和胃酸的作用，可适量摄取脱脂牛奶，宜安排在两餐之间饮用，但牛奶中的钙质吸收可刺激胃酸分泌，故不宜多饮。脂肪虽能刺激小肠分泌抑促胃液素，抑制胃酸分泌，但同时又可引起胃排空减慢，胃窦扩张，致胃酸分泌增多，故脂肪摄取应适量
遵医嘱正确服用药物	抗酸药：餐后1小时及睡前服用，避免与牛奶同时服用；抗胆碱能药及胃动力药如吗丁林、西沙必利等：餐前1小时及睡前1小时服用
复查	对于年龄偏大的胃溃疡病人，门诊复查，防止癌变

2. 手术治疗护理

手术前护理	①急性穿孔伴有休克者应平卧，禁食、禁饮、胃肠减压，可减少胃肠内容物继续流入腹腔。输液，应用抗生素，做好急症手术前准备。严密观察病人生命体征、腹痛、腹膜刺激征、肠鸣音变化等 ②合并出血者观察和记录呕血、便血、循环血量不足的表现。取平卧位，暂时禁食，输液、输血，按时应用止血药物。若经止血、输血而出血仍在继续者，应急症手术 ③合并幽门梗阻者，若非完全性梗阻可进无渣半流质饮食，输液、输血，纠正营养不良及低氯低钾性碱中毒。术前3天，每晚用300～500ml温等渗盐水洗胃，以减轻胃壁水肿和炎症	
手术后护理	一般护理	血压平稳后取低半卧位，禁食、胃肠减压、输液及应用抗生素。肠蠕动恢复后，拔除胃管后当日可饮少量水或米汤，第2日进半量流质饮食，鼓励病人术后早期活动
并发症的观察和护理	术后胃出血	术后短期内从胃管引流出大量鲜血，甚至呕血和黑便。多采用非手术疗法，包括禁食、应用止血药物和输新鲜血。若非手术疗法不能达到止血效果时，应手术止血
	十二指肠残端破裂	是毕Ⅱ式胃大部切除术后近期的严重并发症。一般多发生在术后3～6天。表现为右上腹突发剧痛和局部明显压痛、腹肌紧张等急性弥漫性腹膜炎症状。应立即手术处理
	胃肠吻合口破裂或瘘	多发生在术后5～7日。多数因吻合处张力过大、低蛋白血症、组织水肿等致组织愈合不良而发生。需立即行手术处理
	吻合口梗阻	病人表现为进食后上腹饱胀、呕吐，呕吐物为食物，不含胆汁。X线检查可见造影剂完全停留在胃内，经非手术治疗不能解除梗阻者，需手术治疗

续表

并发症的观察和护理	早期倾倒综合征	多发生在餐后10～30分钟内，因胃内容积减少及失去对胃排空的控制，大量高渗食物快速进入十二指肠或空肠，大量细胞外液转移至肠腔，循环血量骤然减少所致。胃肠症状：上腹饱胀不适、恶心、呕吐、肠鸣频繁，可有绞痛，继而腹泻。循环系统表现：全身无力、头昏、晕厥、面色潮红或苍白、大汗淋漓、心悸、心动过速等。症状持续60～90分钟后自行缓解。多数病人经调整饮食后，症状可减轻或消失。包括少食多餐，避免过甜、过咸、过浓饮食，宜进低糖、高蛋白饮食，进餐后平卧10～20分钟。多数病人在术后半年到1年内能逐渐自愈
	低血糖综合征	高渗食物迅速进入小肠、快速吸收后血糖升高，使胰岛素大量释放，继而发生反应性低血糖。表现为餐后2～4小时，病人出现心慌、无力、眩晕、出汗、手颤、嗜睡，也可导致虚脱。出现症状时稍进食，尤其是糖类，即可缓解。饮食中减少糖类含量，增加蛋白质比例，少量多餐

第四节　溃疡性结肠炎病人的护理

1. 临床表现

症状	消化系统	腹泻（黏液脓血便）+里急后重+左下腹或下腹痛（排便后缓解）
	全身表现	发热+贫血+消瘦+皮肤红斑、关节痛、脾大、口腔黏膜溃疡等
体征	一般体征	慢性面容+消瘦、贫血貌
	消化系统	出现反跳痛、腹肌紧张、肠鸣音减弱等。对于重病人应警惕中毒性结肠扩张（结肠袋消失）、肠穿孔的发生
并发症	中毒性巨结肠	见于重症患者
	直肠结肠癌变	病程长且重的患者
	其他	出血、肠梗阻、肠穿孔等

2. 护理措施

休息	规律生活，减少胃肠蠕动及体力消耗
观察病情	监测生命体征，观察腹泻、腹部压痛、肠鸣音等，如出现鼓肠、肠鸣音消失、腹痛加剧等情况要考虑中毒性巨结肠的发生，及时报告医生，积极抢救
饮食护理	给予高热量、富营养而少纤维、易消化、软食物，禁食生、冷食物及含纤维素多的蔬菜水果，忌食牛乳和乳制品，急性发作期病人应进食无渣流质或半流质饮食，病情严重的应禁食，并给以胃肠外营养，使肠道得到休息，控制其症状
腹泻护理	注意肛门周围皮肤的护理，观察粪便的性质和量
用药护理	饭后服用柳氮磺吡啶以减少恶心呕吐、食欲不振等不良反应

第五节　肝硬化病人的护理

一、临床表现

1. 代偿期

症状	症状轻、无特异性，常以疲乏无力、食欲减退为主要表现，可伴腹胀、恶心、轻微腹泻等。上述症状呈间歇性，劳累或发生其他疾病时症状表现明显，休息或治疗后可缓解
体征	肝轻度肿大，质变硬，无或轻度压痛，脾轻度肿大

2. 失代偿期

肝功能减退	全身症状	消瘦乏力、皮肤干枯、面色黝黑（肝病面容）
	消化道症状	可伴有黄疸，食欲减退，畏食，有腹胀、恶心、呕吐，进食脂肪和蛋白质后易引起腹泻
	出血和贫血	常有皮肤紫癜、牙龈出血、鼻出血、胃肠出血等倾向，病人常有程度不同的贫血。主要与肝合成凝血因子减少、脾功能亢进、肠道吸收障碍、营养不良、毛细血管脆性增加等因素有关

续表

肝功能减退	内分泌紊乱	肝对雌激素及醛固酮灭活作用减弱，雄激素↓→男性乳房发育；女性月经失调、不孕等，肝掌（手掌大鱼际、小鱼际和指端腹侧部红斑）及蜘蛛痣（多见于上腔静脉引流区如面、颈、肩背、上胸部、上肢等部位）
门脉高压	脾大	脾亢→全血减少（红细胞、白细胞、血小板）
	侧支循环建立和开放	食管胃底静脉曲张（最核心）的特征性表现→破裂导致上消化道出血
		腹壁静脉曲张，脐周静脉明显曲张呈水母头状
		痔静脉扩张
	腹水	肝硬化失代偿期最突出的表现
		门静脉压力增高（最主要）；低蛋白血症；肝淋巴液生成过多；继发性醛固酮和抗利尿激素升高

*点睛：最重要的门腔静脉交通支是胃底-食管下段交通支。

3. 并发症

上消化道大出血	最常见并发症，由于食管下段或胃底静脉曲张破裂出血所致多突然发生呕血和（或）黑便，引起出血性休克，可诱发肝性脑病
感染	因机体抵抗力低下，并发感染，如自发性腹膜炎（多革兰阴性菌感染）、肺炎、胆道感染及败血症等
肝性脑病	最严重的并发症，亦是最常见的死亡原因
电解质和酸碱平衡紊乱	①低钠血症：与长期摄入不足、长期利尿、放腹水、抗利尿激素增多（稀释）有关。②低钾低氯性碱中毒
肝癌	肝硬化病人若在短期内出现肝增大，且表面有肿块，持续肝区疼痛或腹水呈血性，应考虑并发原发性肝癌的可能，应进一步检查
肝肾综合征	由于出现大量腹水时，有效循环血容量不足，肾血管收缩，引起肾皮质血流量减少、肾小球滤过率降低，发生肝肾综合征，也称功能性肾衰竭，表现为少尿或无尿、氮质血症、稀释性低钠血症
肝肺综合征	为严重的肝病、肺血管扩张和低氧血症的三联征。表现为呼吸困难、低氧血症，检查显示肺血管扩张。目前，内科治疗效果不明显

二、护理措施

休息	代偿期	可参加轻体力活动
	失代偿期	卧床休息
饮食	一般情况	摄入高热量、高蛋白、高维生素、易消化的食物，忌酒，避免进食粗糙、坚硬或刺激性食物，防止食管-胃底静脉破裂
	蛋白质	肝性脑病先兆、血氨偏高者应限制或禁食
	有腹水	低盐或无盐饮食，限制进水量
	不能进食	静脉补充营养
病情观察	准确记录出入量，注意有无呕血及黑便，有无精神行为异常表现，防止肝性脑病、功能性肾衰的发生	
皮肤护理	定期擦浴，保持清洁，防止褥疮，注意止痒	
放腹水的护理	术前	解释操作过程及注意事项，测量体重、腹围、生命体征，排空膀胱
	术中	监测生命体征，观察有无不适反应
	术后	监测生命体征，无菌敷料覆盖穿刺部位，缚紧腹带，防止腹穿后腹内压骤降，记录抽出腹水的量、性质、颜色，标本及时送检

第六节　原发性肝癌病人的护理

1. 临床表现

早期	原发性肝癌起病隐匿，早期缺乏典型表现。早期病人可无任何症状和体征，常是经甲胎蛋白普查检出，称之为亚临床肝癌。自行就诊的病人多属中晚期	
中晚期	肝区疼痛	右上腹部持续性胀痛或钝痛，如侵犯膈，可牵涉右肩；如突然剧痛，产生急腹症表现，是肝表面的癌结节破裂所致
	全身症状	食欲减退、恶心、呕吐，进行性消瘦明显；晚期出现黄疸（多与肿瘤引起胆道梗阻有关），恶病质

续表

中晚期	肝硬化表现	脾大、腹水、上消化道出血、贫血等；腹水增加迅速，一般为漏出液。部分病人伴有蜘蛛痣及肝掌
	肝大	呈进行性肿大，质地坚硬，表面凹凸不平，呈结节状，边缘不规则，可有程度不同的触痛
并发症	上消化道出血	呕血和黑粪，晚期病人可因合并凝血功能障碍而有广泛出血
	肝性脑病	肝癌的终末期并发症，病死率极高
	癌结节破裂出血	约10%肝癌病人因此而死亡，癌结节破裂限于肝包膜下，可有局部疼痛，小破口出血可表现为血性腹水，大量出血可导致休克和死亡
	继发感染	病人因长期消耗或放疗、化疗引起白细胞减少等不良反应，导致抵抗力低下，易发生继发感染如肺炎、败血症、肠道感染等

2. 护理措施

护理措施	要点	
疼痛护理	舒适、安静的环境，镇痛药物	
饮食护理	①高蛋白、高维生素饮食，避免食用高脂、高热量、刺激性食物，以减轻肝脏负担 ②腹水严重者应限制水、钠的摄入量；伴有肝功能衰竭或肝性脑病倾向的病人，蛋白质的摄入量应减少，甚至禁食	
病情监测	密切观察病情的进展，有无肝性脑病、出血性休克等表现	
化疗的护理	避免或减轻不良反应，避免化疗药物外渗，防止组织坏死；如恶心、呕吐症状出现时，可采用深呼吸、少量多餐、遵医嘱使用止吐剂等方法来缓解症状	
预防感染	保持病房干净，空气新鲜，无菌操作等	
肝动脉栓塞术后护理	饮食与营养	术后禁食2～3天，给予流质饮食并少量多餐，白蛋白＜25g/L时，应补充白蛋白
	术后护理	①48小时内给予镇痛药，减轻腹痛 ②低热为术后正常反应

续表

护理措施	要点	
肝动脉栓塞术后护理	预防感染	鼓励病人深呼吸、排痰
	肝性脑病	若发现精神错乱、行为异常等肝性脑病前驱症状时，向医生报告
	穿刺部位护理	穿刺部位压迫止血15分钟，后加压包扎，沙袋压迫6小时，保持穿刺侧肢体伸直24小时，同时注意观察穿刺部位有无血肿及渗血

第七节　肝性脑病病人的护理

1. 临床表现　一般根据意识障碍程度、神经系统表现和脑电图改变，将肝性脑病分为以下5期。

0期潜伏期	又称轻微肝性脑病，无行为、性格异常，无神经系统病理征，脑电图正常。只在心理测试或智力测试时有轻微异常
1期前驱期	轻度性格改变和行为失常，如欣快激动、淡漠、健忘等，病人应答尚准确，但有时吐字不清且较缓慢。可有扑翼样震颤，脑电图多正常
2期昏迷前期	以意识错乱、睡眠障碍、行为失常为主。定向力和理解力均减退，不能完成简单计算。言语不清、举止反常，多有睡眠时间倒错，甚至出现幻觉、恐惧、躁狂。有明显神经系统体征：腱反射亢进、肌张力增高、踝阵挛及Babinski征阳性等神经体征，有扑翼样震颤，脑电图异常
3期昏睡期	昏睡，精神错乱，但可唤醒，神经体征持续或加重，有扑翼样震颤，肌张力高，腱反射亢进，锥体束征常阳性，脑电图异常
4期昏迷期	神志完全丧失，不能唤醒，浅昏迷时，腱反射和肌张力仍亢进，但扑翼样震颤无法引出；深昏迷时，各种反射消失，肌张力降低，瞳孔散大，可出现阵发性惊厥、踝阵挛。脑电图明显异常

扑翼样震颤是肝性脑病最典型的体征。以上各期的分界不是很清楚，前后期临床可有重叠。肝功能损害严重的肝性脑病常有明显黄疸、出血倾向、肝臭，易并发各种感染。

2. 护理措施

严密监测病情	密切注意肝性脑病的早期征象，包括思维及认知改变，识别意识障碍的程度
避免各种诱发因素	①禁止给予镇静催眠类药物 ②防止感染 ③防止大量口服水分或输液，过多液体可引起低血钾，稀释性低血钠、脑水肿等，可加重肝性脑病 ④避免快速利尿和大量放腹水 ⑤保持大便通畅：便秘者，可口服或鼻饲50%硫酸镁30～50ml导泻，也可用生理盐水或弱酸溶液洗肠，忌用肥皂水灌肠
饮食护理	限制蛋白质摄入，重点在于保持正氮平衡，急性期首日禁食蛋白质，慢性期无禁食蛋白质的必要，供给足够的热量和维生素，以糖类为主要食物。昏迷者应忌食蛋白质，可鼻饲或静脉补充葡萄糖供给热量。足量的葡萄糖除提供热量和减少组织蛋白分解产氨外，又有利于促进氨与谷氨酸结合形成谷氨酰胺而降低血氨。清醒后可逐步增加蛋白饮食，每天控制在20g以内，植物蛋白与豆制品优于动物蛋白，植物蛋白含支链氨基酸，含蛋氨酸、芳香族氨基酸少，适用于肝性脑病。显著腹水病人应限制钠、水摄入，限钠在250mg/d，水入量为尿量加1000ml/d。脂肪类物质延缓胃的排空，应尽量少食用
意识障碍病人的护理	对于躁动不安者须加床档，必要时宜用保护带，以防坠床
昏迷病人的护理	保持舒适卧姿，头偏向一侧。保证病人呼吸道通畅，必要时给予吸氧。可用冰帽降低颅内温度，使脑细胞代谢降低，以保护脑细胞功能
药物护理	①迅速给予降氨药物，并注意观察药物的疗效及副反应 ②静脉滴注精氨酸时速度不宜过快，以免出现流涎、面色潮红与呕吐等不良反应

第八节　急性胰腺炎病人的护理

一、临床表现

（一）症状

项目	特点
腹痛	是主要表现和首发症状，常在饱餐和饮酒后突然发作，为中上腹剧痛，呈持续性，可带状放射至腰背部，呕吐后腹痛不缓解为其特点；弯腰抱膝位可减轻疼痛
恶心、呕吐、腹胀	剧烈且频繁，呕吐物为胆汁或咖啡渣样液体，常与腹痛相伴随，吐后腹痛不缓解
腹膜炎	腹膜炎症越严重，腹胀越明显，排气排便停止
发热	多数病人出现中度以上发热，一般持续3～5天。持续不退，呈弛张高热，白细胞计数升高，应考虑胰腺或腹腔内有继发感染
电解质紊乱	呕吐频繁病人可有代谢性碱中毒。出血坏死型患者常有脱水和代谢性酸中毒，并常伴有低血钾、低血镁、低血钙。低钙血症引起手足抽搐，为预后不佳的表现
低血压、休克	常见于出血坏死型胰腺炎，与胰蛋白酶激活各种血管活性物质如缓激肽致使血管扩张、并发消化道出血、血容量不足有关
并发症	出血坏死型患者可出现胰腺脓肿、急性肾竭、急性呼吸窘迫综合征、消化道出血、败血症与DIC

（二）体征

1. 轻症急性胰腺炎　多局限于上腹部，常无肌紧张，可有腹胀及肠鸣音减弱。

2. 重症急性胰腺炎　急性重症面容，痛苦表情，脉搏增快，呼吸急促，血压下降，腹部压痛明显，伴肌紧张、反跳痛，肠鸣音减弱或消失，可出现移动性浊音。少数病人可因胰酶、坏死组织、出血沿着腹膜间隙与肌层渗入腹壁下，使两侧胁腹部皮肤呈暗灰蓝色，称之为Grey-Turner征。

二、护理措施

密切监护	监测生命体征、出入量，注意尿量
休息	安静休息，屈膝侧卧位，以减轻疼痛。对于疼痛剧烈在床上辗转不安的病人，应注意防止坠床
饮食	禁食，胃肠减压，是为防止食物及胃液进入十二指肠，刺激胰腺分泌消化酶。腹痛和呕吐基本消失后，可进食少量糖类流食，而后逐步恢复饮食，但仍忌油脂食品，以便使胰腺分泌减少，可选用少量优质蛋白质，每日供25g左右，利于胰腺的恢复
口腔护理	禁食期间应每天做口腔护理，以保证病人口腔清洁、舒适。病人如口渴可含漱或用水湿润口唇，以减轻不适及口腔干燥
疼痛护理	注意观察疼痛的性质和特点，有无伴随症状。指导和协助病人采用非药物止痛法，如松弛疗法、皮肤刺激疗法。疼痛较重时遵医嘱给予镇痛药，如阿托品、山莨菪碱或哌替啶。注意用药后疼痛有无减轻和药物不良反应的发生
健康教育	避免诱因、养成良好生活习惯，如避免酗酒、暴饮暴食，多食低脂、无刺激的食物等，以防本病复发。有胆道疾病、十二指肠疾病者应积极治疗，避免此病的发生

第九节　结核性腹膜炎病人的护理

一、临床表现

起病慢，症状轻；少数起病急，以高热、急性腹痛为主要表现。

1．症状

全身症状	结核毒血症状，主要为发热及盗汗；热型以低热或中等热为多见；高热伴有明显毒血症者，多见渗出型、干酪型；后期常有消瘦、水肿、贫血、口角炎、舌炎等营养不良表现
腹痛	多位于脐周、下腹或全腹部。早期不明显，随病程进展可出现持续性隐痛或钝痛；若出现阵发性腹部绞痛时，可能并发不完全性肠梗阻。腹腔内有结核干酪坏死病灶破溃，常可引起急腹症

续表

腹胀、便秘	腹胀感多由腹膜炎伴有肠功能紊乱引起，与腹水增加也有关，结核性腹膜炎以少量或中量腹水为多见，腹胀与便秘有时交替出现
腹泻	由肠功能紊乱引起，一般≤3～4次/日，粪便多呈糊样，有时便秘与腹泻交替
并发症	肠梗阻，多见于粘连型；肠瘘，多见于干酪型

2. 体征

腹部压痛	局部或全腹部压痛，较轻微；干酪型压痛可严重并伴反跳痛
腹壁柔韧感	是腹壁紧张度增加的一种表现，触之似揉面团一样，故又称揉面感，可见本病各型
腹部肿块	多见于粘连型或干酪型，常位于脐周，肿块大小不一，边线不整，表面不平，有时呈结节感，活动度小
腹水	渗出型，当腹水超过1000ml时，移动性浊音（+）

二、护理措施

休息	保证休息，尤其在结核病活动期，保证睡眠，做好皮肤护理
饮食护理	应给予高热量、高蛋白、高维生素、易消化的饮食，如新鲜蔬菜、水果、鲜奶及蛋黄等，增强机体的抵抗力
病情观察	定时监测体温、脉搏，密切注意腹痛、腹胀等情况。对突发急性腹痛，要考虑腹腔内其他结核病灶破溃或穿孔所致的并发症
疼痛护理	观察腹痛的部位、性质及持续时间，对症处理
腹水护理	必要时可配合医生做腹腔穿刺以缓解症状。操作前应向患者解释腹穿的意义及过程，以取得病人合作。操作中协助病人采取半卧位，并协助医生完成放液，穿刺后应用无菌敷料覆盖穿刺孔，以预防感染
用药护理	注意用药后的效果和不良反应，注意观察胃肠道反应、肝肾功能及听力；对应用糖皮质激素治疗的病人，需定期检查血压、血糖及大便潜血，防止并发症的发生
健康教育	指导病人及家属进行消毒、隔离，嘱其按医嘱按时服药，不要因症状改善而自行停止治疗，应规律服药，全程治疗，直至疾病彻底治愈

第十节　上消化道大量出血病人的护理

1. 临床表现　上消化道出血的临床表现主要取决于出血量及出血速度。

呕血与黑便	是上消化道出血的特征性表现。呕血多呈咖啡色，黑便呈柏油样，黏稠而发亮，出血部位在幽门以下的病人多数只表现为黑便，在幽门以上的病人呕血、黑便的症状常兼有
周围循环衰竭	急性大量出血，循环血容量可迅速减少，致使周围循环衰竭，心排血量降低，可出现一系列表现，如头晕、乏力、突然起立发生晕厥、心率加快、出汗、脉细数、血压下降，皮肤湿冷，精神烦躁不安或意识不清等周围循环衰竭表现，也可有少尿或无尿，如有发生应警惕并发急性肾衰竭
血象变化	一般出血3~4小时后可有贫血。出血24小时内网织红细胞计数可增高，随着出血停止，网织红细胞逐渐降至正常。白细胞计数也可暂时增高，血止后2~3日即恢复正常
发热	在上消化道大量出血后，多数病人在24小时内出现低热，一般不超过38.5℃，可持续3~5日
氮质血症	血尿素氮常增高，称其为肠源性氮质血症，大出血后数小时开始上升，24~48小时达高峰，一般不超过14.3mmol/L，3~4日后正常

2. 护理措施

休息与体位	大量出血病人应绝对卧床休息，采取舒适体位或平卧位，可将下肢略抬高，以保证脑部供血。呕血时头偏向一侧，避免误吸，保证呼吸道通畅。避免咳嗽和长做屏气锻炼，可能导致肺部感染或引起窒息；避免劳累、精神紧张，保持乐观情绪
治疗护理	建立输液通道，监测输液速度，输液速度先快，再根据中心静脉压调整；尽量避免服用对胃黏膜有刺激的药物：如阿司匹林、吲哚美辛、激素类药物等
病情观察	观察生命体征，皮肤颜色及肢端温度变化，呕血与黑便次数、性质及量，如出现血压下降、心率加快、脉细数、面色苍白、出冷汗、皮肤湿冷等，提示发生微循环血流灌注不足
心理护理	对于大量出血的病人应注意陪同和照顾，及时处理不适症状，及时消除血迹，减轻其恐惧心理

续表

饮食护理	急性大出血病人	应禁食
	少量出血，无呕吐、无明显活动出血病人	可选用温凉、清淡无刺激性流食
	止血后	营养丰富、易消化的半流食、软食，开始少量多餐，以后改为正常饮食
健康教育	嘱病人遵医嘱服药，不要过度劳累，避免长期精神紧张。定时进餐，避免过饥、过饱，避免食用过冷、过热食物，避免粗糙、刺激性食物，戒烟、酒	

高频考点速记

1．消化性溃疡具有的特征性临床表现是节律性上腹痛。胃溃疡疼痛规律为进食—疼痛—缓解，十二指肠溃疡疼痛规律为疼痛—进食—缓解。

2．某十二指肠溃疡患者，除有空腹痛、饮食后缓解，突然发生呕吐，所呕吐物为每天吃的食物。引发的原因最可能是幽门梗阻。

3．胃溃疡腹痛部位为剑突下正中或稍偏左，十二指肠溃疡腹痛部位为上腹正中或稍偏右。

4．消化性溃疡病人应选择营养丰富，易消化的饮食，避免食用生、冷、硬、粗纤维多的蔬菜和水果；少量出血无呕吐者，可进食温凉、清淡流质饮食。急性发作期暂禁食。

5．十二指肠溃疡进食后疼痛缓解的机制是胃酸被中和。十二指肠溃疡患者疼痛发生的主要机制是胃酸刺激溃疡面。

6．胃溃疡好发于40～50岁男性；好发于胃窦小弯侧；疼痛多发生于进食后30～60分钟；X线钡餐检查可见龛影。

7．消化性溃疡患者出现黑便，估计其每日出血量至少为50ml。

8．十二指肠溃疡的典型临床表现是饥饿痛。

9．消化性溃疡的并发症为出血、穿孔、幽门梗阻和癌变。消化性溃疡最常见的并发症是出血。当患者疼痛失去原有规律，原有治疗药物无效，持续粪便隐血试验阳性或多次排黑便时，须考虑癌变。

10. 腹胀明显的患者限制食用易产气的食品和引起便秘的食品，如豆类、牛奶、坚果、干果等。

11. 慢性胃炎最常见的临床表现是无明显症状。

12. 胃炎患者有少量出血时，可给予牛奶、米汤等温凉流质饮食，以中和胃酸。

13. 溃疡性结肠炎常见的并发症包括中毒性巨结肠、直肠癌癌变、大出血、急性肠穿孔、肠梗阻。

14. 溃疡性结肠炎最突出的消化系统症状是腹泻。

15. 溃疡性结肠炎腹痛的特点是中度腹痛，局限于左下腹或下腹部，便后缓解。

16. 溃疡性结肠炎急性发作期病人的饮食是给予少渣流质或半流质饮食。

17. 肝硬化病人，应给予高热量、高维生素、易消化食物。若患者目前血氨正常，无需限制蛋白质。

18. 肝硬化最早出现的症状是疲乏无力、食欲缺乏，可伴腹胀、恶心、轻微腹泻。内分泌紊乱由于肝功能减退对雌激素灭火能力减退，在患者面、颈、上胸、肩背、上肢等上腔静脉引流部位可见蜘蛛痣和（或）血管扩张，在手掌大、小鱼际及指端腹侧有红斑，称为肝掌。

19. 肝硬化腹水的患者应限制钠、水的摄入，限制盐1～2g/d。进水量限制在1000ml/d左右。

20. 肝硬化患者入院第3天早饭后感腹胀不适，并呕吐咖啡渣样液体，随即出现乏力、皮肤湿冷。测BP 80/50mmHg，HR 138次/分。则该患者目前首要的护理问题是潜在并发症：休克。为了早期预防肝硬化患者肝性脑病的发生，最应该采取的护理措施是清理消化道内积血。

21. 肝硬化门静脉高压症，最可能出现交通支的曲张、破裂出血的部位是胃底食管下段。

22. 患者肝硬化病史，近日出现持续肝区疼痛，大量腹水，肝脏迅速增大，结合肝叶内的强回声光团，首先考虑肝硬化癌变。

23. 某病人肝炎后肝硬化，近日食欲欠佳、腹胀。体检：腹部有移动性浊音。提示出现腹水。

24. 肝硬化门静脉高压症最突出的临床表现为腹水。

25. 肝硬化最危重的并发症是肝性脑病。肝硬化最常见的并发症是上消化道出血。

26. 皮肤出现蜘蛛痣见于严重肝硬化。

27. 肝硬化的腹水属于漏出液。

28. 肝硬化病人禁食坚硬、油炸、富含粗纤维食物的原因是防止曲张的食管-胃底静脉破裂出血。

29. 某患者大量腹水，有腹壁静脉曲张。查体：脐以上血管流向上方，脐以下血管流向下方。患者最可能发生了肝硬化。

30. 肝癌患者，突发腹胀痛且出现血性腹水，出现此状况的原因可能为癌肿破裂出血。

31. 患者，男，46岁。患乙型肝炎10年。今进食后突然呕血600ml。查体：右上腹部压痛，腹水征(+)，肝质硬，体积变小，边缘锐利，表面有小结节。患者呕血最可能的原因是胃食管静脉曲张破裂出血。

32. 原发性肝癌的常见并发症包括上消化道出血、肝性脑病、癌结节破裂出血、癌旁综合征和继发感染。

33. 扑翼样震颤是肝性脑病最典型的体征。

34. 肝性脑病患者昏迷期的饮食最适宜高热量、高糖、高维生素、无蛋白质流质饮食。

35. 肝性脑病患者需限制肉类等高蛋白类饮食。

36. 肝性脑病的护理措施中，最重要的环节是消除和避免一切诱发因素。

37. 肝性脑病患者经治疗后病情好转，开始恢复蛋白质饮食，应首先考虑选择植物蛋白质，如豆浆。

38. 肝性脑病患者，给予弱酸性溶液灌肠，可清除肠内含氮物质或积血，酸化肠道、减少肠道内氨的形成和吸收。

39．肝性脑病患者禁用安眠药和镇静药物。

40．肝性脑病患者可以出现肝臭的时期是昏迷期。

41．肝昏迷伴脑水肿时禁用的药物是谷氨酸钠，肝昏迷伴肾衰竭时禁用的药物是谷氨酸钾。

42．急性胰腺炎最突出的症状是腹痛。

43．急性出血坏死型胰腺炎患者可出现低钙血症及血糖升高，抽搐的原因可能为低血钙所致。

44．腹部揉面感提示结核性腹膜炎。

45．结核性腹膜炎的腹部触诊特征是揉面感腹。

46．上消化道大出血量超过800～1000ml，临床即出现周围循环衰竭的表现。

47．肝性脑病并发上消化道出血者应避免输入库存血，大量输入库存血既可致高钾血症、代谢性酸中毒，还易诱发或加重肝性脑病。

48．肠源性氮质血症一般在大出血后数小时血尿素氮开始上升，24～48小时可达高峰。

49．使用双气囊三腔管时，注气时先向胃囊注气150～200ml左右，必要时再向食道囊注气100ml后夹管。持续压迫时间最长不超过24小时。定时测气囊内压力，定时放气15～30分钟（每隔12～24小时）。出血停止后，放出囊内气体，继续观察24小时，未再出血可考虑拔管。

50．对门脉高压症患者食管静脉曲张破裂出血最有效的止血方法是三腔二囊管压迫。

51．肝硬化、上消化道出血病患者，应定时进餐，避免过饥、过饱，避免食用过冷、过热食物，避免粗糙、刺激性食物。

52．上消化道大量出血病人应保持呼吸道通畅，避免咳嗽和长做屏气锻炼，可能导致肺部感染或引起窒息。

53．急性上消化道大出血、食管静脉曲张破裂者应暂禁食，以免发生窒息。

54．上消化道出血量为5ml左右，即可出现粪便隐血试验阳性，无需禁食。

55. 对少量呕血，无呕吐、无明显活动性出血的病人可选用温凉、清淡的无刺激性流食。

56. 某病人有进食后上腹痛史，每年冬季加剧，近一周出现柏油样便，提示上消化道出血。

57. 上消化道出血的典型大便性状为柏油样便或黑便。

第四章　泌尿系统疾病病人的护理

必备考点精编

第一节　常见症状护理

一、常见症状

1. 肾性水肿　一般发生在组织疏松部位，如眼睑及面部，多伴有血压增高、蛋白尿及血尿等。

2. 肾性高血压

对应疾病	急慢性肾炎、尿毒症早期等
临床表现	头痛、头晕、耳鸣、失眠等，也可累及脏器，引起相应病变，如心脏扩大、心力衰竭或发生高血压脑病
后果	高血压发生或加重多是导致肾功能损害的重要因素，故应积极治疗，卧床休息可增加肾血流量，减少全身血液循环，减轻心脏负担，减轻水肿，从而有助于增加尿量，降低血压

3. 尿量异常

项目	诊断标准（24小时尿量）
正常成人	1000～2000ml
少尿	＜400ml或少于17ml/h
无尿	＜100ml或12小时无尿液
多尿	＞2500ml
夜尿增多	夜尿＞白天尿量或夜尿持续＞750ml

4. 蛋白尿

表现	排出的尿液表面有细小泡沫，且不易消失	
临床意义	生理性	运动、体位、发热、寒冷等引起，一般≤1g/d，去除诱因后蛋白尿消失
	病理性	各种肾小球疾病

5. 尿路刺激征

尿路刺激征	尿频、尿急、尿痛、排尿不尽感及下腹坠痛等
尿频	尿意频繁而尿量不多
尿急	一有尿意就急不可待要排
尿痛	尿时膀胱区和尿道感到挛缩样疼痛或烧灼感
对应疾病	膀胱三角区及膀胱颈受刺激所致，多见于尿路感染、结石

6. 肾区疼痛及肾绞痛

（1）单侧或双侧肾区持续或间歇性隐痛或钝痛。

（2）病侧突发绞痛，并向下腹、大腿内侧、会阴放射痛，多伴血尿，剧烈疼痛时可伴恶心呕吐、甚至休克。

二、护理

1. 肾性水肿的护理措施

休息	轻度水肿限制活动；严重水肿卧床休息为主		
饮食	原则	限水、钠和蛋白质摄入	
	水钠摄入	轻度水肿，尿量＞1L/d者	不过分限水，钠盐＜3g/d，包括含钠食物及饮料
		严重水肿伴少尿者	摄水＜1L/d，无盐饮食（钠＜700mg/d）
	蛋白质摄入	严重水肿伴低蛋白血症者	每日每千克体重1g蛋白质，其中60%以上为优质蛋白
		轻中度水肿者	每日每千克体重0.5～0.6g蛋白质，给予蛋白质的同时必须要有充足热量摄入，每日不低于126kJ/kg即30kcal/kg

续表

病情观察	询问病人有无不适、进食情况；观察水肿消长情况，有胸腔积液者注意呼吸频率，体位要舒适，有腹水要测腹围；准确记录24小时出入量，进行透析治疗者记录超滤液量；隔日测量体重
用药护理	观察不良反应；使用激素和免疫抑制剂时，应特别告知病人及家属不可擅自加量、减量甚至停药
保持清洁	每日温水擦浴或淋浴、冲洗会阴部，勤换内衣裤
防止皮损	宜穿宽大、软棉织品衣裤；定期变换体位；肌内及静脉注射时，要严格无菌操作，应将皮下水肿液推向一侧再进针，穿刺后用无菌干棉球按压至不渗液为止

2. 尿路刺激征护理措施

休息	急性发作期卧床休息，心情放松，避免紧张加重尿频
饮食护理	清淡、富有营养的食物，并补充多种维生素，同时在无禁忌证的情形下，嘱病人尽量多饮水，勤排尿，以达到不断冲洗尿路的目的，减少细菌在尿路的停留时间
疼痛护理	进行膀胱区热敷或按摩，缓解疼痛
高热护理	体温＞39℃时，应物理降温，必要时药物降温
药物护理	予抗生素，观察不良反应
健康指导	向病人解释尿路刺激征发生的诱因多为过度劳累、会阴部不清洁及性生活等；指导病人平日应养成良好卫生习惯，每天清洁会阴部，不要过劳，合理安排工作生活，性生活后冲洗会阴部并排尿，多饮水等预防尿路感染复发

第二节　慢性肾小球肾炎病人的护理

1. 临床表现

项目	特点
蛋白尿	本病必有的表现，尿蛋白量常在1～3g/d
血尿	多有镜下血尿，也出现肉眼血尿及管型尿
水肿	多为眼睑水肿和（或）下肢轻、中度可凹性水肿，一般无体腔积液
高血压	①可为轻度，或持续的中度以上高血压 ②严重高血压→高血压脑病、高血压心脏病及高血压危象 ③中度以上的高血压→肾功能恶化较快，预后差
肾功损害	呈慢性进行性损害，可因感染、劳累、血压升高或肾毒性药物而急剧恶化，去除诱因后肾功能可在一定程度上缓解

2. 护理措施

休息		可减轻肾脏负担，减少蛋白尿及水肿
控制、预防感染	抗生素	连用1～2周
	健康教育	避免与上呼吸道感染者接触；保持口腔及皮肤的清洁，注意个人卫生；注意保暖、预防感冒，若有喉痛、鼻塞等症状，应及时就医治疗
用药指导	用药时间	坚持长期用药，延缓或阻止肾功能恶化
	注意事项	不宜降压过快、过低，避免使用损伤肾的药物
心理护理		病程长、预后不良，给予心理疏导

第三节　原发性肾病综合征病人的护理

1. 临床表现

项目		特点
典型表现		①大量蛋白尿（24小时尿蛋白定量＞3.5g）、低白蛋白血症（白蛋白低于30g/L）、高脂血症、水肿 ②水肿往往是肾病综合征病人最常见的体征。严重水肿的病人还可出现胸腔、腹腔、心包积液
并发症	感染	是最常见的并发症，常发生呼吸道、泌尿道、皮肤感染，与蛋白丢失，免疫力降低及免疫抑制剂应用有关，是导致肾病综合征复发及疗效不佳的主因之一
	血栓及栓塞	多见于肾静脉、下肢静脉，其他静脉及动脉较少见。肾静脉血栓形成可使肾病综合征加重
	急性肾衰竭	多见于50岁以上的病人
	其他	长期高脂血症引起动脉粥样硬化、冠心病等心血管并发症；长期大量蛋白尿可导致严重的负氮平衡和蛋白质营养不良，引起肌肉萎缩、儿童生长发育障碍

2. 护理措施

一般护理	减轻肾负担	适当休息、运动，全身严重水肿，合并胸腔积液、腹水，出现呼吸困难者应绝对卧床休息，取半卧位。为防止肢体血栓形成，应保持肢体的适度活动。当病情缓解后，可逐渐增加活动量，以利于减少并发症的发生。对于有高血压的病人，应限制活动量
	饮食护理	蛋白质为高生物效价的优质蛋白，但当肾功能不全时，应根据肌酐清除率调整蛋白质的摄入量；供给充足的热量；水肿时低盐饮食，钠的摄入量不超过3g/d，勿食腌制食品；水的摄入量应根据病情而定，高度水肿而尿量少者应严格控制入量。准确记录出入量；及时补充各种维生素及微量元素
	皮肤护理	避免受压，经常更换体位，并有适当支托，预防水肿的皮肤摩擦或损伤；避免医源性皮肤损伤，注射用5～6号针头，拔针后压迫针刺部位

续表

用药护理	激素	激素大剂量冲击治疗，注意保护性隔离，防止继发感染
	细胞毒药	使用环磷酰胺时需注意预防出血性膀胱炎的发生，鼓励病人多饮水，保证尿量，减少药物对肾脏的毒性作用。同时，观察病人尿量和颜色。在静脉给药时，要严格执行使用静脉血管的原则。静脉输注此药前后均需先用生理盐水冲洗，在输注过程中要注意预防外渗，如发生外渗需立即进行局部处理
	抗凝药	注意观察尿、便颜色，观察皮肤黏膜有无出血倾向
健康教育	按时服药，预防感染，对预防复发极为重要，定期复查，避免劳累等	

第四节　肾盂肾炎病人的护理

1. 临床表现

急性肾盂肾炎	全身表现	起病急骤、畏寒、发热、体温多在38℃以上，可达40℃，常伴头痛、全身不适，疲乏无力、食欲减退，恶心、呕吐等；轻症病人可无明显全身症状
	泌尿系统表现	尿频、尿急、尿痛及下腹部不适，可有腰痛、肾区叩击痛、肋脊角有压痛，部分病人有膀胱区、输尿管走行区压痛，尿液浑浊或有血尿
慢性肾盂肾炎	大多数因急性肾盂肾炎治疗不彻底发展而来。临床表现多不典型，病程长，迁延不愈，反复发作。急性发作时可有全身及尿路刺激症状，与急性肾盂肾炎相似。部分病人仅有低热乏力，多次尿细菌培养阳性，称为无症状性菌尿，还有病人以高血压、轻度水肿为首发表现。慢性肾盂肾炎后期有肾功能减退症状	
并发症	多见于严重急性肾盂肾炎，可有肾周围炎、肾脓肿、败血症等	

2. 护理措施

一般护理	休息	急性发作期的第1周应卧床休息，慢性肾盂肾炎不宜重体力活动
	饮食	进食清淡并含丰富营养的食物，补充多种维生素。多饮水，督促病人2小时排尿1次，以冲洗细菌和炎症物质，减少炎症对膀胱和尿道的刺激
疼痛护理		肾区疼痛为肾脏炎症所致。减轻疼痛的方法为卧床休息，采用屈曲位，尽量不要站立或坐立，因为站立时肾脏受到牵拉，会加重疼痛
药物护理		喹诺酮类药物可引起轻度消化道反应，皮肤瘙痒等；氨基糖苷类抗生素对肾脏和听神经均有毒性，使用期间注意询问病人的听力
清洁尿培养采集		最好用清晨第一次清洁、新鲜中段尿液送检，以保证培养结果的准确性

3. 健康教育

（1）注意个人清洁卫生，尤其是会阴部及肛周皮肤的清洁，特别是在女性月经期、妊娠期、产褥期。

（2）避免劳累，坚持体育运动，增强机体的抵抗力。

（3）多饮水、勤排尿是最简便而有效的预防尿路感染的措施。

（4）若局部有炎症应及时治疗。

（5）注意性生活后即排尿，并口服抗菌药物预防。

（6）定期门诊随访。

第五节　慢性肾衰竭病人的护理

1. 临床表现

系统或疾病	特点	备注
消化系统	食欲减退+腹部不适+腹泻+口尿臭	最早、最常出现

续表

系统或疾病	特点	备注
心血管系统	高血压	尿毒症时80%以上病人有
	急性左心衰、慢性全心衰	最常见死因之一（与高血压+水钠潴留+贫血+心肌病等有关）
	尿毒症性心包炎（毒素沉着所致）	胸痛+心包摩擦音，是病情危重的表现之一
	动脉粥样硬化	甘油三酯及胆固醇↑，是主要死因之一
呼吸系统	酸中毒时呼吸深而长	代谢产物→支气管炎等
血液系统	贫血，出血（皮下出血、鼻出血、月经过多），白细胞异常	正细胞正色素性贫血，促红细胞生成素减少致贫血，出血主要为尿毒症时血小板容易被破坏所致
神经系统	早期精神萎靡、疲乏，晚期可昏迷	周围神经下肢受累最多见（麻木、肌无力等）
肾性骨营养不良	肾性骨病=骨酸痛+行走不便+骨质疏松	出现纤维化骨炎、骨质疏松、骨软化、骨硬化等
泌尿系统	随着肾功能减弱，尿量渐趋减少，晚期出现尿毒症的表现	
皮肤	皮肤瘙痒，面色深而萎黄，轻度水肿称“尿毒症”面容	与贫血、尿素的沉积有关
内分泌失调	女性月经不规则或闭经，男性阳痿	活性维生素D_3、促红细胞生成素减少
代谢紊乱	空腹血糖升高，低蛋白血症	胰岛素抵抗，蛋白质摄入不足，出现负氮平衡
继发感染	肺部及泌尿系统感染多见，且不易控制	免疫力低，与白细胞功能异常有关
水、电解质和酸碱平衡失调	易脱水或水肿；钾平衡失调（终末期常发生高钾血症）；酸中毒（尿毒症患者有代谢性酸中毒，严重者出现柯氏呼吸）；低钙、高磷、高氯和低钠血症	

*速记：慢性肾功能衰竭少尿期可出现“三高、三低”，即高

钾、高磷、高镁；低钠、低钙、低氯。多尿期为低钠、低钾。

2. 护理措施

<table>
<tr><td colspan="2">水肿的护理</td><td>记24小时出入量；限制液体摄入量，控制水的入量＜1500ml/d，给予低盐（＜2g/d）饮食；测体重1次/日；监测生命体征及电解质</td></tr>
<tr><td rowspan="5">预防感染</td><td>增加营养</td><td>透析病人正常蛋白饮食，入量为每千克体重1.2g/d，优质蛋白占50%以上</td></tr>
<tr><td>透析时</td><td>严格无菌操作，家庭腹膜透析时必须每日进行房间空气消毒</td></tr>
<tr><td>环境消毒</td><td>透析无菌操作，腹膜透析，空气消毒</td></tr>
<tr><td>呼吸道</td><td>保暖，避免上呼吸道感染病人接触</td></tr>
<tr><td>卧床病人</td><td>鼓励深呼吸和有效咳嗽，预防坠积性肺炎</td></tr>
</table>

3. 健康教育

（1）严格蛋白质的合理摄入和水钠的限制。

（2）适当活动增强抵抗力，避免劳累和重体力活动。

（3）定期复查肾功能和血清电解质等。

（4）遵医嘱用药，避免使用肾毒性较大的药物。

（5）注意卫生，观察有无尿路刺激征，避免感染。

（6）注意保暖，避免受凉，以免引起上呼吸道感染。

（7）慢性肾衰病人尽量使用前臂、肘部等大静脉，透析者保护好动、静脉瘘管，腹膜透析者保护好透析管道。

（8）应避免用肥皂或乙醇擦洗，以免加重皮肤干燥。应每天用温水轻轻擦拭皮肤，局部按摩，促进血液循环；皮肤瘙痒的病人应剪去指甲，以免抓伤皮肤；经常更换卧位，避免发生压疮；勤换衣服，保持皮肤清洁。

高频考点速记

1. 肾性水肿一般最先发生的部位是眼睑及面部。

2. 肾性水肿病人所进食蛋白质应选用优质低蛋白。

3. 中度肾性高血压病人适当卧床休息的益处是增加尿量、降低血压。

4. 慢性肾小球肾炎常见的尿液特点为蛋白尿。

5. 慢性肾小球肾炎患者病人若有水肿时应限制水摄入，患者应多休息，避免体力活动，以减轻肾脏负担。若尿蛋白不多、水肿不明显、无严重的高血压及肾功能损害时，可以从事轻体力工作，不必停止工作。

6. 慢性肾炎患者，有水肿、血压高、大量蛋白尿，饮食应采用低蛋白、低磷饮食，限制钠盐和脂肪的摄入。

7. 慢性肾炎长期低优质蛋白饮食患者还需补充的是必需氨基酸。

8. 为延缓肾小球硬化及肾功能减退，应选择的饮食是低蛋白饮食。

9. 慢性肾炎肾功能损害的特点是呈慢性进行性损害，可因感染、劳累、血压升高或肾毒性药物而急剧恶化，去除诱因后肾功能可在一定程度上缓解。

10. 需给予原发性肾病综合征患者优质蛋白质饮食。

11. 肾病综合征大量蛋白尿的原因是肾小球滤过率增加。

12. 肾病综合征的典型表现为水肿、大量蛋白尿、低蛋白血症、高脂血症。其中最常见的体征是水肿。

13. 肾病综合征的饮食原则是蛋白摄入量为正常入量的优质蛋白（富含必需氨基酸的动物蛋白），热量要保证充分，为减轻高脂血症，应少进富含饱和脂肪酸的食物，多吃不饱和脂肪酸（植物油及鱼油）。水肿时应低盐（食盐＜3g/d），高度水肿而尿少者应严格控制液体量。

14. 急性肾盂肾炎常见的尿液特点为脓尿。

15. 肾盂肾炎需要多饮水，保持每日尿量在2500ml以上。

16. 急性肾盂肾炎起病急骤、畏寒、发热、体温可达40℃，常伴头痛、全身不适、疲乏无力、食欲缺乏，恶心、呕吐等全身症状。泌尿系统表现有尿频、尿急、尿痛及下腹部不适，化验尿的特点是蜡样管型、蛋白（++）、尿白细胞>5个/HP。

17. 肾盂肾炎最简单的预防措施是多饮水。

18. 急性肾盂肾炎患者最重要的护理措施是多饮水，勤排尿。

19. 肾盂肾炎患者护理措施正确的是肾盂肾炎患者应规律生活，避免劳累，坚持体育锻炼以提高机体免疫力，应在应用抗菌药之前或停用抗菌药5天之后留取尿标本，给予清淡、营养丰富、易消化的饮食。

20. 导致慢性肾功能衰竭患者皮肤瘙痒的原因是尿素刺激。

21. 慢性肾衰竭患者发生贫血的主要原因是促红细胞生成素缺乏，肾脏产生红细胞生成素减少。

22. 慢性肾衰竭伴水肿时，需准确记录24小时出入量；限水（<1500ml/d），低盐（<2g/d）；测体重1次/天。尿量在1000ml/d以上而又无水肿者，可不限制饮水，但需控制钠盐摄入量在6～8g/d。

23. 慢性肾功能衰竭患者应避免使用肾毒性较大的药物，如庆大霉素、链霉素等。饮食应给予低蛋白［0.6～0.8g/(kg·d)］，高生物效价优质蛋白质，如鸡蛋、牛奶、瘦肉、鱼类等。

24. 尿毒症病人应每天用温水轻轻擦拭皮肤，避免用肥皂或酒精擦洗，以免加重皮肤干燥而使瘙痒更加明显。局部按摩受压部位；皮肤瘙痒的病人应勤剪指甲；经常更换卧位；勤换衣服，保持皮肤清洁。

25. 慢性肾衰竭时，代谢产物和毒素蓄积可作用到心血管系统，可伴发心力衰竭，主要与高血压、水钠潴留、贫血及心肌病有关。

26. 与慢性肾衰竭临床表现有关的原因主要是代谢产物、毒素蓄积，水、电解质和酸碱平衡失调。

27. 患者，男，56岁。诊断为肾功能衰竭，伴有高尿酸血症。

医嘱每周行血液透析治疗3次。第2次行透析治疗过程中，患者诉头痛、恶心，伴呕吐。继而出现抽搐、意识不清。此时患者可能出现失衡综合征。

28. 慢性肾衰竭的临床表现最早出现且最常见的症状以消化系统最突出。

29. 慢性肾衰竭常见的尿液特点为少尿或无尿。

30. 急性肾功能衰竭少尿期最危险的并发症是高钾血症。

第五章 血液及造血系统疾病病人的护理

必备考点精编

第一节 常见症状护理

1. 贫血的临床表现

项目	特点
一般表现	轻度无症状，重度可见甲床、口唇及眼结膜苍白等；皮肤、黏膜苍白是贫血最突出的体征，观察甲床、口唇黏膜、睑结膜较为可靠
神经系统	对缺氧最敏感，出现头晕、耳鸣、头痛、记忆力减退，注意力不集中。严重贫血时会出现晕厥、神志模糊，与脑组织缺血、缺氧有关
呼吸、循环系统	活动后心悸、气短，严重可诱发心绞痛
消化系统	食欲不振、恶心、呕吐、腹胀、腹泻或便秘
泌尿生殖系统	多尿、低比重尿、蛋白尿及性功能减退

2. 继发感染的临床表现 感染部位多为呼吸系统、皮肤、泌尿系统，严重者可发生败血症。急性白血病易发生肛周感染或脓肿。轻度或早期感染多为低热或不规则热，严重感染如败血症可为弛张热。

3. 出血或出血倾向的临床表现

项目	特点
出血部位	出血常见部位是皮肤黏膜（口腔、鼻腔、牙龈等）、关节腔、内脏出血（咯血、呕血、便血、血尿及阴道流血）
严重情况	严重时可发生颅内出血，多危及生命，颅内出血先兆常出现剧烈头痛，喷射性呕吐，继之昏迷，血小板测定常在 $30\times10^9/L$ 以下，病人出现上述症状应警惕脑出血

4. 出血倾向的护理措施

病情观察	定时测血压、心率，注意意识状态。观察皮肤黏膜出血部位、出血范围、出血量及有关检查结果
休息	限制活动，多卧床休息以防再次出血，被血液污染的衣物、地面应迅速处理，避免病人受到惊吓，并嘱病人静心养病
饮食	给予高热量、高蛋白、高维生素、少渣软食，以避免口腔黏膜擦伤。餐前后可用冷的苏打漱口水含漱
皮肤出血的护理	肢体皮肤或深层组织出血可抬高肢体，以减少出血，深部组织血肿也可应用局部压迫方法，促进止血。避免搔抓皮肤，保持皮肤清洁。尽量少用注射药物，必须使用时，在注射后用消毒棉球充分压迫局部直至止血
鼻出血的护理	少量出血可用干棉球或1∶1000肾上腺素棉球塞鼻腔压迫止血，并局部冷敷，促进血管收缩达到止血效果。若出血不止，用油纱条做后鼻孔填塞，压迫出血部位促进凝血。嘱病人不要用手挖鼻痂，可用液状石蜡滴鼻，防止黏膜干裂出血
口腔护理	牙龈渗血时，可用肾上腺素棉球或吸收性明胶海绵片贴敷齿龈。牙龈出血时易引起口臭，使病人食欲或心情受影响，可用1%过氧化氢液体漱口。不要用牙刷、牙签清理牙齿，可用棉签蘸漱口液擦洗牙齿。用液状石蜡涂抹口唇，以防干裂
用药护理	注意止血药的作用和不良反应
输血护理	遵医嘱输入浓缩血小板、血浆或新鲜全血，输注前要认真核对血型、姓名，输入后注意输血反应、过敏反应

5. 发热的护理措施

病情观察	体温、呼吸、脉搏、血压、意识、进食、出入量等
预防感染	白细胞$<1\times10^9/L$时，应实行保护性隔离，保持皮肤（坐浴，会阴清洁）、口腔（饭前后用碳酸氢钠漱口）卫生；室内空气要新鲜，每天用紫外线消毒，限制探视人员，以防交叉感染

续表

饮食	给予高蛋白、高热量、高维生素、易消化饮食，多饮水，出汗多时注意补充含盐饮料，必要时遵医嘱静脉补液，发热时每日液体入量在3000ml左右为宜		
寒战大汗	寒战时，全身保暖，并饮用较热的开水。大量出汗时，注意更换内衣，减少不适		
降温护理	＞38.5℃应降温	物理降温	在头颈、腋下及腹股沟等大血管处放置冰袋，血液病病人不宜用乙醇擦浴，以免造成皮下出血
		药物降温	经物理降温无效时，给予药物降温，药量不宜过大，以免引起大量出汗、血压下降，甚至虚脱
用药护理	遵医嘱使用抗生素，了解药物不良反应		

第二节　贫血病人的护理

一、缺铁性贫血

1. 临床表现

项目	特点	
一般表现	面色苍白、疲乏无力、头晕、耳鸣、心悸气短等	
特殊表现	营养缺乏	皮肤干燥、角化、萎缩、无光泽、毛发干枯易脱落、指（趾）甲变平，指甲条纹隆起，严重呈“反甲”
	黏膜损害	舌炎、口角炎及胃炎，舌乳头萎缩严重者吞咽困难
	神经、精神系统	易激动、烦躁、兴奋、头痛多见小儿，少数有异食癖
缺铁原发病的表现	如消化性溃疡、慢性胃炎、克罗恩病、溃疡性结肠炎、痔疮出血、黏膜下子宫肌瘤、结核病、恶性肿瘤等疾病相应的临床表现	

2. 贫血的程度

贫血的严重程度	血红蛋白浓度	临床表现
轻度	＞90g/L	症状轻微
中度	60～90g/L	活动后感心悸气促
重度	30～59g/L	静息状态下仍感心悸气促
极重度	＜30g/L	常并发贫血性心脏病

3. 护理措施

<table>
<tr><td>病情观察</td><td colspan="3">贫血症状、体征等</td></tr>
<tr><td>限制活动</td><td colspan="3">帮助病人制订活动计划</td></tr>
<tr><td>饮食护理</td><td colspan="3">给予高蛋白、高维生素、高铁饮食，动物食品的铁更易吸收。纠正长期不吃肉食的习惯，消化不良者，要少食多餐。食用含维生素C的食品，有利于铁吸收。另外，餐后不要即刻饮浓茶、牛奶、咖啡，因为茶叶中含鞣酸，与铁结合后形成沉淀物质，牛奶中含磷较高，均影响铁的吸收</td></tr>
<tr><td rowspan="7">药物护理</td><td rowspan="3">口服铁剂</td><td>服用时间</td><td>因有胃肠道反应，故应饭后服用，口服液体铁剂时用吸管，避免染黑牙齿</td></tr>
<tr><td>注意事项</td><td>从小剂量开始，忌饮茶、牛奶、咖啡</td></tr>
<tr><td>反应</td><td>服铁剂期间大便会变黑，属正常现象</td></tr>
<tr><td rowspan="2">注射铁剂</td><td>原则</td><td>需深层肌内注射以减轻疼痛，不在暴露部位注射</td></tr>
<tr><td>注射</td><td>抽药后更换针头注射，采用“Z”型注射法（以免药液溢出），抽取药液入空针后，更换针头注射</td></tr>
<tr><td colspan="2">不良反应</td><td>极少数有局部疼痛、淋巴结肿痛，全身反应轻者有面红、头昏、荨麻疹，重者可发生过敏性休克，注射后10分钟至6小时之内要注意观察不良反应</td></tr>
<tr><td colspan="2">监测指标</td><td>铁剂治疗后，网织红细胞计数最先升高。血红蛋白正常后，病人仍需继续服用铁剂3～6个月，目的是补足体内贮存铁</td></tr>
</table>

续表

健康教育	开展预防缺铁性贫血的卫生宣教，对婴幼儿强调改进喂养方法，应及时增加辅食。妊娠期、哺乳期妇女除食用含铁多的食物外，还可每日服少量硫酸亚铁0.2g
	向病人说明贫血的病因及积极根治病因的重要意义，以提高自我保健意识。本病预后取决于原发病是否能根治，若能根治，则贫血可彻底治愈

二、再生障碍性贫血

1. 临床表现　主要表现为进行性贫血、出血、反复感染，肝、脾、淋巴结多无肿大。依据临床表现的严重程度和发病缓急将再生障碍性贫血分为急性型和慢性型。

项目	急性（重型）再生障碍性贫血	慢性（非重型）再生障碍性贫血
起病	起病急、进展迅速	较多见，起病及进展较缓慢，贫血为首发和主要表现
出血	严重，常发生在内脏，如便血、血尿、子宫出血或颅内出血	出血较轻，以皮肤、黏膜为主
感染	严重，皮肤感染和肺部感染多见，严重时发生败血症，一般常用的对症治疗不易奏效	轻，以上呼吸道感染为主，合并严重感染者少
预后	约1/3～1/2在数月至1年内死亡，死亡原因为脑出血和严重感染	较好，生存期长，少数病例病情恶化可演变为急性再障，预后极差

2. 护理措施

贫血的护理	病情观察	观察口唇、甲床苍白程度、心率等，了解血象情况
	制定活动计划	一般重度以上贫血（血红蛋白＜60g/L）要以卧床休息为主；轻中度贫血应休息与活动交替进行，活动中如出现心慌、气短应立刻停止活动

续表

贫血的护理	药物护理	注意雄激素副作用：①该药为油剂，需深层注射；因吸收慢，注射部位易发生肿块，要经常检查注射部位，发现硬块及时理疗。②有男性化表现时，停药后短期内会全部消失。③肝功能受损，用药期间定期检查肝功能
	输血	慢性严重贫血可输注浓缩红细胞。输血操作应严格按程序进行并观察输血反应
脑出血的护理	一般护理	嘱病人多卧床休息，观察病人有无脑出血先兆，如头痛、呕吐、精神烦躁不安等
	颅内出血处理	①迅速通知医生。②平卧位，头偏向一侧，保持呼吸道通畅。③开放静脉，按医嘱给予脱水剂、止血药或输浓缩血小板。④观察病人意识状态、瞳孔大小、血压、脉搏、呼吸频率和节律

第三节　特发性血小板减少性紫癜（ITP）病人的护理

1. 临床表现

项目	急性型ITP	慢性型ITP
好发人群	半数以上见于儿童	主要见于青年女性
起病特点	多数发病前1～2周有上感病史或病毒感染史，起病急骤，可出现畏寒、发热、全身的皮肤黏膜出血，有大片瘀斑，甚至血肿	起病隐匿
出血特点	出血症状较重，鼻、牙龈、口腔黏膜及眼结膜出血常见，消化道及泌尿道出血也常见，颅内出血可危及生命，多4～6周恢复	出血症状较轻，皮肤及黏膜出现瘀点、瘀斑反复发作，可伴轻度脾大，女病人常以月经过多为主要表现。每次持续数周或数月，迁延多年

2. 护理措施

观察	注意出血部位、范围、出血量及出血是否停止，有无内脏出血，血小板计数
休息与活动	①血小板计数低于$40\times10^9/L$者，应减少活动 ②血小板低于$20\times10^9/L$者，要绝对卧床休息
饮食	给予富含高蛋白、高维生素、少渣饮食
症状护理	皮肤出血者不可搔抓皮肤；若鼻腔出血不止，要用油纱条填塞，勿剥鼻血痂；便血、呕血、阴道流血需卧床休息，对症处理
脑出血	血小板计数$<20\times10^9/L$时，应警惕脑出血，便秘、剧烈咳嗽会诱发脑出血，故便秘时要用泻药或开塞露，剧咳者可用镇咳药
药物护理	首选药物为糖皮质激素，解释药物副作用（Cushing综合征），说明在减药、停药后不良反应可以逐渐消失，以避免病人的忧虑。还应定期为病人检查血压、尿糖、白细胞计数
健康教育	慢性病人适当限制活动；血小板$<50\times10^9/L$时，勿做较强体力活动，可适当散步，预防各种外伤；避免使用损伤血小板的药物，如阿司匹林、双嘧达莫、吲哚美辛、保泰松、右旋糖酐等；定期复查

第四节　白血病病人的护理

一、急性白血病

1. 临床表现

表现	特点	备注
发热	是本病常见的症状之一。可低热也可高热达39～40℃以上	①发热主因是感染，感染的主因是患者的成熟粒细胞缺乏，以口腔炎最多见，牙龈炎、咽峡炎也是常见的感染 ②常见致病菌有铜绿假单胞菌、克雷伯杆菌、大肠埃希菌及金黄色葡萄球菌等 ③疾病后期常伴真菌感染

续表

表现	特点	备注
出血	出血可遍布全身，常见皮肤瘀点、瘀斑，颅内出血最严重，常表现头痛、呕吐、瞳孔大小不等、瘫痪，甚至昏迷或突然死亡	最主因是血小板减少
贫血	为首发症状，随病情发展而加重	主因是正常红细胞生成减少以及无效性红细胞生成、溶血、出血等
浸润表现	肝、脾及淋巴结肿大	肝、脾一般轻度至中度肿大，表面光滑，偶伴轻度压痛。浅表淋巴结多为轻度肿大无压痛，急淋病人多见脾及浅表淋巴结肿大
	骨骼和关节	胸骨下端局部压痛较为常见，四肢关节痛和骨痛以儿童多见
	中枢神经系统（因化疗药物难以通过血-脑屏障）	多发生在疾病缓解期，出现脑膜或中枢神经系统症状，表现为头痛、呕吐、颈强直，重者抽搐、昏迷，但不发热，脑压增高
	眼眶	眼球突出、复视或失明
	脾及黏膜	弥漫性斑丘疹、结节性红斑等，牙龈可增生、肿胀
	睾丸	无痛性肿大，多为一侧性

2. 护理措施

病情观察	询问有无恶心、呕吐及进食情况，疲乏无力感有无改善；观察体温、脉率、口腔、鼻腔、皮肤有无出血等，血常规、骨髓象变化；记出入量
保证休息、活动和睡眠	根据病人体力情况，活动与休息可以交替进行，以休息为主，输液后可下床活动10～15分钟，卧床休息30分钟后再下床活动，病人若无不适，可以每天室内活动3～4次，以后逐渐增加活动时间或活动次数。每天睡眠7～9小时

续表

饮食护理	给予高蛋白、高维生素、高热量饮食，让家属带给病人平日喜爱的饭菜和水果；对恶心、呕吐者，应在停止呕吐后指导病人进行深呼吸和有意识的吞咽动作，以减轻恶心症状，可少量多次进食，并可遵医嘱给予止吐药。同时保证每天饮水量	
化疗不良反应的护理	局部反应	柔红霉素、氮芥、阿奇霉素等多次静注可引起静脉炎，静注速度要慢，静注后用生理盐水冲洗静脉，以减轻刺激。若发生静脉炎需及时用普鲁卡因局部封闭，或冷敷、休息数天至静脉炎痊愈。静脉注射时血管要轮换使用，药液外溢皮下可引起局部组织的炎症甚至坏死，处理同静脉炎
	骨髓抑制	化疗中必须定期查血象、骨髓象，以便观察疗效及骨髓受抑制情况
	胃肠道反应	化疗期间病人饮食要清淡、易消化和富有营养，必要时可用止吐镇静剂
	输血或输血浆	病人全血减少或贫血明显，遵医嘱输血或血浆，以恢复抵抗力及体力

二、慢性髓细胞白血病

1. 临床表现

分期	发病	特点
慢性期	起病缓慢，持续1~4年	起病缓慢，早期常无自觉症状。随着病情的发展，可出现乏力、消瘦、低热、多汗或盗汗等代谢亢进的表现。脾大常为最突出体征，随病情进展，脾脏可达脐水平甚可伸入盆腔。若发生脾梗死，压痛明显
加速期	1~4年后，70%患者进入加速期	不明原因的发热，骨关节痛，贫血、出血加重，脾脏迅速肿大
急性变期	几个月至1~2年	表现与急性白血病相似

2. 护理措施

休息与活动	治疗期间要注意休息，尤其是贫血较重的病人（血红蛋白60g/L以下），不可过劳
饮食	进食高蛋白、高维生素食品，如瘦肉、鸡、新鲜蔬菜及水果，每日饮水1500ml以上
症状护理	定期洗澡，注意口腔卫生，少去人群多的地方，预防感染。脾大显著，易引起左上腹不适，可采取左侧卧位
药物护理	遵医嘱给病人服用白消安（或羟基脲），定期复查血常规，以不断调整剂量。白消安可引起骨髓抑制、皮肤色素沉着、阳痿、停经。向病人说明药物不良反应
病情观察	有无发热，骨痛、贫血、出血加重、脾脏迅速增大等
健康教育	慢性期缓解后病人的指导 应向病人及家属讲解疾病知识，争取缓解时间延长；定期门诊复查，出现贫血、出血加重、发热、脾脏增大时，要及时去医院检查，以防急性变发生

第六章　内分泌代谢性疾病病人的护理

必备考点精编

第一节　常见症状护理

1. **色素沉着的临床表现**　全身皮肤呈弥漫性棕褐色，在暴露部位极易出现，也可出现在乳晕、外生殖器周围，特别是在受压、受摩擦、皮肤褶皱、瘢痕及肢体的伸侧面明显。

2. **身材矮小的临床表现及意义**

垂体性侏儒症	由生长激素及生长激素释放激素缺乏引起，表现为身高小于130cm，骨龄落后；面容幼稚，性幼稚，常有不育，智力无障碍
呆小症	由甲状腺激素分泌不足引起，表现为下肢短，上部身长>下部身长，骨龄落后、性发育迟缓，智力低下，部分呈黏液样水肿；地方性呆小症常伴耳聋及神经病变

3. **消瘦的临床表现**

营养物质分解代谢增强	①常见饥饿、食欲亢进表现，进食量明显增加，但体重却下降 ②糖尿病患者：因胰岛素不足，血糖利用不好并大量丢失，则蛋白质、脂肪分解消耗增加以补充体内的能量需求 ③甲状腺功能亢进症（简称甲亢）患者：因甲状腺激素水平增高，使糖、蛋白质、脂类物质分解代谢增强
胃功能紊乱	①出现厌食、食欲不振、消化不良、呕吐、腹泻、体重减轻 ②肾上腺皮质功能低下者，由于胃酸及胃蛋白酶分泌减少而出现消化吸收不良

4. 消瘦的护理措施

饮食护理	甲亢	给予高蛋白、高热量、高维生素饮食
	糖尿病	低糖、低脂、高蛋白质、高纤维素饮食，控制热量
	肾上腺皮质功能低下	高蛋白、高糖、高维生素、高钠低钾饮食
	极度消瘦	完全胃肠外营养
	食欲不振	尽量提供其喜爱吃的食物，注意食物的色、香、味调配，鼓励其少量多餐，同时应保证良好的进餐环境
一般护理	卧床休息，减少消耗，必要时给予生活护理	
其他	积极治疗原发病；注意皮肤、口腔护理，预防感染	

5. 肥胖的表现及护理措施

临床表现	易疲劳、气急，高血压、冠心病、糖尿病发病率高
饮食护理	饮食应低脂、低热量、少盐、粗纤维、富含维生素。计算每日总热量，算出糖、蛋白质、脂肪的比例，饥饿时可给低热量的蔬菜如芹菜、冬瓜、黄瓜、南瓜等，以增加饱食感。限制糖类食品的摄入，但也要防止热量摄入不足时，防止发生酮症的危险
运动疗法	鼓励病人积极参加运动，逐渐增加活动量
心理护理	据不同年龄、性别、肥胖程度及肥胖给生活带来的不便进行交谈，倾听病人的述说，进行恰当的分析解释，消除病人自卑感和紧张心理
药物治疗	食欲抑制剂（苯丙胺类）、代谢类刺激剂（常用甲状腺激素类），服药期间注意水分的摄入
对症护理	气急、心悸、水肿、高血压、高血糖等情况

第二节 弥漫性毒性甲状腺肿甲状腺功能亢进症病人的护理

一、临床表现

典型表现有高代谢综合征、甲状腺肿大及突眼征。老人和小儿表现多不典型。

1. 甲状腺激素分泌过多综合征

项目	特点
高代谢症状	怕热多汗、皮肤温暖湿润、低热
精神神经系统	神经过敏、多言好动、易激动、紧张焦虑、注意力不集中、记忆力减退、失眠；腱反射活跃，伸舌和双手向前平伸时有细震颤
心血管系统	心率增快、心肌收缩力增强，收缩压增高、舒张压降低致脉压增大，可有收缩期杂音，心律失常以房性期前收缩最常见；重则出现严重心律失常、心脏扩大、心力衰竭，称甲亢性心脏病
消化系统	食欲亢进、消瘦、肠蠕动快、大便次数增多或腹泻，严重者呈恶病质
肌肉骨骼系统	多数病人有肌无力、肌萎缩，行动困难，临床上呈慢性甲亢性肌病。不少病例可伴有周期性瘫痪，还可伴有重症肌无力等
血液系统	白细胞计数偏低，可伴血小板减少性紫癜；部分病人有轻度贫血
生殖系统	女性常有月经稀少、闭经；男性多有阳痿、乳房发育；男、女生育能力均下降

2. 体征

甲状腺肿大	呈弥漫性、对称性肿大，随吞咽上下移动，质软、无压痛。听诊可闻及震颤和杂音	
眼征	单纯性突眼（良性突眼）	与交感神经兴奋性增加有关，眼外肌群及上睑肌张力增高所致，眼征阳性：①眼球向前突出，突眼度≤18mm；②瞬目减少；③上眼睑挛缩，睑裂增宽；④上睑后缩，下视时上睑不能随眼球下移；⑤辐辏反射减弱，双眼聚合不良等

续表

眼征	浸润性突眼（恶性突眼）	与自身免疫有关（淋巴细胞浸润），突眼度＞18mm，病人主诉怕光、复视、视力减退，可合并眼肌麻痹；由于眼球高度突出致角膜外露，易受外界刺激，引起充血、水肿、感染，重则失明
甲状腺皮肤病	胫骨前黏液性水肿，多呈对称性，严重时呈象皮肿（自身免疫有关）	

3. 甲状腺危象

原因	是病情恶化时的严重综合征，可危及生命，可能与交感神经兴奋，大量T_3、T_4入血等有关
诱因	应激、感染、^{131}I治疗反应、手术等；严重躯体疾病：如充血性心力衰竭、低血糖、败血症、脑血管意外等；口服过量TH制剂；手术中过度挤压甲状腺等
临床表现	①T≥39℃；②心率≥140次/分；③恶心、畏食、呕吐、腹泻、大汗、休克；④神情焦虑、烦躁、嗜睡或谵妄、昏迷；⑤可合并心力衰竭、肺水肿等

4. 老年甲亢

别称	淡漠型甲亢
发病特点	起病隐匿，表现为嗜睡乏力、反应迟钝、心动过缓，症状多不典型，有时仅有厌食、腹泻等消化道表现；或以慢性肌病、甲亢性心脏病表现为主

二、护理措施

一般护理	环境护理	避免各种刺激，保持病室安静，室温保持在20℃左右，轻者适当活动，重者卧床
	饮食护理	高热量、高蛋白、高脂肪、高维生素饮食，限制含纤维素高的食物（常与腹泻有关），注意补充水分

续表

症状护理	多汗者	勤洗澡勤更衣，保持清洁
	腹泻者	保护肛周皮肤
	突眼者	加强眼部护理，点眼药，外出时戴茶色眼镜，避免强光与灰尘刺激，睡前涂眼膏、戴眼罩，抬高头部，低盐饮食（减轻眼球后软组织水肿）
药物护理	高热、咽痛时要警惕中性粒细胞缺乏，不任意间断、变更剂量或停药，定期复查血常规，白细胞＜3×10^9/L，中性粒细胞＜1.5×10^9/L，出现肝脏损害及药疹等应停药	
预防甲状腺危象	预防感染、外伤、精神刺激等应激性诱因，注意观察病人的生命体征、出汗情况、精神及神志状态。若体温升高、脉搏明显加快、焦虑不安、大汗淋漓、畏食、恶心、呕吐、腹泻，应考虑可能发生了甲亢危象，应立即与医师联系。需要手术时，术前应充分准备，备好急救用品	
心理护理	指导病人使用自我调节的方法，保持最佳状态，鼓励其面对现实，增强战胜疾病的信心	

第三节　糖尿病病人的护理

一、临床表现

1. 症状与体征　代谢紊乱综合征：多尿、烦渴、多饮、体重减轻、擅饥多食、消瘦、疲乏无力、皮肤瘙痒、四肢酸痛、麻木、腰痛、性欲减退、阳痿不育、月经失调、便秘、视力模糊等。

项目	1型糖尿病	2型糖尿病
起病时间	多＜30岁（12～14岁）	多＞40岁（60～65岁）
起病方式	起病急，少数缓慢	缓慢且隐匿
起病体重	多正常或消瘦	多肥胖
三多一少	典型	不典型或无症状

续表

胰岛素治疗及反应	依赖外源性胰岛素，胰岛素敏感	生存不依赖胰岛素，胰岛素存在抵抗

2. 急性并发症

项目	糖尿病酮症酸中毒	高渗性非酮症糖尿病昏迷
好发人群	1型糖尿病多见	50～70岁多见，多数发病前无糖尿病史或仅为轻症
诱因	胰岛素或降糖药中断治疗、感染、手术、妊娠、分娩、饮食不当等	感染、急性胃肠炎、胰腺炎、脑血管意外、药物、大量饮用含糖饮料等
表现	早期酮症阶段仅有多尿、多饮、疲乏等，继之出现食欲不振、恶心、呕吐、头痛、嗜睡、呼吸深大（Kussmaul呼吸），呼气中出现烂苹果味（丙酮所致）；后期脱水明显，尿少、皮肤干燥、血压下降、休克、昏迷以至死亡	起病时先有多尿、多饮，但多食不明显，或反而食欲减退，随病程逐渐加重，出现神经精神症状，表现为嗜睡、幻觉、定向障碍、偏盲、偏瘫等，最后陷入昏迷；可引起全身感染，以皮肤、泌尿系统多见

3. 慢性并发症

并发症	临床意义	备注
心血管病变	最严重而突出的并发症	动脉硬化及微血管病变所致心、脑、肾等严重并发症是糖尿病病人的主要死因
肾脏病变	1型糖尿病的主要死因	糖尿病微血管病变，最终导致肾衰竭，病人可表现为蛋白尿、水肿、高血压、肾功能逐渐减退以致肾衰竭；血浆蛋白逐渐低下、血脂显著升高、伴氮质血症和尿毒症
神经病变	周围神经病变最常见	常为对称性，下肢较上肢严重。最初表现为肢端感觉异常如袜子或手套状分布，伴四肢麻木、刺痛感、蚁走感、感觉过敏或消失，晚期瘫痪

续表

并发症	临床意义	备注
眼部病变	视网膜病变是致盲的主因之一	视网膜血管硬化、脆弱、出血、纤维增生
糖尿病足	末梢神经病变，下肢动脉供血不足	足部疼痛、皮肤深溃疡、肢端坏疽等

二、护理措施

1. 预防感染

病情观察	密切观察血糖、尿糖变化。了解病人有无感觉异常、感染及破损，特别注意检查足部皮肤。有无咳嗽、咳痰，有无腹痛及排尿异常。评估病人的营养状况、卫生状况
控制血糖	遵守饮食治疗，不得私自停减药
保持身体清洁、避免损伤	经常用温水擦洗身体，特别应注意保证口腔、会阴、足部的清洁
防止上呼吸道感染	室内通风，注意保暖；嘱病人避免接触上呼吸道感染人员
积极处理皮肤损伤及感染	一旦发现，及时处理

2. 足部护理

定期检查	出现鸡眼、裂缝、水泡、溃疡、趾甲异常等请医生处理
促进足部血液循环	按摩足部、注意保暖，热水袋温度不宜超过50℃
选择合适的鞋袜	穿干净、合脚、舒适的鞋袜；不宜穿紧身裤
禁烟	因尼古丁刺激血管收缩，会加重肢体末端缺血

3. 药物护理

口服降糖药	①胰岛素促泌剂应在饭前半小时口服 ②双胍类药物进餐时或餐后服，苯乙双胍的胃肠反应较大，可引起酮尿高乳酸血症，禁用于肝肾功能不良、心肺功能不全、低氧血症等 ③葡萄糖苷酶抑制剂：应与第一口饭同时嚼服，不良反应有腹胀、腹痛、腹泻 ④噻唑烷二酮类（格列酮类）：主要不良反应为水肿，有心力衰竭倾向或肝病者慎用
胰岛素的不良反应	①低血糖反应：最常发生，危险性也较大，主要与用量过大、进食过少或运动过多有关 ②过敏反应：局部注射部位可发生红肿、痛痒、皮疹；全身反应包括皮疹、血管神经性水肿，甚至发生过敏性休克 ③注射部位脂肪萎缩，1周内同一注射部位，不宜超过2次，使用前1小时自冰箱取出恢复至室温 ④胰岛素保存：5℃冰箱保存（长效及中效可保存3年，普通胰岛素保存3个月）禁止冷冻 ⑤混合注射胰岛素时，先抽普通胰岛素，再抽长效胰岛素

4. 酮症酸中毒护理

病情观察	监测生命体征及神志变化，监测血、尿糖、尿酮体、电解质、肾功能及血气分析，记录出入量
药物护理	补液，给予胰岛素，纠正水电解质及酸碱平衡
昏迷护理	昏迷者应加强口、皮肤护理，保持呼吸道通畅，预防呼吸、泌尿系统感染，防止血栓性静脉炎及肌肉萎缩，防止坠床受伤

5. 健康教育

健康教育	①饮食控制 ②坚持运动 ③学会自测血糖

续表

健康教育	④使用胰岛素者应掌握胰岛素注射技术 ⑤使用降糖药者应掌握使用降糖药的注意事项 ⑥自我保护：注意清洁卫生，防止皮肤损伤，预防感冒及其他感染，外出时带糖果，以备低血糖时迅速食入 ⑦定期复查血糖、肾功能、眼底

高频考点速记

2型糖尿病患者最主要的死因是心脑血管病变。

第七章　风湿性疾病病人的护理

必备考点精编

第一节　系统性红斑狼疮（SLE）病人的护理

一、临床表现

肾衰竭和感染是SLE的主要致死原因。

全身症状	常见的有发热，无一定热型。此外，疲倦、乏力、体重减轻及淋巴结肿大等也常见	
皮肤黏膜损害	80%病人有皮肤黏膜损害，常见于暴露部位出现对称的皮疹，典型者在双面颊和鼻梁部有深红色或紫红色蝶形红斑，在手掌的大小鱼际、指端及指（趾）甲周也可出现红斑，这些都是血管炎的表现。活动期病人有脱发、口腔溃疡，病情缓解时红斑可消退，留有棕黑色色素沉着	
关节与肌肉疼痛	90%以上病人有关节受累，大多数关节肿痛是首发症状，受累的关节常是近端指间关节、腕、足部、膝和踝关节。呈对称分布，较少引起畸形。肌痛见于50%病人，有时出现肌炎，但很少引起肌肉萎缩	
脏器损害	肾	几乎所有SLE病人均有肾脏损害，约半数病人有狼疮性肾炎。表现为肾小球肾炎或肾病综合征，可见不同程度的水肿、血尿、蛋白尿、管型尿、高血压及肾功能不全，一旦发展为尿毒症，则成为病人死亡的常见原因
	心血管	部分病人有心包炎，少数病人也可出现心肌炎、血栓性静脉炎等
	肺与胸膜	30%病人有单侧或双侧胸膜炎，可伴有少量或中等量的渗出液，偶有血性渗出液。部分病人有肺部感染，体温升高，听诊有湿啰音

续表

脏器损害	消化系统	少数可发生各种急腹症，消化系统表现有腹泻、消化道出血、急性腹膜炎、肝大、黄疸等
	神经系统	20%病人有神经系统损伤。表现为抽搐、偏瘫、昏迷等。出现中枢神经系统损害常预示病变活动、病情危重、预后不良
	血液系统	最常见的是正细胞正色素性贫血

二、护理措施

1. 一般护理

密切观察病情	护士应注意生命体征、意识、瞳孔的变化，注意观察受累关节、肌肉的部位及疼痛的性质和程度。注意观察易感部位如口腔、皮肤及黏膜情况
注意活动与休息	疾病活动期应卧床休息，卧床期间应注意翻身、被动活动，防止压疮。缓解期可适当活动
预防感染	SLE病人抵抗力差，易发生感染，应减少探视；工作中应严格无菌操作，注意观察感染迹象，监测生命体征及白细胞变化，若体温达到38℃以上，局部皮肤黏膜红肿，出现咳嗽、咳痰、胸痛等征象应报告医生，并协助处理。保持皮肤干燥，注意口腔、皮肤、会阴等易感部位的卫生
饮食护理	进食高蛋白、富含维生素、营养丰富、易消化的食物，避免刺激性食物。忌食含有补骨脂素的食物，如芹菜、香菜、无花果等。肾功能损害者，应给予低盐饮食，适当限水，并记录24小时出入量；尿毒症病人应限制蛋白质的摄入；心脏明显受累者，应给予低盐饮食；消化功能障碍者应给予无渣饮食
心理护理	应加强与病人的沟通，并给予同情、理解及正确的引导，介绍成功病例，增强病人战胜疾病的信心。鼓励亲人朋友多陪伴病人，使其获得感情支持

2. 皮肤护理

日常生活	保持病室内适宜的温度和湿度，挂厚窗帘以免阳光直射，紫外线消毒时安排病人回避。避免在烈日下活动，必要时穿长袖衣裤，戴遮阳帽、打伞，禁忌日光浴

续表

皮肤清洁	忌用碱性肥皂，避免用化妆品及化学药品，防止刺激皮肤	
口腔护理	保持口腔清洁及黏膜完整，坚持晨起、睡前、餐后用消毒液漱口，防止感染	
	细菌感染	1：5000呋喃西林液漱口，局部涂以碘甘油
	真菌感染	1%～4%碳酸氢钠液漱口，或用2.5%制霉菌素甘油涂敷患处
	口腔溃疡	漱口后用中药冰硼散或锡类散涂敷
头发	忌染发、烫发	

3. 药物护理

激素	勿擅自停药或减量，以免疾病出现“反跳”现象
非甾体药	胃肠道反应多，宜饭后服，具有肾毒性，伴肾炎者禁用
抗疟药	衍生物排泄缓慢，可在体内蓄积，引起视网膜退行性病变，故应定期查眼底
免疫抑制剂	毒性较大，可导致胃肠不适、脱发、肝病、神经炎、骨髓抑制等，因此使用中应定期查血常规、肝功能
注意事项	病人遵医嘱用药，勿随意减药、停药

4. 健康教育

介绍疾病知识	向病人及家属介绍本病的基本知识，SLE病人如早期诊断和有效治疗，预后可大为改观，积极配合治疗。同时注意劳逸结合，适当锻炼
介绍药物知识	告知病人药物的作用、不良反应及服用方法，嘱病人遵医嘱服药
介绍预防感染的方法	嘱病人避免阳光直射皮肤，禁止日光浴，同时避免疲劳、预防接种及服用诱发本病的药物等。禁用碱性过强的肥皂清洁皮肤，用温水洗脸，忌用各类化妆品。剪指甲勿过短，防止损伤指甲周围皮肤
介绍生育知识	SLE好发于育龄女性，病人要注意避孕，病情稳定及肾功能正常者可受孕

第二节　类风湿关节炎病人的护理

1. 临床表现

全身表现	多数病人起病缓慢，在明显的关节症状前多有一段乏力、全身不适、发热、食欲不振、手足发冷等全身症状。少数病人起病较急，在数天内出现多个关节的症状	
关节表现（主要侵犯小关节）	晨僵	约95%以上病人有晨僵，其程度和持续时间可作为判断病情活动度的指标；病变的关节在静止时可出现僵硬，活动受限，适度活动后逐渐减轻，尤以晨起时最明显，称为晨僵
	关节疼痛和肿胀	关节痛往往是最早的关节症状，最常出现的部位为腕、掌指关节、近端指间关节，大关节亦常受累。多呈对称性、持续性，但时轻时重，常伴有压痛
	关节畸形	多见于较晚期病人。急性发作期，由于滑液增加和关节外软组织的肿胀，使近端指间关节肿胀呈梭形，称梭状指
	功能障碍	病变后期，因滑膜炎的绒毛破坏了骨质，造成关节纤维性或骨性强直畸形，使关节不能保持在正常位置，出现手指在掌指关节处偏向尺侧，或有关节半脱位，形成特异性的尺偏畸形
	关节外表现	类风湿结节是本病较特异的皮肤表现，出现在20%～30%病人，多位于关节隆突部及受压部位皮下，如上肢鹰嘴突、腕、踝等关节，无压痛，呈对称分布。其存在表示本病的活动。类风湿关节炎的关节外表现还有巩膜炎、结膜炎及脉络膜炎；肺部可有胸膜炎、胸腔积液；心脏损害可有心包炎；神经系统损害可有周围神经病变

2．护理措施

密切观察	观察关节疼痛的强度、肿胀畸形的程度、活动情况及病人的自理能力，药物疗效和不良反应
活动与休息	活动期应卧床休息，并保持正确的体位，勿长时间维持抬高头部和膝部的姿势，以免屈曲姿势造成关节挛缩致残。病情缓解时指导病人进行功能锻炼。可做关节的被动活动，也可训练日常生活技能，如穿脱衣服、进食、如厕等，运动前可用热敷、热水浴、红外线等理疗方法改善血液循环，缓解肌肉痉挛。当病变发展至关节强直时，应保持关节的功能位置，必要时用夹板固定
疼痛的护理	关节肿胀，疼痛剧烈时，遵医嘱给予消炎镇痛药，缓解期采取减轻疼痛的措施，如每日清晨起床时进行15分钟温水浴或用热水泡手
药物的护理	指导病人按照治疗计划定时、定量服药，不可随意加减药量或者停药。用药期间应密切观察药物不良反应，使用金制剂和青霉胺时，应观察有无皮疹、蛋白尿、血尿，并定期做血、尿常规检查
保持自理能力	病人在改变体位时应先活动一下关节；对功能障碍的病人，在指导关节锻炼的同时，应有针对性地进行日常生活能力的训练。还可在疾病缓解期进行职业治疗，帮助病人建立和恢复自理能力
健康指导	避免发病的各种诱因，如寒冷、潮湿、过度疲劳、精神刺激、感染等。介绍药物知识及不良反应，定期到医院复查。介绍保持关节功能的锻炼方法，并指导病人锻炼

高频考点速记

1．患者，女，26岁。患系统性红斑狼疮3年，未婚。面部有较严重的蝶形红斑，怕见人，且有不规则发热。患者首要的护理诊断是皮肤完整性受损。

2．SLE患者最易受累的脏器是肾。

3．SLE患者应保持皮肤清洁干燥，每日用温水冲洗或擦洗，不能用冷水。保持病室内适宜的温度和湿度，挂厚窗帘以免阳光直射，病室做紫外线消毒时安排病人回避。病人应避免在烈日下活动，必要时穿长袖衣裤，戴遮阳帽、打伞，禁忌日光浴。保持口腔清洁及黏膜完整，坚持晨起、睡前、餐后用消毒液漱口，防止感染。

4．SLE病人的临床特征是无关节畸形。

5．SLE患者除关节炎外的表现还有多系统脏器损害。

6．系统性红斑狼疮病人应注意皮肤护理，措施主要包括：①避免在烈日下活动，出门穿长袖衣裤，禁忌日光浴。②保持皮疹和红斑处的皮肤清洁，可以用30°左右的温水擦洗或湿敷。忌用碱性肥皂，避免化妆品及化学药品，防止刺激皮肤。③注意口腔护理。④忌染发、烫发。

7．类风湿关节炎最常累及的关节是四肢小关节。

8．类风湿关节炎中，因为侧副韧带从近端指间关节两侧滑脱及挛缩而至的畸形是纽扣花。

9．风湿热最严重的临床表现是全心炎。

10．类风湿关节炎活动期的标志是晨僵。

11．类风湿性关节炎常见的临床表现包括晨僵、关节痛与畸形、肺间质病变与高热。

12．类风湿关节炎关节病变的特点是对称性改变。

13．类风湿关节炎急性活动期，除关节疼痛外，常伴有发热、乏力等全身症状，应卧床休息，以减少体力消耗，但不宜绝对卧床。

14．患者，女，26岁，类风湿关节炎病史10年。目前病情缓解，对其重要的护理措施是患肢功能锻炼。

第八章　理化因素所致疾病病人的护理

必备考点 精编

第一节　急性有机磷农药中毒病人的护理

一、临床表现

（一）急性中毒

一般经皮肤吸收，症状常在接触农药2～6小时内出现。口服中毒可在10分钟至2小时内出现症状。

1. 毒蕈碱样症状

时间	最早出现
原因	是副交感神经末梢兴奋所致，导致腺体分泌增加及平滑肌痉挛
表现	头晕、头痛、多汗、流涎、恶心、呕吐、腹痛、腹泻、瞳孔缩小、视力模糊、支气管分泌物增多、呼吸困难，严重者肺水肿

2. 烟碱样症状

原因	横纹肌运动神经过度兴奋，表现为肌纤维颤动
表现	常先从眼睑、面部、舌肌开始，逐渐发展至四肢，全身肌肉抽搐，病人常有全身紧束感，后期出现肌力减退和瘫痪，如发生呼吸肌麻痹可诱发呼吸衰竭。交感神经节受刺激，可引起血压增高、心跳加快和心律失常

3. 中枢神经系统症状

表现	早期可有头晕、头痛、乏力，逐渐出现烦躁不安、谵妄、抽搐及昏迷。严重时可发生呼吸中枢衰竭或脑水肿而死亡。急性中毒者有时经急救好转后，突然出现病情反复，病人可再度陷入昏迷，或出现肺水肿而死亡。病情反复的原因可能与洗胃及皮肤去除毒物不彻底或过早停药有关

续表

迟发性神经病	中毒症状消失后2～3周出现	下肢瘫痪、四肢肌肉萎缩。该病变可能是有机磷杀虫药抑制神经靶酯酶并使其老化所致
中间型综合征	急性中毒后24～96小时出现	因脑神经麻痹突然死亡；其发生与胆碱酯酶受到长期抑制，影响神经-肌肉接头处突触的功能有关

4. **根据症状轻重分为三级**

轻重	症状	全血胆碱酯酶活力
轻度中毒	头晕、头痛、恶心、呕吐、多汗、流涎、视力模糊、瞳孔缩小	70%～50%
中度中毒	上述症状+肌纤维颤动、瞳孔明显缩小、轻度呼吸困难、大汗、腹痛、腹泻、意识清楚或轻度障碍、步态蹒跚	50%～30%
重度中毒	上述症状+肺水肿、惊厥、昏迷及呼吸麻痹	30%以下

（二）局部损害

对硫磷、内吸磷、敌百虫、敌敌畏接触皮肤后可引起过敏性皮炎，皮肤可红肿及出现水疱。眼内溅入有机磷农药可引起结膜充血和瞳孔缩小。

二、护理措施

病情观察	有机磷中毒的死因主要为呼吸衰竭，其原因是肺水肿、呼吸肌瘫痪或呼吸中枢抑制所致，故维持正常呼吸功能极其重要	
	急性肺水肿	病人出现胸闷、严重呼吸困难、咳粉红色泡沫样痰、两肺湿啰音、意识模糊或烦躁
	呼吸衰竭	病人呼吸节律出现不规则，频率与深度也发生改变
	急性脑水肿	病人意识障碍伴有头痛、剧烈呕吐、抽搐
	中间综合征	病人神志清醒后又出现心慌、胸闷、乏力、气短、食欲不振、唾液明显增多等表现

续表

吸氧	高流量吸氧4～5L/min，每天要换鼻导管，并插入另一侧鼻孔
体位	病人体位应有利于呼吸运动，如清醒者可取半卧位，昏迷者头偏向一侧
保持呼吸道通畅	昏迷者除头偏向一侧外，注意随时清除呕吐物及痰液，并备好气管切开包、呼吸机等
药物护理	注意阿托品的副作用，早期给予足量的碘解磷定或氯解磷定。必要时给予呼吸中枢兴奋剂尼可刹米，忌用抑制呼吸中枢的药物如吗啡、巴比妥类药物
健康教育	喷洒农药时要穿厚质的长袖及长裤，扎紧袖口、裤管，戴口罩、手套。如衣服被污染要及时更换并清洗皮肤；凡接触农药的器物均需用清水反复冲洗。盛过农药的容器绝不能再盛食物。接触农药过程中出现头晕、胸闷、流涎、恶心、呕吐等有机磷中毒先兆时应立即就医

第二节 急性一氧化碳中毒病人的护理

1. 分度 根据临床症状的严重程度及血液中碳氧血红蛋白的含量，分为轻、中、重三度。

项目	轻度中毒	中度中毒	重度中毒
COHb	10%～20%	30%～40%	50%以上
临床表现	头痛、头晕、四肢无力、胸闷、耳鸣、眼花、恶心、呕吐、心悸、嗜睡或意识模糊	病人常出现浅昏迷、脉快、皮肤多汗、面色潮红、口唇呈樱桃红色	深昏迷、抽搐、呼吸困难、呼吸浅而快、面色苍白、四肢湿冷、周身大汗，可有大小便失禁、血压下降
预后	如能及时脱离中毒环境，吸入新鲜空气，症状可较快消失	能及时脱离中毒环境，给予加压吸氧后，常于数小时后清醒，一般无明显的并发症	最后可因脑水肿、呼吸循环衰竭而死亡

2. 迟发性脑病（神经精神后发症）重度中毒病人抢救清醒后，经过约2～60天的“假愈期”，出现下列临床表现之一者，如精神意识障碍等症状，去大脑皮质状态、帕金森综合征、肢体瘫痪、癫痫、周围神经病变等。昏迷时间超过48小时者，迟发性脑病发生率较高。

第三节　中暑病人的护理

1. 病因和临床表现

类型	病因	临床表现
热衰竭（中暑衰竭）	多由于大量出汗导致失水、失钠，血容量不足而引起周围循环衰竭	头痛、头晕、口渴、皮肤苍白、出冷汗、脉搏细数、血压下降、昏厥或意识模糊，体温基本正常
热痉挛（中暑痉挛）	大量出汗后口渴而饮水过多，盐分补充不足，使血液中钠、氯浓度降低	肌肉痉挛，以腓肠肌痉挛最为多见，体温多正常
日射病	烈日暴晒或强烈热辐射作用于头部，引起脑组织充血、水肿	剧烈头痛、头晕、眼花、耳鸣、呕吐、烦躁不安，严重时可发生昏迷、惊厥。头部温度高，而体温多不升高
热射病（中暑高热）	高温环境下大量出汗仍不足以散热或体温调节功能障碍，出汗减少致汗闭，可造成体内热蓄积	头痛、头昏、全身乏力、多汗，继而体温迅速升高，可达40℃以上，出现皮肤干热、无汗、谵妄和昏迷，可有抽搐，脉搏加快，血压下降，呼吸浅速等表现。严重者可出现休克、脑水肿、肺水肿、弥散性血管内凝血及肝、肾功能损害等严重并发症

2. 护理措施

病情观察	昏迷者	严密监测生命体征、观察意识状态及体温变化
	热衰竭者	迅速建立静脉通路，补充血容量，15～30分钟测血压1次

续表

症状护理	腓肠肌痉挛	按摩局部以减轻疼痛
	高热者	可在大血管处放置冰袋，可用冰水或乙醇全身擦浴，同时按摩四肢、躯干皮肤，防止皮肤血管收缩，血流淤滞，使血管扩张促进散热。同时使用药物降温时注意观察该药的不良反应，每15分钟测肛温1次
	昏迷者	按昏迷护理常规进行护理，如头偏向一侧、吸痰、翻身、拍背、保持呼吸道通畅，做好口腔、皮肤清洁，预防感染
	惊厥者	遵医嘱用地西泮静脉或肌内注射，使用开口器以防舌被咬伤
环境	保持室温以20～25℃为宜，要通风良好，病床下可放置冰块	
输液	要注意输液速度，对老年人及原有心脏病者，输液速度要适中，避免发生左心衰竭	
健康教育	加强防暑降温知识的宣传，外出戴防晒帽，对高温气候耐受差者，更应做好防暑，出现中暑症状应及时治疗	
	高温作业工人、夏季田间劳动的农民，每天补充含0.3%盐的饮料	

高频考点速记

1. 有机磷农药中毒时，出现烟碱样症状的表现是肌纤维颤动。

2. 有机磷农药中毒时，瞳孔缩小是由于毒蕈碱样作用。

3. 敌敌畏中毒的临床表现特点是腺体分泌增加及平滑肌痉挛。包括瞳孔缩小，严重者出现肺水肿，肌纤维颤动，中枢神经系统症状等。

4. 患者误服有机磷农药约100ml，不久出现昏迷，双瞳孔缩小，呼吸困难，满肺湿啰音，原因是迷走神经持久兴奋。

5. 有机磷农药中毒后患者呼出的气体气味是蒜臭味。

6. 现场抢救一氧化碳中毒者首选措施是将其转移到空气新鲜处。

7. 患者，女，28岁。因一氧化碳中毒送入院，护士观察病情时，应特别警惕的并发症是迟发性脑病。

8. 重度一氧化碳中毒时，患者全血的碳氧血红蛋白浓度＞50%。

9. CO中毒的临床表现是面色潮红、多汗、口唇呈樱桃红色。

10. 急性一氧化碳中毒患者苏醒后，应继续观察的时间是2周。

11. 一氧化碳中毒病人皮肤最常见的颜色是樱桃红色。

12. 中暑热衰竭的主要表现为头痛、头晕、口渴、皮肤苍白、血压下降，体温基本正常。

13. 热射病的临床表现是早期多汗，体温可达40℃以上，继而无汗干热。

14. 中暑热痉挛的主要表现为腓肠肌痉挛，体温多正常。

15. 日射病的临床表现是头部温度高，体温基本正常。

16. 患者，男，49岁，农民。中午在烈日下劳动，3小时后恶心、头晕、头痛、面色苍白、大汗、脉速、呼吸浅快、意识不清，血压79/49mmHg，体温36.4℃。应考虑的诊断是热衰竭。

17. 处于中暑的热衰竭期，患者出现休克，应采用中凹卧位。

第九章　神经系统疾病病人的护理

必备考点精编

第一节　常见症状护理

一、头痛的护理

1. 临床表现

项目	特点	常见疾病
疼痛性质	搏动性跳痛	高血压性头痛、偏头痛及发热性头痛
	剧烈头痛	脑膜炎、蛛网膜下腔出血
	电击样剧痛	三叉神经痛
	浅表性头痛	眼、鼻、鼻窦、牙齿等部位疾病
疼痛时间	晨起重	高血压头痛
	午后加重	眼病性头痛
	夜间加重	颅内压增高
	晨间加剧+进行性加重，镇痛无效	颅内占位
影响因素	体位变化时加重	腰穿后、外伤性、颅内压增高性头痛
	休息后减轻	劳累和精神紧张性头痛
伴随症状	呕吐	脑膜刺激性头痛、偏头痛和颅内压增高

2. 护理措施

环境护理	保持安静，光线暗淡，温度适宜及精神安慰
病情观察	头痛性质、强度的变化，如有呕吐、视力下降、抽搐、瘫痪，及时通知医生
颅内压增高	出现瞳孔不等大、意识变化、呼吸不规则等脑疝先兆时，应及时通知医生并快速滴入20%甘露醇以降低颅内压；保持大便通畅，便秘者禁止灌肠，可给予开塞露等润滑剂
脑梗死	头部禁用冷敷及冰袋，以免影响脑部供血
脑出血	脑出血病人可头部降温，起到减少脑组织耗氧量、减轻脑水肿，保护脑细胞作用。头部冷敷也可以缓解因血管扩张引起的头痛。偏头痛病人遵医嘱口服麦角胺制剂，头痛可缓解

二、感觉障碍的护理

1. 临床表现

类型	病因
末梢型感觉障碍	四肢远端呈手套或袜套型感觉
节段性带状分布的感觉障碍	后根受压
四肢节段性全部感觉缺失或减退并伴有截瘫或四肢瘫和二便失禁功能障碍	脊髓双侧损害
分离性感觉障碍	延髓中部病变（一侧肢体深感觉障碍而痛觉、温度觉正常）
交叉感觉障碍	延髓外侧病变，一侧面部感觉障碍，对侧肢体痛觉、温度觉障碍
三偏征	对侧偏身感觉障碍是内囊病变，同时伴对侧偏瘫和对侧同向偏盲，称“三偏征”

2. 护理措施

心理护理	对病人以同情、关怀的态度，加强沟通、解释病情
环境护理	①对病人应注意保暖，防止烫伤，对有感觉障碍者患肢不使用暖水袋保暖，病人洗澡时应注意水温 ②衣服应柔软宽松以减少对皮肤的刺激，避免搔抓，以防皮肤损伤及感染 ③深感觉障碍者外出，特别是在晚间要有人陪伴及搀扶
压疮护理	偏瘫、有感觉障碍的病人避免局部长期受压，防止压疮的发生

三、瘫痪的护理

1. 临床表现

瘫痪性质	上运动神经元（中枢）	表现：无肌肉萎缩、肌张力增强、腱反射亢进、病理反射阳性
	下运动神经元（周围）	表现：明显肌肉萎缩、肌张力减退、腱反射消失、无病理反射
病变部位	内囊病变	一侧上下肢瘫痪，称为偏瘫
	一侧脑干病变	一侧脑神经下运动神经元瘫痪及对侧上运动神经元瘫痪，称为交叉瘫
	脊髓横贯性损伤	双下肢瘫痪，称截瘫
		颈段脊髓横贯性损伤，双侧上下肢均瘫痪称四肢瘫
	肌肉病变	单肌或一组肌肉瘫痪，称肌肉性瘫痪
伴随症状	瘫痪严重者可伴有语言障碍、压疮、大小便失禁、坠积性肺炎、泌尿系感染、便秘等临床表现，还可因吞咽障碍导致食物呛入气管，易引起窒息，生活不能自理者易出现烦恼、悲观情绪	

2. 护理措施

基础护理	①提供生活支持，病情稳定后，鼓励用健侧肢体取物等 ②协助卧床病人翻身，每2小时1次；患肢应放置功能位，对突出容易受压的部位用气垫保护；截瘫病人应卧于有活动性开孔（放置便器）的木板床

续表

症状护理	①鼓励病人多咳嗽，协助翻身拍背，进食应缓慢、防止呛入气管，吞咽困难时用鼻饲 ②做好口腔护理、防止吸入性肺炎 ③排尿困难的病人可按摩下腹部以助排尿，留置尿管的病人每4小时开放1次
功能锻炼	①急性期后（约发病1周左右）肌张力开始增强，尽早对患肢进行被动运动及按摩，出现自主运动后，鼓励以自主运动为主，辅以被动运动，以健肢带动患肢在床上练习起坐、翻身和患肢运动，尽早对病人进行生活自理能力的训练 ②患肢肌肉恢复到一定程度时应及时协助病人离床行走，逐步锻炼直到恢复运动功能，应避免碰伤、坠床

四、昏迷的护理

1. 临床表现

昏迷程度	浅昏迷	随意运动消失，对声、光等刺激毫无反应，但强刺激病人可有痛苦表情、呻吟及下肢防御反射等	
	深昏迷	各种刺激均无反应，各种反射消失，意识全部丧失	
伴随症状及体征	呼吸异常	鼾声呼吸并伴有一侧面肌瘫痪，提示脑出血；颅内压增高，呼吸减慢	
	脉搏	慢而洪大见于脑出血、乙醇中毒	
	偏瘫	脑血管病（蛛网膜下腔出血可无）、脑外伤、感染、占位等。病理反射阳性，如巴宾斯基征（+）	
	颈强直	各种脑膜炎与蛛网膜下腔出血的常见体征	
	瞳孔变化	昏迷病人最重要的体征之一	
		瞳孔不等大，对光反应消失	脑疝
		瞳孔散大，对光反应消失	癫痫发作
		双眼向病灶侧注视	脑出血

2. 护理措施

病情观察	观察生命体征、昏迷程度、瞳孔变化、有无肢体瘫痪、脑膜刺激征及抽搐等。若体温高热、脉搏渐弱减慢、呼吸不规律、血压波动、瞳孔散大表示病情严重
保持呼吸道通畅	病人取平卧位，肩下垫高并使颈部伸展，防止舌根后坠，以免阻塞气道。头偏向一侧防止呕吐物误吸入呼吸道。准备好吸引器，痰多时应随时吸痰，以免发生窒息。并应做好气管切开和使用呼吸机的准备
保持清洁	保持会阴部清洁，防止泌尿系感染及压疮，导尿管护理
护理昏迷病人	如有不安表情及轻微躁动应考虑有便意，可提供便器。如便秘3天可使用开塞露或缓泻剂，保持大便通畅，以防病人排便用力时导致颅内压高。大便失禁时随时做好肛门及会阴部清洁，涂保护性润滑油，并保持床铺干净平整
预防感染	加强口腔护理，每日清洁口腔2次，口腔溃疡可涂溃疡膏或锡类散；张口呼吸的病人应将沾有温水的三层纱布盖在口鼻上。可在翻身同时拍背吸痰，吸痰时严格执行无菌操作。每次气管吸痰不超过15秒
预防并发症	长期卧床容易发生坠积性肺炎，应随时观察病人体温、呼吸及痰的性质、量、颜色的变化；保持皮肤清洁，预防压疮的发生
饮食护理	高蛋白、高维生素流质饮食，做好鼻饲护理

第二节　急性脑血管疾病病人的护理

1. 临床表现

（1）出血性脑血管疾病

起病	多在白天发病，如情绪激动、活动过度、酒后或排便用力时，血压突然急骤升高，致脑血管破裂大量出血而发病
一般表现	剧烈头痛、头晕、呕吐、意识障碍（与出血量成正比），可伴有鼾声呼吸，抽搐或大小便失禁，同时可伴有上消化道出血（胃应激性溃疡）
体征	颜面潮红、意识障碍、脉慢而有力，血压可高达26.7kPa（200mmHg）以上

续表

出血部位	内囊	最多见，"三偏征"（对侧偏瘫、偏身感觉障碍、同向偏盲）；当清醒后可检出瘫痪肢体肌张力减弱、腱反射消失（急性期），数天后瘫痪肢体肌张力增高、腱反射亢进、病理反射阳性，多因大量出血致颅内压增高、短期内迅速形成脑疝而死亡
	脑桥	①轻者仅有头痛呕吐，重者表现为出血 ②一侧出血：出血灶侧周围性面瘫，对侧肢体中枢性瘫痪（交叉瘫） ③两侧出血：四肢瘫，针尖样瞳孔
	小脑	眩晕、呕吐、枕部头痛、眼球震颤、共济失调
	蛛网膜下腔	起病急骤，常在活动中突然发病，表现为剧烈头痛、喷射性呕吐、脑膜刺激征阳性

（2）缺血性脑血管疾病

短暂脑缺血发作	发病	突然起病，持续时间短	
	表现	偏身感觉障碍、偏瘫或单瘫、单眼失明、眩晕、眼震、恶心、呕吐等症状，24小时内恢复正常	
脑血栓形成	发病	多发生于有动脉硬化、糖尿病、高脂血症的中老年人，一般无意识障碍，进展缓慢，常在睡眠或安静休息时由于血压过低、血流减慢、血黏度增加等因素促使血栓形成	
	前驱症状	头痛、眩晕、肢体麻木、无力及一过性失语或短暂性脑缺血发作	
	表现	常于睡眠中或安静休息时发病，晨起时发现半身肢体瘫痪	
	闭塞部位	颈内动脉系统	对侧瘫痪、偏身感觉障碍、同侧视觉障碍
		椎-基底动脉系统	眼震、共济失调、吞咽困难、构音障碍、交叉瘫或四肢瘫

续表

脑栓塞	发病	静止期或活动后，起病急骤，多无前驱症状	
	阻塞部位	颈内动脉系统阻塞	突然失语、偏瘫及局限性抽搐
		椎动脉系统阻塞	眩晕、复视、共济失调、交叉瘫等

2. 护理措施

一般护理	维持或稳定病人生命功能、防止颅内再出血及脑疝发生（出血性脑血管病），或进一步改善脑部缺血区的血液供应（缺血性脑血管病），心理护理	
观察	生命体征、意识及瞳孔变化，是否有颅内压增高的症状。如发现颅内压增高，应遵医嘱静脉快速滴入甘露醇等脱水药以降低颅内压，避免脑疝的形成	
休息	脑出血	绝对卧床休息，发病24～48小时内避免搬动病人，病人采取侧卧位，头部稍抬高，以防颅内静脉回流，从而减轻脑水肿
	蛛网膜下腔出血	应绝对卧床4周，限制探视，一切护理操作均应轻柔，头置冰袋，可防止继续脑出血
	脑血栓	采取平卧位，以便使较多血液供给脑部，头部禁止使用冰袋及冷敷，以免脑血管收缩、血流减慢而使脑血流量减少
饮食护理	急性脑出血病人在发病24小时内禁食，24小时后如病情平稳，可行鼻饲流质饮食，鼻饲液体温度以不超过30℃为宜，保证足够蛋白、维生素的摄入。根据尿量调整液体及电解质，每日控制在1500ml左右，注意静脉滴注速度、避免肺水肿。意识清醒后如无吞咽困难，可撤掉胃管，酌情给予易吞咽软食。注意口腔卫生，防止感染。进食时病人取坐位或高侧卧位（健侧在下），进食应缓慢，食物应送至口腔健侧近舌根处，以利于吞咽	
预防压疮	急性期应绝对卧床休息，每2小时翻身1次，不能翻身以气垫床预防	
预防感染	加强口腔护理、会阴护理、尿管护理等	

续表

功能锻炼	瘫肢保持功能位，行关节按摩及被动运动以免肢体废用；病情稳定（发病1周后）就应进行康复期功能训练
言语训练	肢体康复应与语言训练同步进行，早期与病人加强非语言沟通，讲病人最关心的问题，使病人有讲话的欲望，指导病人反复发音，然后反复练习听读、强化刺激，直到病人理解为止。再与病人进行语言交流，由简到繁、反复练习、持之以恒，并及时鼓励其进步，增强病人康复的信心

第三节　癫痫病人的护理

1. 临床表现

发作类型	特点
简单的部分性发作	以发作性一侧肢体、局部肌肉的感觉障碍或节律性抽搐为特征，或出现简单的幻觉，无意识障碍
复杂的部分性发作	病人表现为吸吮、咀嚼、舔唇、流涎、摸索等动作的重复；伴有意识障碍
精神运动性兴奋	无理吵闹、唱歌、脱衣裸体等，事后不能回忆
单纯失神发作	突然发生和突然停止的意识障碍。持续时间短，发作后仍继续原有的动作
强直-阵挛性发作	①也称大发作，意识丧失和全身抽搐为特征 ②强直期：所有骨骼肌强直收缩、头后仰、眼球上翻，上肢屈肘、下肢伸直，喉部痉挛，牙关紧闭，呼吸暂停，口唇发紫，瞳孔散大，对光反射消失，持续10～20秒 ③阵挛期：全身肌肉阵挛，口吐白沫，约1分钟抽搐停止 ④惊厥后期：呼吸首先恢复，肌张力逐渐松弛，心率血压随之正常。醒后对发作不能回忆。若发作间歇期仍有意识障碍称为“癫痫持续状态”

2. 护理措施

发现抽搐发作先兆	①迅速将病人就地平放，避免摔伤 ②解领扣裤带，移去病人身边的危险物品，以免碰撞	
抽搐发作时	加床档，用牙垫或厚纱布垫在上下磨牙间，以防咬伤舌头，不可用力按压肢体，避免骨折或脱位。室内环境应安静，关节及骨突出处应垫棉垫，以免皮肤损伤	
保持呼吸道通畅	体位	发作时头部放低，偏向一侧，及时吸痰
	舌钳	防止舌后坠，堵塞呼吸道
	其他	不强喂水、药，以免发生窒息或吸入性肺炎
用药	一旦形成癫痫持续状态，应立即按医嘱缓慢静脉滴入抗惊厥药物，如昏迷加深、呼吸变浅、血压下降，应停止输药。控制液体入量，遵医嘱快速静脉滴注脱水药和吸氧，以防脑水肿	

第四节　急性感染性多发性神经根神经炎病人的护理

1. 临床表现

发病	急性起病，大多数病人5～10天内达到高峰。多见于青少年，其他年龄也可发病，以夏、秋季发病率高	
诱因	劳累、雨淋、游泳等	
前驱表现	病毒性感冒及肠道感染表现	
临床表现	疾病发展	首发症状多数为双下肢无力，向上肢发展。主观感觉手足麻木，并有肌肉疼痛。后期可出现吞咽困难、声音嘶哑、复视、头痛、大小便障碍等
	运动障碍	下肢无力，以近端为主，行走困难，下肢重于上肢，常为对称性。若胸部呼吸肌麻痹，可引起呼吸困难。脑神经受损时，可有吞咽困难、饮水发呛、声音嘶哑的表现

续表

临床表现	感觉障碍	明显的手套、袜套样感觉减退或消失。一般不重，常被运动症状所掩盖
	自主神经障碍	主要有血压升高、出汗多、尿潴留、心律不齐等。自主神经受损是病情危重的标志

2. 护理措施

保持呼吸道通畅	本病早期死亡多因呼吸肌麻痹所致，应鼓励病人咳嗽，翻身时进行拍背以促进排痰。可进行雾化吸入，必要时用吸引器吸出痰液
观察病情	观察呼吸困难的程度和缺氧症状，以便及早行气管切开，使用呼吸机改变缺氧症状
饮食护理	吞咽困难及早予以鼻饲流质，高蛋白、高热量、高维生素、易消化、营养丰富的饮食，维生素B_{12}对神经髓鞘形成有重要作用
生活护理	保持皮肤干燥，禁用暖水袋，每2小时更换体位1次，按摩局部受压部位，防止压疮的发生
体位	瘫痪肢体保持功能位置，进行被动运动，瘫肢肌力恢复时，鼓励病人主动运动
预防感染	保持病室干净，注意口腔护理。对留置导尿管的病人，应定时消毒尿道口，保持会阴部清洁干燥，防止泌尿系感染

高频考点速记

1. 意识全部丧失，所有反射均消失的状态称为深昏迷。

2. 对有感觉障碍的病人避免局部长期受压，防止压疮的发生。衣服应柔软、宽松，以减少对皮肤的刺激。避免搔抓，以防皮肤损伤及感染。对病人应注意保暖，特别要防止烫伤，对有感觉障碍者患肢不得使用暖水袋保暖，病人洗澡时应注意水温。

3. 脑出血病人应绝对卧床休息，发病24～48小时内避免搬动病人。

4. 急性脑出血病人在发病24小时内禁食，24小时后如病情平稳，无颅内压增高症状，无上消化道出血者可行鼻饲流质饮食。

5. 脑桥出血，瞳孔表现为针尖样瞳孔。

6. 内囊病变引起的瘫痪表现为偏瘫。

7. 患者，男，58岁。既往有高血压、糖尿病、高血脂病史。近日自觉右侧肢体麻木及活动无力；昨夜睡眠好，但今晨起床时突然跌倒，家人扶起后发现患者口眼歪斜，右侧上、下肢瘫痪，但神志清醒，应考虑是脑血栓形成。

8. 脑出血患者严禁头部热敷，可给予亚低温疗法，以免脑部耗氧量增加而加重脑水肿。

9. 脑出血患者的治疗以降低颅内压和控制血压为主要措施，补充血容量可能加重脑出血。

10. 控制癫痫持续状态最佳的方式是静脉注射，可静脉注射地西泮10～20mg，注射速度不超过每分钟2mg。

11. 癫痫患者强直阵挛性发作时的处理措施包括：迅速将病人就地平卧，解开领扣和裤带，放软物垫于病人头下；移走身边危险物体，以免抽搐时碰撞造成外伤；抽搐发作时床边加床挡，护士应保护病人；使用牙垫或厚纱布包裹压舌板垫于病人上、下磨牙之间，防其咬伤舌头；抽搐肢体不可用力按压，以免造成骨折或关节脱位。

12. 癫痫发作时的首要措施为保持患者呼吸道通畅，及时清除口腔分泌物，以防发生窒息。

13. 癫痫脑电图检查前一晚，需要把头发洗干净，以减少检查时的干扰，提高检查的准确性；晚睡早起，必要时剥夺睡眠；检查前尽量避免服用中枢镇静剂如安定、鲁米钠等药物，以免对脑电图结果产生影响。对于癫痫病人而言，不需要停用已使用的抗癫痫药，会影响规律的药物治疗；检查时应正常进食，避免空腹。

14．癫痫大发作的临床表现特征是意识丧失、全身抽搐。

15．癫痫病人可进行的日常活动项目是打太极拳。

16．患儿，男，9岁。智力低下，既往有“癫痫”病史。发作时出现强烈的点头、屈体样动作，持续此姿势5～8秒，常摔伤头部，伴颜面青紫、瞳孔散大。该患儿的发作类型是强直性发作。

17．急性感染性多发性神经炎的首发症状多数为双侧下肢无力。

第二篇　外科护理学

第一章　水、电解质及酸碱平衡紊乱

必备考点精编

第一节　水和钠代谢紊乱的护理

1. 不同性质脱水的表现

脱水类型	低渗性（又称慢性脱水）	等渗性（常见，又称急性脱水）	高渗性（又称原发性脱水）
临床表现	①轻度：乏力、头晕、手足麻木、无口渴 ②中度：周围循环衰竭特点，脉搏细弱，站立性昏倒，血压下降，恶心、呕吐，尿少，尿比重低 ③重度：上述表现加重+神经精神症状，如抽搐、昏迷、休克等，尿比重低	既有脱水症状，又有缺钠症状，表现为尿少、头昏、皮肤弹性差、黏膜干燥和血压下降	①轻度：体液丢失达体重的2%～4%。口渴最早出现，伴有少尿 ②中度：体液丢失达体重的4%～6%。口渴更加明显，黏膜干燥，皮肤弹性下降，眼窝凹陷，尿更少，尿比重高 ③重度：体液丢失大于体重的6%。高热，出现神经精神症状，如烦躁不安、躁动、幻觉、昏迷、惊厥等

2. 不同性质脱水临床表现比较

项目	低渗性脱水	等渗性脱水	高渗性脱水
口渴	不明显	明显	极明显

续表

项目	低渗性脱水	等渗性脱水	高渗性脱水
皮肤弹性	极差	稍差	尚可
血压	明显下降	下降	正常/稍低
神志	嗜睡/昏迷	萎靡	烦躁/惊厥

3. 脱水分度比较

项目	轻度脱水	中度脱水	重度脱水
失水占比	3% ~ 5%	5% ~ 10%	＞10%
精神状态	稍差，略烦躁	烦躁或萎靡	昏睡甚至昏迷
皮肤弹性	稍差	差	极差
皮肤温度	正常	稍凉	凉伴花纹
口腔黏膜	稍干燥	干燥	极干燥
眼窝及前囟	稍凹陷	明显凹陷	深凹陷，眼睑不能闭合
眼泪	有	少	无
尿量	稍少	少	无
休克症状	无	无	有

4. 水中毒（稀释性低钠血症）的临床表现

分类	特点
急性水中毒	脑水肿：颅内压增高表现，头痛、呕吐、躁动、昏迷等神经、精神症状
慢性水中毒	软弱无力、恶心、呕吐、嗜睡、泪液和口水增多、体重明显增加

第二节　电解质代谢异常的护理

1. 钾代谢异常

（1）低钾血症（血钾浓度＜3.5mmol/L）的临床表现及护理措施

临床表现	肌无力为最早的临床表现，严重者有呼吸肌麻痹、肠麻痹症状（腹胀、肠鸣音减弱）、心律不齐、血压下降；中枢神经系统症状；肾小管变性、坏死，甚至失钾性肾病
	心电图：T波低平，U波
护理措施	钾盐以口服为安全，一般用量为3～6g/d；静脉补钾应注意： ①见尿补钾。尿量在40m/h以上补钾，是补钾的先决条件 ②浓度不宜过高，不超过0.3%，即10%的葡萄糖溶液1000ml加入氯化钾不能超过30ml（3g）。浓度过高可抑制心肌，导致心脏骤停。绝对禁止直接静脉推注 ③速度不可过快，不超过1.5g/h ④总量不可过大。严重缺钾者，不宜超过3～6g/d

（2）高钾血症（血钾浓度＞5.5mmol/L）的临床表现：肌肉无力（软瘫，从躯干到四肢），神志改变，抑制心肌（收缩力降低、心搏过缓和心律失常，心搏骤停：最严重）。

2. 钙代谢异常

项目	低钙血症（＜2.25mmol/L）	高钙血症（＞2.75mmol/L）
临床表现	神经肌肉兴奋性增强：易激动、肌肉抽动，手足抽搐	便秘和多尿、疲乏无力、厌食、重者心律失常

3. 磷代谢异常

项目	低磷血症（＜0.96mmol/L）	高磷血症（＞1.62mmol/L）
临床表现	头晕、厌食、肌无力，重者抽搐、精神错乱、昏迷，甚至出现呼吸肌无力而危及生命	导致继发性低钙血症；因异位钙化使肾功能受损

第三节　酸碱平衡失调的护理

1. 代谢性酸中毒　代谢性酸中毒是临床最常见的酸碱平衡失调。

项目	特点
呼吸系统	呼吸深而快（Kussmaul呼吸）、呼出气体有酮味
心血管系统	毛细血管扩张、面色潮红、心率加快、血压偏低，口唇樱红；易出现心律不齐、进行性肾功能不全和休克
中枢神经系统	对称性肌张力减弱、腱反射减弱或消失、头痛、头昏、嗜睡，严重者出现昏迷

2. 代谢性碱中毒

临床症状	呼吸变浅、变慢；低钾血症和脱水，出现心律失常、心动过速、血压下降；神经精神症状：严重者昏迷
护理	①碱中毒的纠正不宜过速，一般不要求完全纠正 ②胃液丧失所致的低氯性碱中毒，可输入等渗盐水或葡萄糖盐水 ③补充钾盐

3. 呼吸性酸中毒

临床症状	胸闷、气促、呼吸困难、发绀、头痛、躁动不安；严重脑缺氧可致脑水肿、脑疝，甚至呼吸骤停
护理	控制病因，改善肺通气

4. 呼吸性碱中毒

临床症状	呼吸急促、眩晕、手足和口周麻木及针刺感、肌震颤、手足抽搐，常伴心率加快
护理措施	指导病人深呼吸、放慢呼吸频率

第四节　液体疗法及护理

1. 护理评估

项目	内容
生命体征	是否稳定
皮肤黏膜	干燥，皮肤弹性下降，眼窝凹陷提示体液不足
精神表现	烦躁不安，惊厥，抽搐和昏迷可为重度脱水表现
液体出入量	禁饮食，吞咽困难，频繁呕吐，严重腹泻，长期应用利尿药等都可使体液大量丢失

2. 护理措施

补液量	生理需要量（2000～2500ml/d）、累积丧失量（从发病开始到就诊时已经损失的液体量）、继续损失量（治疗过程中继续损失的液体）
补液量	①第1天补液量=生理需要量+1/2累积丧失量 ②第2天补液量=生理需要量+前1天继续丧失量+1/2累积丧失量 ③第3天补液量=生理需要量+前1天继续丧失量
补液液体选择	①生理需要量：氯化钠5～9g/d；氯化钾2～3g/d；葡萄糖100～150g/d以上 ②高渗性脱水：首选饮水或输注5%葡萄糖溶液 ③低渗性脱水：轻者补等渗盐水，中度或重度者需要补充高渗盐水 ④等渗性脱水：等渗盐水和5%葡萄糖液各半交替输入
补液原则	先盐后糖，先晶后胶，先快后慢，见尿补钾。即尿量>40ml/h
补液效果监测	①准确记录第1次排尿时间，若补液合理，3～4小时应排尿，表明血容量恢复 ②若24小时皮肤弹性及眼窝凹陷恢复，说明脱水已纠正 ③若仅是尿量多而脱水未纠正，可能是输入的液体中葡萄糖比例过高 ④若补液后出现眼睑水肿，可能是电解质溶液比例过高，应及时通知医生调整补液

3. 体液过多的纠正　包括限制水的入量和脱水利尿。

高频考点速记

1. 患者，女，45岁。因粘连性肠梗阻3天入院，诉口渴、无力、尿少。检查：呼吸26次/分，脉搏100次/分，血压90/60mmHg。皮肤弹性差，眼窝内陷。测血钾3.5mmol/L，CO_2CP 13.3mmol/L（正常值23～31mmol/L）。该患者水、钠代谢失衡的类型及程度为中度高渗性脱水。

2. 低钾血症最早出现的临床表现是肌无力。

3. 对低钾患者静脉补钾，最重要的参考指标是患者尿量>40ml。

4. 静脉补钾时，在500ml液体中加入10%氯化钾，一般不超过0.3%×500÷10%=15ml。

5. 患儿，8个月，腹泻伴中度脱水，经补液后现已排尿，剩余液体有200ml，需用10%氯化钾溶液静脉补钾，最多给予0.3%×200÷10%=6ml。

6. 严禁用于静脉注射的药物是10%氯化钾。

7. 静脉输液补钾的先决条件是尿量在40ml/h以上。

8. 患者，男，39岁。因阵发性腹痛、呕吐6小时，以"肠梗阻"入院。患者烦躁，面色发绀、皮肤湿冷、脉搏细弱，血压90/70mmHg。患者可能发生代谢性碱中毒。因胃液大量丢失，导致胃酸（HCl）丢失，HCO_3^-相对增高；又因胃液中含K^+量高，故同时导致低钾，故本病例为低钾低氯性碱中毒。

9. 患者，女，45岁。因粘连性肠梗阻3天入院，诉口渴、无力、尿少。检查：呼吸26次/分，脉搏100次/分，血压90/60mmHg。皮肤弹性差，眼窝内陷。测血钾3.5mmol/L，CO_2 CP 13.3mmol/L（正常值23～31mmol/L）。该患者第1天的补液量应包括生理需要量+1/2累计丧失量；若在输液中患者出现呼吸急促、咳粉红色泡沫样痰，提示出现了急性肺水肿，应立即采取的措施是减慢输液速度或停止输液，并置患者于两腿下垂的坐位或半卧位；高流量（6～8L/min）吸氧，乙醇（20%～30%）湿化给氧；给予镇静、利尿、扩血管、强心、平喘等药物。

10. 等渗性脱水病人应首先补充的液体是平衡盐溶液。

11. 重度缺钠病人应首先补充的液体是等渗氯化钠溶液，以迅速扩容，后输胶体溶液；再给予高渗（3%～5%）氯化钠溶液200～300ml，以进一步恢复细胞外液量和血浆渗透压。

第二章　外科营养支持病人的护理

必备考点精编

第一节　肠内营养（EN）

肠内营养（EN）是经口或经导管将营养物送至胃肠内，通过胃肠的消化和吸收来补充营养。

<table>
<tr><td>配制及保存保证无菌</td><td colspan="2">无菌环境下配制，放置于4℃以下的冰箱内暂时存储，24小时内用完</td></tr>
<tr><td>保护皮肤黏膜</td><td colspan="2">鼻、咽黏膜每日涂拭油膏，保持造瘘口周围皮肤清洁、干燥</td></tr>
<tr><td>预防误吸</td><td colspan="2">输注过程中保持鼻胃管的位置，不可上移，对胃排空迟缓、由鼻胃管或胃造瘘输注营养液的患者取半卧位，防止反流而误吸；每4小时抽吸1次胃内残余量，若超过100～150ml，应减慢或暂停输注。一旦出现呛咳，咳出营养液样物质，发憋或呼吸急促，即可确定为误吸，鼓励患者咳嗽，吸出，必要时经气管镜清除吸入物</td></tr>
<tr><td rowspan="4">防止并发症</td><td>置管并发症</td><td>鼻咽及食管黏膜损伤、管道堵塞</td></tr>
<tr><td>胃肠道并发症</td><td>恶心、呕吐、腹痛、腹胀、腹泻、便秘</td></tr>
<tr><td>感染性并发症</td><td>吸入性肺炎</td></tr>
<tr><td>代谢性并发症</td><td>高血糖、低血糖及电解质紊乱</td></tr>
<tr><td>肠内营养的给予方法</td><td>供给途径</td><td>①经口
②经鼻胃管：短期肠内营养、胃肠功能良好的病人
③胃造瘘：经手术行胃造瘘或经皮内镜置管，适用于较长时间肠内营养的病人
④经鼻肠管或空肠造瘘：适用于胃功能不良，误吸危险较大和长期胃肠减压的病人，空肠造瘘可在行腹腔手术时同时进行，或经皮内镜空肠造瘘</td></tr>
</table>

续表

营养液的使用	①输注方式：胃内分次输注，每次100～300ml，每次10～20分钟，连续输注适用于胃肠功能较差或肠内置管的病人 ②输注浓度：低浓度开始，一般由12%开始逐渐增至25%，能量从2.09kJ/ml起递增至4.18kJ/ml ③输注速度：从20ml/h开始，逐渐增加到100ml/h，1日总液体量约2000ml ④输注液量：从少量开始，初起量为250～500ml/d，1周内逐渐达到全量，1日总液体量约2000ml ⑤输注温度：控制在38℃左右；温度过高易烫伤，过低引起腹痛、腹泻

第二节　肠外营养（PN）

肠外营养（PN）是指经静脉途径供给营养。如病人禁食，全部营养都通过静脉供给，称为全胃肠外营养（TPN）。

输注方法	全营养混合液（TNA）	又称全合一（AIO），合理的热氮比和多种营养素同时进入体内，增加了节氮效果；减少了代谢性并发症的发生；不必多次更换，简化过程、减少感染机会
	单瓶输注	由于各营养素非同时输注，易造成营养素的浪费，引起并发症及操作烦琐
	输注途径	①周围静脉：操作简单、相对安全，但营养液的浓度、速度受限，时间一般不能超过2周 ②中心静脉：可以较长时间使用，但并发症较多、严重
	并发症	气胸、血胸、空气栓塞、导管移位及渗漏、血栓性静脉炎、穿刺部位感染、导管败血症、肠源性感染、非酮性高渗高血糖昏迷、低血糖、高血脂、肝胆系统损害
护理	保存及配制	无菌环境下配制，放置于4℃以下的冰箱内暂存，并于24小时内用完
	营养液的使用	营养液中严禁添加其他治疗用药
		①葡萄糖输注速度应控制在5mg/（kg·min）以下 ②输注20%的脂肪乳剂250ml约需4～5小时
	导管护理	穿刺插管部位每日消毒、更换敷料，如有感染应通知医生并拔管，同时管端细菌培养；避免导管扭曲挤压，输注结束时用肝素稀释液封管，防止血栓形成

高频考点速记

1. 在营养支持疗法中，关于要素饮食的操作要点：配制要素饮食时，应严格遵守无菌操作原则，配制用物均需灭菌后方可使用。保持肠内营养的鼻饲及造瘘导管通畅，注意操作前、后应用温开水或生理盐水冲洗管腔，防止食物滞留在管腔而腐败变质或引发堵塞。保持营养液温度，输入体内的饮食营养温度应保持在与体温一致的38℃左右，过凉易引起胃肠道并发症。鼻、咽黏膜持续受压易出现溃疡，需每日涂拭油膏，保持口腔、鼻腔润滑与卫生，对造瘘口周围皮肤保持清洁、干燥。根据需要及时调整要素饮食的输入量，需要详细记录24小时出入量。

2. 患者，女，40岁。因短肠综合征而长期中心静脉输注营养液，应保证营养液及输注器具清洁无菌，故营养液要在无菌环境下配制，放置于4℃以下的冰箱内暂存，输注前0.5～1小时取出置室温下复温后再输，并于24小时内用完。

3. 关于肠外营养的护理措施，肠外营养液需控制输注速度：葡萄糖输注速度应控制在5mg/（kg·min）以下；输注20%脂肪乳剂250ml需4～5小时；营养液中严禁添加治疗药物。

第三章　外科休克病人的护理

必备考点精编

第一节　概　述

休克的临床表现

分期	程度	神志	口渴	皮肤黏膜	脉搏	血压	体表血管	尿量	估计失血量
代偿期	轻度	神志清醒，有痛苦表情，精神紧张	明显	开始苍白；温度正常或发凉	<100次/分，尚有力	收缩压正常或稍升高，舒张压增高，脉压缩小	正常	正常	<20%(<800ml)
抑制期	中度	神志尚清楚，表情淡漠	很明显	苍白；发冷	100～120次/分	收缩压90～70mmHg，脉压小	表浅静脉塌陷，毛细血管充盈迟缓	尿少	20%～40%（800～1600ml）
	重度	意识模糊，神志不清，昏迷	非常明显，可能没主诉	显著苍白，肢端青紫；湿冷(肢端更明显)	速而细弱，或摸不清	收缩压<70mmHg或测不到	毛细血管充盈更迟缓，表浅静脉塌陷	尿少或无尿	>40%(>1600ml)

第二节　休克病人的护理

1. 低血容量性休克的临床表现

低血压和心率加快	中心静脉（CVP）降低、回心血量减少、心排血量（CO）下降所致
组织器官功能不全	微循环障碍所致

2. 感染性休克的临床表现

项目	低动力型（低排高阻型）	高动力型（高排低阻型）
又称	冷休克	暖休克
特点	多见	少见，常出现于G^+菌感染引起的休克早期，后期亦可转变为冷休克
表现	体温降低，躁动不安、淡漠或嗜睡；面色苍白、发绀、花斑样；皮肤湿冷；脉搏细速，血压降低，脉压减小（＜30mmHg）；尿量骤减（＜25ml/h）	神志清醒；疲乏；面色潮红、手足温暖；血压下降、脉率慢、搏动清楚

3. 护理措施

措施	要点
补充血容量	输液时先快后慢，先晶后胶
建立静脉通路	迅速建立1～2条静脉输液通道。必要时进行中心静脉插管，可同时检测CVP

续表

措施	要点
改善组织灌注	①休克体位：中凹卧位：病人头和躯干抬高20°～30°，下肢抬高15°～20°，可防止膈肌及腹腔脏器上移而影响心肺功能 ②抗休克裤：充气后在腹部与腿部加压，使血液回流入心脏，改善组织灌注，同时可以控制腹部和下肢缺血。休克纠正后，由腹部开始慢慢放气，每15秒测量血压1次，若血压下降超过5mmHg，应停止放气，并重新注气 ③血管活性药：扩血管药：监测血压的变化及时调整输液速度，预防血压骤降引起不良后果。使用时从低浓度、慢速度开始，每5～10分钟测1次血压，血压平稳后每15~30分钟测1次 ④血管收缩药：严防外渗。若注射部位出现红肿、疼痛，应立即更换滴注部位，患处用0.25%普鲁卡因封闭，以免发生皮下组织坏死
增强心肌功能	遵医嘱用药，静脉注射毛花苷丙，快速达到洋地黄化。(0.8mg/d)用药过程中，注意观察心律变化及药物的不良反应
保持呼吸道通畅	吸氧，严重呼吸困难者，可行气管插管或气管切开，尽早使用呼吸机
预防感染	严格执行无菌技术操作规程，遵医嘱全身应用有效抗生素
调节体温	①保暖：一般室内温度以20℃左右为宜。切忌应用热水袋、电热毯等进行体表加温，以免皮肤血管扩张，心、肺、脑、肾等重要脏器血流进一步减少或增加局部组织耗氧量，加重缺氧 ②降温：感染性休克高热时，应予物理、药物降温
预防意外	对烦躁或神志不清的病人应加床旁护栏，以防坠床；必要时，四肢以约束带固定于床旁
病情观察	休克时反映器官血流灌注最重要的指标是尿量。尿量＞40ml/h提示休克好转；尿量＜25ml/h，比重增加，提示灌注不足

高频考点速记

1．休克时反映器官血流灌注最重要的指标是尿量。

2．休克病人的主要护理措施：①补充血容量，恢复有效循环血量：专人护理；迅速建立1～2条静脉输液通道，合理补液；记录出入液量；严密观察病情变化。②改善组织灌注：将病人取头部和躯干抬高20°～30°、下肢抬高15°～20°的中凹卧位；使用抗休克裤；应用血管活性药物。③增强心肌功能：给予正性肌力药物。④保持呼吸道通畅和有效心肌供氧：遵医嘱给予鼻导管吸氧；严重呼吸困难者，可行气管插管或气管切开，并尽早使用呼吸机辅助通气。⑤预防感染：严格执行无菌技术操作规程，遵医嘱全身合理应用有效抗生素。⑥调节体温：密切监测体温变化；休克时体温降低，应予以保暖（如采取加盖衣被等措施）。但切忌应用热水袋、电热毯等进行体表加温，以防止皮肤血管扩张，使心、肺、脑、肾等重要脏器的血流灌注进一步减少；此外加热可增加局部组织耗氧量，加重机体缺氧，不利于休克的纠正。感染性休克导致高热时，应予物理降温，必要时采用退热药物降温。

第四章　多器官功能障碍综合征

必备考点精编

第一节　概　述

多器官功能障碍综合征（MODS）是指急性疾病过程中，同时或序贯继发两个或两个以上的重要器官、系统的功能障碍或衰竭。

类型	①一期速发型：原发急症发病24小时后，有两个或更多的器官系统同时发生功能障碍 ②二期迟发型：一个重要系统或器官的功能障碍，经过一段近似稳定期，继而发生多器官系统功能障碍
预防	整体治疗，防治感染，尽早治疗最先出现的器官衰竭，有效监测

第二节　急性呼吸窘迫综合征（ARDS）

1. 临床表现　ARDS经一般性给氧治疗病情常不能缓解。

分期	呼吸困难及缺氧情况	血气分析	体格检查及X线检查
初期	有	PaO_2下降	无显著变化
进展期	加重、出现发绀	呼吸性及代谢性酸中毒	双肺可闻及中小水泡音、管状呼吸音；X线胸部摄片可见网状阴影，继之呈斑点状或呈片状阴影；高热
末期	严重	严重酸中毒；$PaO_2 \leq$ 25mmHg，$PaCO_2 \geq$ 55mmHg	临终状态：心律失常，甚至心跳、呼吸停止

2. 护理要点

氧疗	高浓度（＞50%）、高流量面罩给氧
机械通气	选用呼气末正压通气（PEEP），PEEP应从3～5cm H_2O开始逐步增加，以5～15cm H_2O为宜
保持呼吸道通畅	每2小时变动1次体位，拍背，指导病人咳嗽、深呼吸；必要时吸痰，指征为频繁的咳嗽，肺部听诊有痰鸣音，呼吸机高气压报警
预防感染	气管插管应每日更换位置，气管切开处每日严格换药1次
其他	营养支持；控制液体输入速度，并避免高浓度氧气长期吸入；不宜输大量库存血，可能诱发DIC

第三节　急性肾衰竭（ARF）

1. 临床表现

分期	临床表现	
少尿期或无尿期	尿量减少	少尿：尿量＜400ml/d，无尿：尿量＜100ml/d
	高钾血症	是最主要和最危险的并发症，是引起病人死亡最常见的原因
	水中毒（早期死亡最常见原因）	①肺水肿：呼吸困难，肺内大量水泡音甚至有大量血沫状痰液 ②脑水肿：颅内压增高、头痛、呕吐、昏迷甚至脑疝
	代谢紊乱	代谢性酸中毒、高血镁、低血钙、高血磷、低血钠
	出血倾向	血小板质量下降、凝血因子减少、毛细血管脆性增加，常有皮下、口腔黏膜、牙龈及胃肠道出血
	尿毒症	代谢产物在体内堆积，血中尿素氮、肌酐上升，可表现为头痛、呕吐、意识障碍及昏迷抽搐症状

续表

分期	临床表现
多尿期	是肾功能开始恢复的标志，氮质血症仍持续存在。每日尿量超过400ml则进入多尿期，最多可达3000ml，有时高达5000～7000ml。还可有脱水及低钾血症、低钠血症、体重减轻、营养失调、抵抗力低下，容易继发感染
恢复期	尿素氮稳定后即进入恢复期，各项化验指标平稳

2. 护理要点

期别	护理要点
少尿期或无尿期	严格限制入量，准确记录每小时尿量及尿比重，监测肾功能、血清电解质，控制饮食，遵医嘱合理使用抗生素，做好呼吸道及尿管护理；透析液在输入腹腔之前要加热至37℃，以免引起患者腹痛、腹胀。检测凝血时间，调整肝素用量，避免出现凝血障碍
多尿期	补充生理需要量，初期补液是补充排出水分的1/2或1/3，监测血钾、血钠的浓度，防止因大量利尿造成电解质失衡，营养支持，预防感染
恢复期	高蛋白饮食，提醒病人防止疲劳、定期复查

第四节　弥散性血管内凝血（DIC）

1. 临床表现　全身皮肤黏膜和内脏出血，受累器官发生栓塞与梗死。

2. 护理要点　DIC的预防最为关键，应消除DIC的各种诱发因素，及早采用预防性抗凝治疗，定期监测凝血时间，纠正血液的高凝状态，尽早确诊治疗。

高频考点速记

1．患者，女，40岁。突发重大交通事故致严重外伤，手术后入ICU第3天，患者出现了“三衰”，“三衰”是指心、肺、肾衰竭。

2．某休克病人，在抢救过程中出现呼吸困难、发绀，吸氧无效，PaO_2持续降低。诊断是休克肺，护理措施首先应采取呼气终末正压给氧。

3．急性肾功能衰竭少尿期最危险的并发症是高钾血症，也是引起病人死亡的最常见原因。

4．患者，男，57岁。急性肾功能衰竭少尿期，出现呼吸困难，头痛，软瘫，腹胀，心电图：T波高尖，Q-T期间延长。该患者最可能发生了高钾血症。

第五章　麻醉病人的护理

必备考点精编

第一节　全身麻醉

一、麻醉前护理措施

1. **禁食**　术前8～12小时禁食，4小时禁饮，以防麻醉后食物反流导致窒息。

2. **局麻药过敏试验**　普鲁卡因使用前应做皮肤过敏试验。

3. **术前用药**　术前30～60分钟应用。

二、麻醉后护理措施

（一）一般护理

1. 密切监测生命体征，防止麻醉后并发症的发生。

2. 去枕平卧6～8小时，保持呼吸道通畅，苏醒前病人易发生舌后坠、喉痉挛、呼吸道黏液堵塞、呕吐物窒息。

3. 病人苏醒过程中常出现躁动不安和幻觉，应加以保护，必要时加以约束。

（二）常见并发症的护理

1. 呼吸系统（占70%，最常见）

并发症	常见原因	表现	处理	预防
呼吸暂停	未行气管插管的静脉全身麻醉，使用硫喷妥钠等施行门诊小手术、眼科手术、人工流产及内镜检查	胸腹部无呼吸动作，发绀	立即人工呼吸，必要时气管内插管	采用注射泵缓慢推注
上呼吸道梗阻	气管内插管失败、极度肥胖、静脉麻醉未行气管内插管、胃内容物误吸及喉痉挛	三凹症，吸气困难，无胸廓起伏，短期内可致死	一旦发生则应立即处理：置入口咽或鼻咽通气道或立即人工呼吸	—
急性支气管痉挛	好发于既往有哮喘或对某些麻醉药过敏者	呼吸阻力极大，有哮鸣音。严重者气道压异常增高＞3.92kPa（$40cmH_2O$）	经气管或静脉注入利多卡因、氨茶碱、皮质激素、平喘气雾剂，快速加深麻醉，松弛支气管平滑肌	选用较细的气管导管、避免插管过深，或在插管后经气管导管注入利多卡因，避免使用吗啡、箭毒、阿曲库铵
肺不张	多见于胸腔及上腹部术后病人	持续性低氧血症；听诊肺不张区域呼吸音遥远、减低甚至完全消失，X线检查可见肺影缩小	做深呼吸和用力咳痰。必要时吸痰，并进行冲洗	术前禁烟2～3周，避免支气管插管，术后有效镇痛，鼓励病人咳痰和深呼吸

续表

并发症	常见原因	表现	处理	预防
肺梗死	多见于骨盆、下肢骨折后长期卧床的老年病人	病人于麻醉后翻身时出现血压急剧下降、心搏减慢至停止、颈静脉怒张、发绀	极为困难，应及时开胸心脏按压，并行肺动脉切开取栓	对原有血脂高、血液黏稠度大的老年病人，术前口服阿司匹林（临床上要求术前停用抗凝药物1周左右）。麻醉诱导后翻身时动作轻柔
肺脂肪栓塞	多见于老年长管骨骨折行髓内钉固定或关节置换术的病人	急性左心衰竭、发绀、心搏停止	循环、呼吸支持和纠正低氧血症	麻醉后适当扩容和血液稀释

2. 循环系统

并发症	常见原因	表现	处理	预防
高血压	是全身麻醉中最常见的并发症。与麻醉浅、镇痛药用量不足、未能及时控制手术刺激引起的强烈应激反应有关	血压＞140/90mmHg	加深麻醉，应用降压药和其他心血管药物	—
低血压	麻醉药引起的血管扩张、术中脏器牵拉所致的迷走反射、大血管破裂引起的大失血等	以往血压正常者麻醉中血压＜80/50mmHg、有高血压史者血压下降超过术前血压的30%	快速输注晶体和胶体液，酌情输血；使用升压药	采用联合诱导、复合麻醉，避免大剂量、长时间使用单一麻醉药
室性心律失常	因麻醉药对心脏起搏系统的抑制、麻醉和手术造成的全身缺氧、高或低碳酸血症、心肌缺血而诱发	频发室性期前收缩及室颤	药物治疗、电击除颤	术前纠正严重低钾；术前有室性期前收缩者静注利多卡因

续表

并发症	常见原因	表现	处理	预防
心搏停止	呼吸、循环系统的各项并发症，未及时发现和处理	是全身麻醉最严重的并发症	立即施行心肺复苏	严格遵守操作流程，杜绝意外；严密监测

3. 术后恶心呕吐　是最常见的并发症。多见于上消化道手术、年轻女性、吸入麻醉及术后以吗啡为主要镇痛药物的病人。

第二节　椎管内麻醉

一、蛛网膜下腔阻滞

（一）麻醉前

术前8～12小时禁食，4小时禁饮，普鲁卡因使用前应常规做皮肤过敏试验，检查脊柱有无畸形及穿刺部位有无皮肤感染灶。

（二）麻醉后

1. 体位　吸氧，去枕平卧6～8小时。

2. 常见并发症的护理

并发症	预防措施
低血压	麻醉后患者的部分交感神经被抑制，迷走神经相对亢进，可出现血压下降，应加快输液速度，必要时应用升压药
恶心、呕吐	吸氧、升压、暂停手术
呼吸抑制	谨慎用药，吸氧，维持循环，紧急时行气管插管、人工呼吸
头痛	最常见。脑脊液流失，颅内压下降所致，穿刺后6～12小时、病人术后第1次抬头或起床活动时多见，4天内症状消失，多数不超过1周；轻者卧床，减少活动并对症处理
尿潴留	由于支配膀胱的神经被阻滞、手术后切口疼痛（主要因素，尤其是骨盆及会阴部手术后）、手术直接刺激等所致，一般处理：无效者导尿

二、硬脊膜外阻滞

1. 体位　术后平卧4～6小时，但不必去枕，因硬膜外麻醉时不穿透蛛网膜，不会引起头痛。

2. 常见并发症的护理

	并发症	病因或临床表现	预防及处理
术中并发症	全脊椎麻醉是硬膜外麻醉最危险的并发症	注射后迅速出现呼吸困难、血压下降、意识模糊或消失，甚至呼吸、心跳停止	立即停药，行面罩正压通气，必要时行气管插管维持呼吸；加快输液速度，遵医嘱给予升压药，维持循环功能
	局麻药毒性反应	多因导管误入血管内或局麻药物吸收过快所致	注药前必须回抽，检查硬膜外导管内有无回血
	血压下降	因交感神经被阻滞，阻力血管和容量血管扩张所致	加快输液速度，必要时静脉注射麻黄碱10～15mg，以提升血压
	呼吸抑制	与肋间肌及膈肌运动抑制有关	采用小剂量、低浓度局麻药，减轻运动神经阻滞；严密观察病人的呼吸，常规面罩给氧，做好呼吸急救准备
术后并发症	脊神经根损伤	穿刺针可直接损伤或因导管质硬而损伤脊神经根或脊髓，表现为局部感觉和（或）运动障碍	对症治疗，数周或数月即自愈
	硬膜外血肿	若硬膜外穿刺或置管时损伤血管，可引起出血，血肿压迫脊髓可并发截瘫。病人出现剧烈背痛进行性脊髓压迫症状，伴肌无力、尿潴留、括约肌功能障碍，直至完全截瘫	尽早行硬膜外穿刺抽出血液，必要时切开椎板，消除血肿
	导管拔除困难或折断	—	①切忌使用暴力，可将病人置于原穿刺体位，热敷或在导管周围注射局麻药后再行拔出 ②导管折断、无感染或无神经刺激症状者：可不取出，应密切观察

第三节　局部麻醉

1. 临床表现

系统	特点
中枢神经系统	①早期：精神症状，如眩晕、多语、烦躁不安或嗜睡、动作不协调、眼球震颤 ②中期：恶心、呕吐、头痛、视物模糊、颜面肌肉震颤、抽搐 ③晚期：全身肌肉痉挛、抽搐，严重者昏迷
循环系统	轻度出现面色潮红，血压升高，脉搏增快，脉压变窄，随后出现面色苍白、出冷汗、血压下降，脉搏细弱，心律失常，严重者出现心力衰竭甚至心跳骤停
呼吸系统	胸闷、气短、呼吸困难，惊厥时有发绀，严重时发生窒息和呼吸停止

2. 护理措施

项目	要点
一般护理	门诊病人术后休息片刻，经观察无异常后方可离院
用药护理	遵循最小有效剂量和最低有效浓度的原则
高敏反应	应用小剂量局麻药即发生毒性反应者，应疑为高敏反应，立即停药，积极治疗

第四节　围麻醉期护理

一、麻醉前准备

1．术前禁食8～12小时，禁饮4～6小时，以防止麻醉后呼吸道误吸或呕吐。

2．给予心理支持、全身营养支持。

二、麻醉后苏醒期的护理

手术后病人去处	①意识障碍病人：带气管插管回病房 ②一般病人：意识恢复、拔除导管后送回病房（可在手术室或在麻醉恢复室完成） ③某些危重病人：需直接送入ICU
气管插管的拔管条件	①意识及肌力恢复，根据指令可睁眼、开口、舌外伸、握手等，上肢可抬高10秒以上 ②自主呼吸恢复良好，无呼吸困难表现 ③咽喉反射恢复 ④鼻腔、口腔及气管内无分泌物
麻醉恢复时的工作	①监测生命体征 ②在转运前应补足血容量，轻柔缓慢搬动病人 ③转送过程中确保静脉、动脉、气管中各种管道的妥善固定，防止脱出 ④有呕吐可能者，应将其头侧倾
病人回普通病房的条件	①神经系统：意识恢复；肌力恢复；可根据指令睁眼、开口、握手 ②呼吸系统：已拔除气管内插管；通气量足够；呼吸频率正常；无呼吸道梗阻（如舌后坠、分泌物等）；肺听诊无异常；根据指令可以深呼吸、咳嗽 ③循环系统：血压、心率正常；心电图无心肌缺血、心律失常表现 ④其他：无明显血容量不足的表现；血气分析结果正常；体温在正常范围

第五节 术后镇痛

疼痛本身是人体对手术造成的组织损伤的一种复杂的生理反应，表现为心理和行为方面的一系列反应以及情感的一种不愉快经历。

术后镇痛方法	①肌内注射阿片类镇痛药（吗啡或哌替啶） ②持续镇痛（CA）：以镇痛泵持续输入小剂量镇痛药 ③病人自控镇痛（PCA）：在持续镇痛基础上，允许病人根据自身对疼痛的感受，触发释放一定量的药物

续表

术后镇痛并发症	①呼吸抑制：一旦疑有呼吸抑制，应立即处理 ②内脏运动减弱：尿潴留；消化道排气延迟、胃潴留（甲氧氯普胺治疗）

高频考点速记

1．患者，女，50岁。全麻下行直肠癌根治术，术后尚未清醒，应取去枕仰卧，头偏向一侧卧位。

2．全身麻醉中最严重的并发症是心搏停止。

3．患者，女，54岁。手术前行腰麻，当麻醉穿刺注药后，血压立即下降。其主要原因是交感神经抑制。

4．蛛网膜下腔麻醉，最常见的并发症是术后头痛。

5．患者，男，34岁。腰麻下行阑尾切除术，术后发生尿潴留，其主要原因是麻醉反应。

6．预防局麻药中毒的措施：限量使用麻醉药，限制麻醉药浓度，在局麻药中加入适量的肾上腺素，注射速度宜慢。

第六章　心肺脑复苏

必备考点精编

第一节　心肺复苏

一、基础生命支持（BLS）

1．心肺复苏程序　叫（大声呼唤病人，判断意识有无反应、触摸颈动脉））—叫（叫救护车及帮助）—C（心外按压）—A（开放气道）—B（人工呼吸）。

胸外按压(circulation,C)	病人体位	仰卧在硬板上
	按压部位	胸骨下段
	按压姿势与方法	一手的掌根部放在按压区，掌根与胸骨长轴重叠，将另一手掌根重叠于前一手背上，手指脱离胸壁，双臂应绷直，以上身的体重垂直向下用力按压
	按压深度	胸骨下陷5cm，不超过6cm。每一次按压后要让胸廓充分回弹，但手掌始终不离开按压部位。心脏按压正确的标志是能触摸到大动脉的搏动
	按压频率	成人按压频率在100～120次/分；按压与放松时间之比为1∶1
开放气道(airway,A)舌根后坠和异物阻塞是造成气道阻塞最常见的原因	仰头提颏法	头、颈部损伤者禁用。即一手置于前额，使头部向后仰，另一手的食指与中指置于下颌骨近下颏或下颌角处，抬起下颌，注意不要压迫患者颈前部颌下软组织，以防压迫气道，不要使颈部过度伸展

续表

<table>
<tr><td>开放气道
(airway,A)
舌根后坠和异物阻塞是造成气道阻塞最常见的原因</td><td>托颌法</td><td>颈部有损伤者适用。如有颈部损伤时，不能使头部后仰，以免进一步加重颈椎损伤，在这种情况下，采用托颌法开放气道较安全，具体方法为用双手置于患者头部两侧下颌角，肘部支撑在患者躺的平面上，用力向前上托起下颌，并使头向后仰</td></tr>
<tr><td>人工呼吸
(breathing,B)
气道通畅后应迅速进行人工呼吸</td><td>口对口人工呼吸</td><td>①最简单、有效的方法
②护士一手托其下颌使头后仰，张开下唇，另一手的拇指、示指捏住病人鼻孔，吸一口气，用口唇把病人的口全部罩住，缓慢吹气，首先连续吹气2次，每次持续1秒以上，胸廓有明显起伏才表示有效，潮气量500～600ml</td></tr>
<tr><td rowspan="5">注意事项</td><td colspan="2">人工循环与人工呼吸的比例为30：2，即胸外按压30次，吹气2次</td></tr>
<tr><td colspan="2">心脏按压避免用力过大引起肋骨骨折</td></tr>
<tr><td>儿童心肺复苏</td><td>胸外按压用单手掌根按压两乳头中点，每次下压为胸部前后径的1/3</td></tr>
<tr><td>婴儿心肺复苏</td><td>单人采用双指按压法，双人采用双拇指环抱按压法，位置为两乳头连线中点正下方，胸部前后径的1/3</td></tr>
<tr><td colspan="2">心肺复苏换人操作的时间间隔小于5秒；换人应在完成一轮心肺复苏后，按压吹气间隙进行</td></tr>
</table>

2. 胸外心脏按压有效的标志 ①大动脉恢复搏动。②收缩压在8.0kPa（60mmHg）以上。③瞳孔由散大逐渐回缩。④皮肤转红润。⑤自主呼吸恢复。

年龄段	按压部位	按压深度	按压频率	按压：呼吸比
成人	胸骨中下1/3交界处	5～6cm	100～120（次/分）	30：2
儿童	两乳头连线中点	2～3cm	100～120（次/分）	30：2

续表

年龄段	按压部位	按压深度	按压频率	按压：呼吸比
婴儿	两乳头连线中点正下方	大约1～2cm	100～120（次/分）	单人30：2 双人15：2

二、高级生命支持（ACLS）

以BLS为前提，借助抢救器械、药品、特殊技术来维持更为有效的通气和循环功能。有条件时宜施行气管内插管，必要时可施行气管切开术。

第二节 脑复苏及复苏后处理

一、脑复苏及护理

心跳、呼吸骤停引起脑损伤的基本病理是脑缺氧和脑水肿，防治脑水肿是脑复苏的关键。

降温	①体温每降低1℃可使氧耗率下降5%～6% ②先用药物（丙嗪类、硫喷妥钠或其他巴比妥类）辅助降温，再人工降温（戴冰帽、颈部、腋窝、腹股沟等处置冰袋） ③使体温降至33～35℃，维持12～24小时。肌张力松弛，且以呼吸血压平稳为准，持续至神志恢复 ④复温时先逐步撤除冰袋，后停用辅助降温药
脱水疗法	脱水药：20%甘露醇
糖皮质激素	氢化可的松和地塞米松，可减轻脑水肿和保护脑细胞
改善脑代谢	脑活素、能量合剂
高压氧	2～3个大气压的高压氧有利于脑细胞供氧，促进脑细胞恢复
镇静解痉	①抽搐：地西泮、苯巴比妥或冬眠合剂肌内注射，每6小时应用1次 ②癫痫发作：苯妥英钠静脉滴注

二、复苏后的治疗和护理

1．维持有效循环、呼吸功能。

2．处理原发疾病。

3．预防并发症：感染（肺部感染、泌尿系感染常见）、急性肾衰竭、压疮。

高频考点速记

1．现场抢救猝死患者的首选方法是仰卧压胸人工呼吸。

2．胸外心脏按压的正确部位是胸骨下段。

3．正确的胸外心脏按压，是使胸骨下段下移5～6cm。

4．患儿，男，7岁。在河边玩耍时不慎溺水窒息，对患儿进行心肺复苏技术“CAB”，其中“B”指的是人工呼吸。如果使用人工呼吸器为患儿进行人工呼吸，挤压1次可进入肺内的空气量是500～1000ml。

5．判断口对口人工呼吸有效的指标主要是胸廓起伏。

6．患者，男，27岁。学习游泳时不慎误入深水区，溺水，经抢救出水，当即发现心跳、呼吸停止。抢救首先应采取的处理措施为保持呼吸道通畅，立即清除口、鼻腔内的淤泥、杂草及呕吐物；下一步的处理措施是心肺复苏。

7．心跳呼吸骤停复苏成功后，观察期间应使血压维持略高水平，常规吸氧。

8．患者，男，20岁。车祸受伤，呼之不应，胸廓无起伏，颈动脉无搏动。初期心肺复苏成功后，更重要的是恢复中枢神经功能。

9．体温每下降1℃，可使氧耗率下降5%～6%。

10．患者后期复苏采用了低温治疗，需持续时间是至神志恢复。

第七章　重症病人的监护

必备考点精编

监测血流动力学静脉置管病人的护理

1．预防感染。

2．固定并保持管腔通畅。

3．中心静脉导管：不用于输血、静脉取血。

4．Swan-Ganz气囊漂浮导管测压期间严防因气体进入而引起气栓。

5．拔管后局部加压固定后用敷料覆盖，必要时用沙袋压迫。

第八章　手术前、后病人的护理

必备考点精编

围手术期：病人进入外科病房到手术后痊愈出院这段时期，分为三个阶段：手术前期、手术中期和手术后期。

一、手术前病人的护理

（一）一般准备

排尿、排便训练	在训练床上大小便，以免发生尿潴留、便秘	
呼吸道准备	戒烟和进行深呼吸、有效排痰的锻炼，有吸烟嗜好者，术前2周戒烟	
胃肠道准备	①术前12小时起禁食，4小时起禁水，以防因麻醉或手术引起呕吐而致窒息或吸入性肺炎 ②腹部急诊手术禁止灌肠 ③腹部手术：术前1日晚用肥皂水灌肠或使用开塞露，以防污染手术区，减轻术后腹胀	
心理状况	焦虑、恐惧（最常见），与担忧手术效果、被误诊或误治、惧怕麻醉和手术、担心疼痛及术后并发症等有关	
休息	必要时使用镇静催眠药	
手术区皮肤准备（范围大于约定切口的范围）	颈部手术	唇下至乳头水平线，两侧至斜方肌前缘，保留腋毛
	胸部手术	锁骨上部至脐水平，前至健侧腋前线或超过锁中线，后侧超过正中线，包括患侧腋下。乳房手术还应包括同侧上臂三分之一
	上腹部手术	乳头连线至耻骨联合水平，两侧至腋后线，包括剔除阴毛，清除脐部污垢

续表

手术区皮肤准备（范围大于约定切口的范围）	下腹部手术	剑突至大腿上三分之一的前、内侧及外阴部，两侧至腋后线
	肾区手术	乳头连线至耻骨联合，两侧均超过正中线，清除脐部污垢
	腹股沟部及阴囊手术	脐部水平至大腿上三分之一，两侧至腋后线，包括外阴部并剔除阴毛
	会阴部及肛门手术	髂前上棘连线至大腿上三分之一，包括会阴部及臀部
	四肢手术	以切口为中心上下各超过20cm，一般为整个肢体
其他	①术晨测生命体征，体温、血压升高或月经来潮时，延期手术 ②排尽尿液，必要时留置导尿，使膀胱处于空虚状态，以免术中误伤 ③实施大、中手术者，术前做好血型鉴定和交叉配血实验 ④准备手术需要物品，并随病人一同带入手术室	

（二）特殊准备

类型	特殊准备
营养不良	血清白蛋白30～35g/L：补充富含蛋白质饮食
	血清白蛋白＜30g/L：需静脉输注血浆、人血白蛋白制剂
呼吸道准备	戒烟和进行深呼吸、有效排痰的锻炼，有吸烟嗜好者，术前2周戒烟
脑血管病	近期有脑卒中病史者，择期手术至少应推迟2周，最好6周
心血管病	①血压在160/100mmHg以下者，不必做特殊准备 ②血压过高：降压，使血压稳定在一定水平，但并不要求将血压降至完全正常后才手术 ③急性心肌梗死病史者6个月内不行择期手术，6个月以上且无心绞痛发作者，在严密监测下可施行手术；心力衰竭者应在控制病情3～4周后再进行手术
糖尿病	口服降糖药治疗者，应继续服用至术前晚；禁食病人静脉输注葡萄糖加胰岛素，将血糖控制于5.6～11.2mmol/L

续表

类型	特殊准备
妊娠	①妊娠病人患外科疾病需手术治疗时，须将外科疾病对母体及胎儿的影响放在首位 ②禁食，从静脉补充营养（氨基酸和糖类） ③药物尽量选择对孕妇胎儿安全性较高，如止痛药以哌替啶代替吗啡，但应该控制剂量，且分娩前2～4小时内不用
使用影响凝血功能的药物	①监测凝血功能 ②对于长期服用阿司匹林或非甾体类药物（如布洛芬）的病人，术前7日停药 ③术前使用华法林抗凝的病人，只要国际标准化水平维持在接近正常的水平，小手术可安全施行；大手术前4～7日停用华法林，但是对血栓栓塞的高危病人在此期间应继续使用肝素 ④择期大手术病人：术前12小时内不使用大剂量低分子肝素，4小时内不使用大剂量普通肝素；心脏外科病人手术24小时内不用低分子肝素 ⑤在抗凝治疗期间需急诊手术的病人，需停止抗凝治疗。用肝素抗凝者，可用鱼精蛋白拮抗；用华法林抗凝者，可用维生素K和（或）血浆或凝血因子制剂拮抗

二、手术后病人的护理

（一）体位

病人状况		体位安置
全麻尚未清醒		去枕平卧，头偏向一侧，避免口腔分泌物或呕吐物误吸入气道，清醒后血压平稳者可取半卧位
蛛网膜下腔阻滞麻醉		去枕平卧6～8小时，以防因脑脊液外渗而出现头痛
硬脊膜外阻滞麻醉		平卧4～6小时，防止血压波动
清醒后	颅脑手术	15°～30° 头高脚低斜坡卧位
	颈、胸部手术	高半坐卧位，便于呼吸和有效引流
	腹部手术	低半坐卧位或斜坡卧位；腹腔内有感染者，应尽早改为半坐位或头高脚低位，以便有效引流
	脊柱或臀部手术	俯卧或仰卧位

（二）引流管护理

妥善固定引流管；保持引流管通畅，注意有无阻塞、扭曲、折叠和脱落。

1. 乳胶引流片　术后1～2天拔除。

2. 橡皮引流管　1周内拔除。

3. 胃肠减压管　胃肠道功能恢复、肛门排气后拔除，通常在术后48～72小时。

（三）饮食

1. 蛛网膜下腔阻滞和硬脊膜外腔阻滞者，术后3～6小时即可进食。

2. 胃肠道手术：肠蠕动恢复、肛门排气后进水、少量流食，逐步过渡到半流食、普食。

（四）活动

1. 早期床上活动，并尽早离床活动。

2. 有休克、心衰、严重感染、出血、极度衰弱或实施特殊的制动措施的病人则不宜早期活动。

（五）静脉补液

1. 原因　手术中的不显性液体丢失，手术创伤及术后禁食。

2. 补液　术后病人多需接受静脉输液直至恢复进食。术后补液的量、成分和输注速度，取决于手术的大小、器官功能状态和疾病严重程度。必要时遵医嘱输血浆、红细胞等，以维持有效循环血量。

（六）常见不适的护理

不适类型	护理措施
恶心、呕吐	主要是麻醉作用所致，协助患者头偏向一侧，防止发生吸入性肺炎和窒息
腹胀	鼓励病人早期下床活动，不宜进食含糖高的食物和奶制品
呃逆	压迫眶上缘、抽吸胃内积气和积液、短时间内吸入二氧化碳；出现顽固性呃逆考虑膈下感染

续表

不适类型	护理措施
尿潴留	改变姿势、听水流声、下腹部热敷、轻柔按摩、药物镇痛等，均无效时导尿

（七）手术后并发症的预防及护理

手术后并发症	发生原因及临床表现	预防及护理措施
发热	①外科手术：不超过38℃ ②感染：术后3～6日仍持续发热	查找病因，加以分析
术后出血	术中止血不完善，凝血障碍等	再次手术止血
切口感染	①常发生于术后3～4天 ②切口有红、肿、热、痛或波动感等典型体征，伴有或不伴有体温升高、白细胞计数增高	①勤换敷料、局部理疗、抗生素 ②已形成脓肿者拆除部分缝线或放置引流管引流脓液
切口裂开	常见原因包括营养不良、缝合不当、切口感染或腹内压增高，如剧烈咳嗽、呕吐或严重腹胀	①裂开后立即用无菌生理盐水纱布覆盖切口，并用腹带包扎，重新缝合 ②手术前后加强营养支持；手术时用减张缝线，术后延缓拆线时间；应在良好麻醉、腹壁松弛条件下缝合切口，避免强行缝合造成腹膜等组织撕裂
肺不张	常发生在胸腹部大手术后，多见于老年人，术后早期发热、呼吸和心率加快。患侧胸部叩诊呈浊音或实音，听诊有局限性湿啰音，呼吸音减弱、消失或为管样呼吸音，常位于后肺底部。血气分析示PaO_2下降和$PaCO_2$升高。胸部X线检查见典型肺不张征象	①术前：锻炼深呼吸，戒烟、治疗原有的支气管炎或慢性肺部感染 ②全麻手术拔管前：吸净支气管内分泌物；术后取平卧位，头偏向一侧，防止呕吐物和口腔分泌物的误吸；胸、腹带包扎松紧适宜，避免限制呼吸的固定或绑扎。协助病人翻身、拍背、体位排痰、自行咳嗽排痰；全身或局部抗生素治疗

续表

手术后并发症	发生原因及临床表现	预防及护理措施
尿路感染	尿频、尿急、尿痛、排尿困难，一般无全身症状；肾盂肾炎以女性病人多见，主要表现为发冷、发热、肾区疼痛	给予抗生素、维持充分的尿量和保持排尿通畅
深静脉血栓形成	常发生于术后长期卧床、活动减少的老年人或肥胖者，以下肢深静脉血栓形成为多见。患者多有小腿或腹股沟区疼痛和压痛，体检示患肢凹陷性水肿，腓肠肌挤压试验或足背屈曲试验阳性	预防：①早期离床活动；②下肢用弹力绷带或穿弹力袜；③避免久坐；④应用抗凝药 处理：①抬高患肢、制动；②禁忌经患肢静脉输液；③严禁按摩患肢，以防血栓脱落；④溶栓和抗凝治疗。加强出、凝血时间和凝血酶原时间的检测
消化道并发症	急性胃扩张、肠梗阻	一般肠道功能的恢复在术后12～24小时开始，此时可闻及肠鸣音，术后48～72小时整个肠道蠕动可恢复正常，肛门排气排便

高频考点速记

1．消化道手术患者，术前饮食要求为流质饮食3天。

2．上腹部手术备皮范围的界线是乳头连线至耻骨联合水平，两侧至腋后线，包括剔除阴毛，清除脐部污垢。

3．患者，男，40岁。完善肾移植术前各项检查，护士为其行皮肤准备，备皮范围为上起肋弓，下至大腿上1/3，两侧至腋后线，术前淋浴或手术日前一晚用消毒液擦身。

4．全麻未清醒患者多采用的体位是平卧、头转向一侧。

5．腹部手术后采用的体位是低半坐卧位。

6．腹膜炎术后胃管拔除、开始进食的指征是肠鸣音恢复，肛门排气。

7. 患者，女，30岁。卵巢囊肿剥除术后8小时，肛门未排气，该患者目前可进食的是米汤。

8. 术后易引起尿潴留的手术是肛门会阴手术。

9. 术后切口裂开常见原因包括：营养不良、缝合不当、切口感染或腹内压增高，如剧烈咳嗽、呕吐或严重腹胀等。腹泻与切口裂开无关，而便秘造成的腹内压高可能与切口裂开有关。

第九章　手术室护理工作

必备考点精编

第一节　手术物品准备和无菌处理

物品类别	准备要求
布类用品	①手术衣穿上后应能遮至膝下、前襟至腰部，应双层以防止手术时血水浸透；折叠时衣面向里，领子在最外侧，取用时不致污染无菌面 ②HBsAg阳性或恶性肿瘤病人手术用过的布类，先放入专用污物池，用消毒剂浸泡30分钟后再洗涤 ③所有布类用品经高压蒸汽灭菌后方可供手术室使用
敷料类物品	碘仿纱条严禁高压蒸气灭菌，因碘仿加热后升华而失效。应按无菌操作技术制成后保存于消毒、密闭容器内。感染性手术，尤其是特异性感染手术用过的敷料要用大塑料袋集中包起并在袋外注明
器械类物品	锐利手术器械、不耐热手术用品、导管、内镜类、吻合器类和其他精密仪器等特殊器械：采用化学灭菌法，如采用2%戊二醛浸泡10小时。用无菌水冲洗后方可使用
缝线	①不可吸收缝线：最常用。用黑色丝线。使用前先浸湿，以增加张力便于缝合 ②可吸收缝线：普通肠线6～12日可被吸收，铬制肠线经10～20日被吸收
引流物	常用乳胶片引流条、纱布引流条、烟卷引流条、管状引流管等

第二节　手术人员的准备

1. 手臂的洗刷与消毒

名称	洗刷与消毒方法
肥皂水刷手法	①将双手及前臂用肥皂和清水洗净 ②用消毒肥皂液刷洗双手及手臂，从指尖到肘上10cm。刷完一遍，指尖朝上肘向下，用清水冲洗手臂上的肥皂水。然后，另换一消毒毛刷，同法进行第二、三遍刷洗，共约10分钟 ③每侧用一块无菌毛巾从指尖至肘部擦干，擦过肘部的毛巾不可再擦手部，以免污染 ④将双手及前臂浸泡在75%乙醇桶内5分钟，浸泡范围至肘上6cm处 ⑤浸泡消毒后，保持拱手姿势待干，双手不得下垂
碘伏洗手法	①按肥皂水刷手法刷洗双手、前臂至肘上10cm，约3分钟。清水冲净，用无菌毛巾擦干 ②用浸透0.5%碘伏的纱布，从一侧手指尖向上涂擦直至肘上6cm处，同法涂擦另一侧手臂。换纱布再擦一遍。保持拱手姿势，自然待干
灭菌王刷手法	①用肥皂水洗净双手、前臂至肘上10cm，用清水彻底冲净 ②用蘸灭菌王3～5ml的消毒毛刷刷手、前臂至肘上10cm，3分钟，流水冲净，用无菌毛巾擦干 ③用吸足灭菌王的纱布涂擦，从手指尖到肘上6cm处，自然待干
外科刷手	先常规洗手，从指间到肘上10cm；消毒液浸泡或涂抹时涂至肘上6cm；手消毒后保持拱手姿势，自然干燥

2. 穿脱无菌手术衣法

名称	操作步骤
穿无菌手术衣	在较宽敞处，两手提住衣领两角，衣袖向前，将衣展开，内侧面面对自己。将衣向上轻轻抛起后双手顺势插入袖中，两臂前伸，不可高举过肩，不可向左右伸开，也不可低于腰以下，以免污染。由巡回护士在穿衣者背后协助提拉衣内侧，并系住衣领后带和腰带
脱手术衣	先由巡回护士解开腰带及领口系带，再脱下手术衣，最后脱去手套

3．戴无菌手套法

名称	操作步骤
戴无菌手套	先穿手术衣，后戴手套。取手套时一手掀开袋口外层，另一手持手套反折部分（手套内面）；未戴手套的手掀开另一袋口外层，再将戴好手套的手指插入另一只手套的反折面（手套外面），取出手套戴好。手套戴好后，即可进行操作，未操作时双手放置胸前，不可接触工作服
脱手套	一手捏住另一手套的外口，将其翻转脱下。脱下手套的手，伸入另一手套的内口，将其翻转脱下。将手套放入医用垃圾袋内处理

第三节　病人的准备

1．一般准备　手术室护士按手术安排表仔细核实病人，确保手术部位准确无误，点收所带物品和药品。加强对手术病人的心理护理，减轻其焦虑、恐惧。

2．手术体位　由巡回护士根据病人的手术部位安置。常用的手术体位：仰卧位、侧卧位、俯卧位、膀胱截石位、半坐卧位。体位要求如下。

（1）充分暴露手术区域，同时减少不必要的裸露。

（2）肢体及关节托垫须稳妥，不能悬空。

（3）妥善固定，防止各部位肌肉扭伤或压疮，避免血管、神经受压。

（4）保证呼吸和血液循环通畅。

3．手术区皮肤消毒　包括手术切口周围至少15cm以内的皮肤，用浸透0.5%碘伏的纱球或棉球涂擦一遍，换消毒钳再消毒2次。婴儿、面部皮肤、口腔、会阴部可选用1：1000苯扎溴铵溶液；供皮区可用70%乙醇消毒2～3次。原则是自清洁处逐渐向污染处涂擦。

4．手术区铺单法　由第一助手和器械护士铺盖无菌手术布单。原则是除手术野外，至少要有四层无菌布单遮盖。

第四节 手术配合

手术室护士的工作

配合护士	定义	工作任务	注意
器械护士（洗手护士）	直接配合、参与手术的护士，配合手术医师完成手术的全过程	铺盖无菌手术布单，直接传递器械，其工作范围只限于无菌区内	术前和术中关体腔前和缝合切口前，器械护士与巡回护士共同准确清点各种器械、敷料、缝针等的数目，核实后登记。术毕再自行清点一次，以防遗留在手术区内
巡回护士	间接配合的护士	工作范围在无菌区以外，协助手术人员穿手术衣，检查手术间内药物、物品，安置病人体位等	

第五节 手术中的无菌原则

无菌操作应贯穿手术的全过程，严格执行无菌操作原则，预防切口感染，保证病人安全。

一、无菌台的准备

1．巡回护士将手术包、敷料包放于桌上→用手打开包布的外面，由里向外展开（第1层）→无菌持物钳打开第2层包布，先对侧后近侧。

2．器械护士刷手后，可用手打开第3层包布。然后器械护士穿好无菌手术衣和戴好无菌手套后，将器械按使用先后分类、顺序排放整齐。

3．铺在台面上的无菌巾共6层，无菌单应下垂至少30cm。

二、手术中的无菌原则

1．严格明确区分有菌、无菌的概念 手术人员穿无菌手术衣及戴好无菌手套后，背部、腰部以下和肩部以上应视为有菌区，不能再用手触摸。双手应肘部内收，靠近身体。无菌桌仅桌缘平面以上属无菌，手术台边缘及以下的布单不得触碰，超过手术台边缘以下的物品一概不可再拾回。

2. 保持无菌物品的无菌状态　若无菌包破损、潮湿、可疑污染时均应视为有菌。手术中前臂或肘部若受污染应立即更换手术衣或加套无菌袖套。若手套破损或接触到有菌物品，应立即更换无菌手套。无菌区的布单若被水或血湿透，应加盖干的无菌巾或更换新的无菌单。

3. 保护皮肤　切开皮肤前，一般先用无菌聚乙烯薄膜覆盖，再切开皮肤。切开皮肤和皮下脂肪层后，切口边缘应以无菌大纱布垫或手术巾遮盖并固定，仅显露手术切口。凡与皮肤接触的刀片和器械不再应用，延长切口或缝合前需用75%乙醇消毒皮肤1次。

4. 正确传递物品和调换位置　器械护士从器械升降台侧正面方向传递物品。同侧手术人员如需调换位置时，应先退后一步，转过身背对背地转至另一位置，避免触及对方背部不洁区。

5. 污染手术　胃肠道、呼吸道、宫颈等污染手术时，先用纱布垫保护周围组织，再切开空腔脏器，并随时吸除外流物。

高频考点速记

1. 手术人员穿好手术衣，戴好无菌手套后，双手应放在胸前。

2. 器械护士和巡回护士的共同责任是清点器械、敷料。

3. 器械必须洗净擦干后浸泡，必须与药液充分接触，对金属有腐蚀作用的药液，不可用来浸泡器械，浸泡后的器械，使用前用用无菌生理药水冲洗。器械处理使用化学消毒剂时，应严格掌握消毒剂的有效浓度，消毒剂应定期更换，易挥发的要加盖，并定期监测，调整浓度。

第十章　外科感染病人的护理

必备考点精编

第一节　概　述

外科感染的表现

非特异性感染	①局部表现：红、肿、热、痛、功能障碍 ②全身症状：较轻者可无症状，较重者出现发热、头痛、腰背痛、精神不振、焦虑不安、乏力、食欲不振、出汗、心悸。严重者代谢紊乱、营养不良、贫血，甚至并发感染性休克 ③肺、肝、肾、脑、心等器官功能障碍
特异性感染	因致病菌不同而出现各自特殊的特异性表现

第二节　浅部软组织的化脓性感染

1．疖和痈的临床表现及护理要点

疾病	疖	痈
临床表现	①单个脓肿 ②全身症状轻	①多个脓头、火山口状 ②全身症状重
护理要点	面部危险三角：严禁挤压，以免引起颅内化脓性海绵状静脉窦炎	危险三角区、颈项部

2．急性蜂窝织炎的临床表现

（1）红（暗红、中央边界不清）、肿、痛。

（2）口底、颌下、颈部等处的急性蜂窝织炎，可因喉头水肿而压迫气管而导致呼吸困难甚至窒息。

3．丹毒的临床表现　好发于下肢和面部；起病急，进展快，先有全身症状，高热可达39～40℃，继之局部出现片状红疹（鲜红、中央淡、边缘清楚）；淋巴结肿大、疼痛；可导致全身脓毒血症；反复发作可使淋巴管受阻而发生橡皮肿。

4．急性淋巴管炎和淋巴结炎的临床表现

全身表现	畏寒、发热、头痛、乏力和食欲不振		
局部表现	急性淋巴管炎	网状淋巴管炎	丹毒
		管状淋巴管炎	①浅层：有“红线”，硬而有压痛 ②深层：无“红线”，但患肢肿胀、压痛
	急性淋巴结炎	轻症	仅有局部淋巴结肿大、压痛
		重症	局部出现红、肿、热、痛，并伴有全身症状

第三节　手部急性化脓性感染

1．甲沟炎和脓性指头炎

疾病	甲沟炎	脓性指头炎
临床表现	红、肿、热、痛，可蔓延形成脓肿	初期指尖有针刺样疼痛，后期指头肿胀、发红、疼痛剧烈，为搏动样跳痛，伴全身症状，若感染进一步加重，指头疼痛反而减轻
护理	患肢制动并抬高；遵医嘱准确应用抗生素；观察体温、脉搏变化，注意疼痛、红肿症状的进展，警惕骨髓炎	①初期用热盐水浸泡，也可用药物外敷 ②患手和前臂平置，避免下垂而加重疼痛，出现指头跳痛、明显肿胀，应及时切开引流 ③根据需要应用抗生素

2. 急性化脓性腱鞘炎、化脓性滑囊炎和手掌深部间隙感染

项目	特点	
急性化脓性腱鞘炎	患指疼痛、肿胀，以中、近指节为明显。皮肤紧张，指间关节仅能轻微弯曲，勉强伸直或触及肌腱处可加剧疼痛	
急性化脓性滑囊炎	桡侧滑囊炎	伴拇指腱鞘炎，拇指肿胀微屈、大鱼际有压痛
	尺侧滑囊炎	伴小指腱鞘炎，小指肿胀、小鱼际处有压痛
手掌深部间隙感染	掌中间隙感染	手掌心正常凹陷消失隆起，皮肤紧张、发白、压痛明显
	鱼际间隙感染	掌心凹陷仍存在，大鱼际和拇指与示指间指蹼明显肿胀、疼痛和压痛

第四节　全身性感染

临床表现

疾病	共有症状	特点
菌血症	高热（可高达40～41℃）；血白细胞计数在（20～30）$\times 10^9$/L以上；头痛、头晕、食欲不振、恶心、呕吐；心率加快、脉搏细速；肝脾肿大等器官障碍	出现40～41℃的高热，每日波动在0.5～1.0℃上下，呈稽留热（致病菌持续存在和不断繁殖），眼结膜、黏膜、皮肤常出现瘀血点，血细菌培养阳性；一般不出现转移性脓肿
脓毒血症		弛张热（细菌栓子间歇地进入血液循环），发生转移性脓肿

第五节　特异性感染

一、破伤风

（一）临床表现

潜伏期	平均为7～8天，最短24小时，最长可达数月。潜伏期越短，预后越差
前驱症状	张口不便，常持续12～24小时

续表

典型症状	①咀嚼肌痉挛：最先受影响的是咀嚼肌，起始表现为咀嚼不便、张口困难，随后牙关紧闭；面肌痉挛时可出现蹙眉、口角下缩、咧嘴“苦笑”面容 ②颈项肌痉挛：可出现颈部强直、头后仰、腰部前凸、足后屈，形成弓背，而四肢呈屈膝、弯肘、半握拳等痉挛姿态，共同形成“角弓反张”或“侧弓反张”状 ③膀胱括约肌痉挛：可引起尿潴留 ④呼吸肌群痉挛：可导致面唇青紫，呼吸困难，甚至呼吸暂停，以致危及生命 ⑤腿肌痉挛
其他	新生儿破伤风常表现为不能啼哭和吮吸乳汁、活动少、呼吸弱甚至呼吸困难

（二）护理措施

环境要求	①安置于隔离病室，保持安静，减少一切刺激，遮光，防止噪声 ②温度为18～20℃，湿度为50%～60% ③治疗、护理等操作尽量集中，使用镇静剂30分钟内进行，以免刺激病人引起抽搐
严格消毒隔离	①破伤风杆菌具有传染性，实施接触隔离，所有器械、敷料均需专用 ②使用后器械先用消毒液浸泡→清洗→高压蒸气灭菌；敷料应焚烧；大单、布类等→包好送环氧乙烷室灭菌→再清洗、消毒
呼吸道管理	①备好气管切开包，必要时吸出呼吸道分泌物 ②发生呼吸道梗阻：应立即通知医生行紧急气管切开 ③突发窒息：立即将16号针头刺入环甲膜，使空气进入气管，然后再作气管切开，以赢得抢救时间
保护病人	①防止病人坠床，使用带护栏的病床 ②采用保护措施，必要时使用约束带，防止病人痉挛发作时坠床和自我伤害 ③关节部位放置软垫保护，防止肌腱断裂和骨折 ④应用合适的牙垫，防止舌咬伤
加强营养	①协助病人进食高热量、高蛋白、高维生素的饮食 ②病情严重者，提供肠内、外营养，以维持人体正常需要

续表

健康教育	①最有效、最可靠的方法是注射破伤风抗毒素（TAT）。出现下列情况应及时到医院就诊，注射破伤风抗毒素：任何较深的外伤切口，如木刺、锈钉刺伤；伤口虽浅，但沾染了人畜粪便；医院外的急产或流产，未经消毒处理者；陈旧性异物摘除术前 ②儿童应定期注射破伤风类毒素，以获得主动免疫 ③避免不洁接产，防止发生新生儿及产妇破伤风

二、气性坏疽

（一）概述

严重的急性特异性感染，以肌组织坏死或肌炎为特征。预后差。发展迅速，12~24小时引起全身情况迅速恶化，可经接触传染。

潜伏期	一般在伤后1~4日，最短8~10小时
局部表现	①伤肢“胀裂样”剧痛，一般镇痛药不能奏效 ②伤口周围皮肤苍白、发亮，迅速变为紫红色，进而变为紫黑色 ③伤口处轻压可有捻发音，伤口内肌肉坏死，恶臭的分泌物流出
全身症状	烦躁不安、口唇苍白，大量出汗，脉搏快速、体温逐渐上升；可出现溶血性贫血、黄疸，可出现感染中毒性休克

（二）护理要点

1. **紧急清创** 是首要处理措施。清创范围应达正常肌组织，切口敞开、不予缝合。肢体病变不能控制时，应施行近端高位截肢，残端不予缝合。术后用3%过氧化氢溶液冲洗、湿敷。

2. **抗生素** 首选大剂量青霉素。

3. **高压氧** 通过提高组织间的含氧量，造成不适合此类细菌生长繁殖的环境。

4. **全身支持疗法** 少量多次输血、纠正水和电解质失调，给予高蛋白、高能量的饮食。

5. **对症处理**　包括解热、镇痛。

6. **严格消毒隔离**　为病人进行过手术的手术间应封闭，熏蒸消毒。换下的敷料烧毁。

7. **密切观察病情**　对高热、烦躁、昏迷的病人应密切观察生命体征的变化，及早发现感染性休克。

高频考点速记

1. 面部“危险三角区”疖的危险性在于易引起颅内海绵状静脉窦炎。

2. 患者，男，22岁。1天前鼻尖处长疖，该患者不应挤压患处。

3. 患者，女，20岁。发现背部肿块1周，伴疼痛。查体：背部可见直径约3cm大小肿块，表面红肿，有压痛，触摸有波动感。应采取的处理方法是切开引流。

4. 患儿，男，7岁。3天前右中指被竹签刺伤。今诉手指疼痛。检查见右中指红肿明显，原刺伤部位中间发白，手指无法弯曲，患儿体温38℃。最可能的诊断是脓性指头炎。

5. 破伤风患者最先出现阵发性痉挛的部位是咀嚼肌。

6. 破伤风病人在应用镇静药后集中采取护理措施的目的是减少刺激引起的抽搐。

7. 患者，男，20岁。破伤风患者，抽搐频繁，引起肘关节脱位，呼吸道分泌物多，此时首先应采取的措施是气管切开。

8. 患者，女，43岁。铁钉刺伤足底8小时，伤口约10cm，入院时出血已止，伤口污染较重，创缘肿胀，处理正确的是清创后注射破伤风抗毒血清。

9. 冲洗气性坏疽创口的溶液是3%过氧化氢。

10. 患者，男，40岁。因右小腿严重外伤后，发生气性坏疽，住院治疗。首要的处理是紧急清创，在抗休克和纠正严重并发症的同时全麻下行清创术。高压氧舱治疗可提高组织间的含氧量，造成不适合厌氧菌（如本例中的梭状芽孢杆菌）生长繁殖的环境，可提高治愈率，减少伤残率；应用青霉素可控制化脓性感染，并减少伤口处因其他细菌繁殖消耗氧气而形成的缺氧环境；气性坏疽可经接触传染，需要进行隔离；对于易发生惊厥抽搐的病人置于避光安静病室，而气性坏疽病人不必给予此处理。该患者外伤后彻底清创后伤口敞开处理可避免发生气性坏疽。

第十一章　损伤病人的护理

必备考点精编

第一节　概　述

一、临床表现及并发症

局部表现	疼痛、肿胀、功能障碍、出血
全身表现	发热（体温一般不超过38.5℃）、生命体征改变、口渴、尿少
并发症	感染或伴有休克时，可诱发多系统器官功能障碍

二、软组织创伤的护理

（一）软组织闭合性创伤的护理

1. **局部制动**　抬高患肢15°～30°，以减轻肿胀和疼痛。伤处先行复位，再选用夹板、绷带等制动。

2. **配合局部治疗**　小范围软组织创伤后早期（24小时内）局部冷敷，以减少渗血和肿胀。24小时后热敷和理疗。血肿较大者，应在无菌操作下穿刺抽吸。

3. **促进功能恢复**　理疗、按摩和功能锻炼。

（二）软组织开放性创伤的护理

1. **基础治疗**　对污染伤口进行清创缝合、加强支持疗法、加强营养。

2. **预防感染**　尽早选用合适的抗生素，受伤后及时用破伤风抗毒素。

3. **伤口换药**　感染伤口应加强换药，积极控制感染。伤口换药顺序：清洁伤口→污染伤口→感染伤口。特异性感染伤口专人换药。

第二节　清创术与更换敷料

一、更换敷料（换药）

换药室的管理	不宜换药时间	晨间护理时、病人进餐时、病人睡眠时、家属探视时、手术人员上手术台前
	换药顺序	清洁伤口→污染伤口→感染伤口
	特异性感染伤口	专人换药

二、不同伤口的处理

（一）缝合伤口的处理

1. **无引流物的缝合伤口**　至拆线时更换伤口敷料。

2. **术中渗血较多或有污染的伤口**　引流，如渗血、渗液湿透外层纱布，应随时更换敷料，引流物术后24～48小时取出。酒精消毒后更换敷料。

3. **拆线时间与换药次数**

伤口拆线时间	①头、面和颈部：4～5日 ②四肢：10～12日 ③其他部位：7～8日 ④减张缝合：14日
换药次数	①清洁伤口：缝合后第3日换药1次，至伤口愈合或拆线时，再度换药 ②肉芽组织生长健康、分泌物少的伤口：每日或隔日更换1次 ③感染重、脓液多的伤口：1天需更换多次 ④放置引流的伤口：渗出较多时应及时更换 ⑤脓肿切开引流：次日可不换药，以免出血

（二）肉芽创面的处理

创面类型	处理要点
肉芽生长健康	盐水棉球擦拭、等渗盐水或凡士林纱布外敷

续表

创面类型	处理要点
肉芽生长过度	将其剪平，以棉球压迫止血，或用硝酸银烧灼后生理盐水湿敷，数小时后肉芽可复原，再拉拢创缘或植皮
肉芽水肿	3% ~ 5%氯化钠溶液湿敷
创面脓液量多而稀薄	0.1%依沙吖啶或0.02%呋喃西林溶液纱布湿敷
创面脓液稠厚有坏死	含氯石灰硼酸溶液（氯亚明）等湿敷

（三）脓腔伤口的处理

1．浅部伤口可用凡士林或液状石蜡纱布引流。

2．伤口较小而深者，将凡士林纱条送达创口底部，但不可堵塞外口，个别小的引流口需再切开扩大。

3．伤口深而脓液多者，保持引流通畅，必要时冲洗脓腔。

第三节　烧　伤

一、烧伤的临床表现

1．烧伤深度

深度	伤及组织	临床表现	疼痛	愈合情况
Ⅰ度	表皮浅层	红斑、干燥	烧灼感	3 ~ 7日脱屑痊愈，短期有色素沉着
浅Ⅱ度	表皮全层 真皮浅层	大小不一的水疱，水肿明显	剧痛	2周左右愈合，有色素沉着，无瘢痕
深Ⅱ度	真皮层	有水疱，疱壁较厚、基底苍白与潮红相间，稍湿	钝痛	3 ~ 4周愈合，常有瘢痕增生
Ⅲ度	皮肤全层	创面无水疱，干燥如皮革样或呈蜡白、焦黄，甚至炭化成焦痂，痂下水肿	无痛	必须靠植皮而愈合

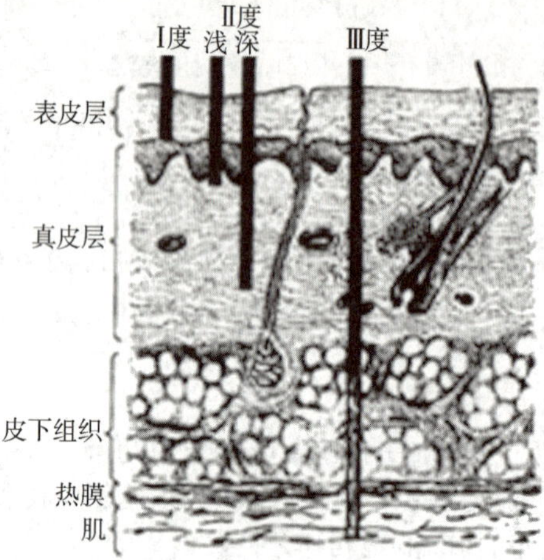

热烧伤深度分度示意图

2. 烧伤严重性程度

程度	Ⅱ度烧伤面积	Ⅲ度烧伤面积	总面积	并发症
轻度烧伤	<9%	—	—	—
中度烧伤	10%～29%	<10%	—	—
重度烧伤	—	10%～19%	30%～49%	有
特重烧伤	—	>20%	>50%	有

3. 吸入性损伤（呼吸道烧伤）

（1）致病因素：热力本身、损害性化学物质的烟雾吸入支气管和肺泡，有局部腐蚀和全身毒性作用。常与头面部烧伤同时发生。

（2）表现：呛咳、声嘶、吞咽疼痛、呼吸困难、发绀、肺部哮鸣音，易发生吸入性窒息或肺部感染。

二、护理措施

吸入性损伤的护理	多采用暴露疗法，病人半卧位；保持呼吸道通畅。氧浓度不超过40%，CO中毒者给纯氧吸入。少输库存血，防止急性肺水肿等发生

续表

休克期的护理	尽量避免口服补液，若病情平稳，口渴较重，在严密观察下，适量服用每升含氯化钠0.3g、碳酸氢钠0.15g的烧伤饮料
创面的护理	①创面的完整水疱予以保留，只需抽去水疱液，已脱落的水疱皮予以去除 ②清创术后注射破伤风抗毒素，必要时及时使用抗生素 ③创面包扎后，每日检查有无松脱、臭味或疼痛，注意肢端末梢循环情况，敷料浸湿后及时更换，以防感染 ④肢体包扎后应注意抬高患肢，保持关节各部位的功能位
暴露疗法	适用于Ⅲ度烧伤、特殊部位（头面部、颈部或会阴部）及特殊感染（如铜绿假单胞菌、真菌）的创面、大面积创面。创面不覆盖任何敷料或被单。控制室温于28～32℃，湿度于70%左右，焦痂可用2%碘酊涂擦2～4日，4～6次/日
感染的护理	坚持严格消毒、无菌原则；隔离制度：宜设有层流装置的单人病房
康复期的护理	指导和协助功能锻炼

高频考点速记

1．患者，男，26岁。不慎被毒蛇咬伤，伤口处红肿疼痛，紧急送入医院，蛇咬伤后忌奔跑，伤肢制动，放置低位，立即用布带等绑住伤肢近心端，松紧以能阻断淋巴、静脉回流为度，减少蛇毒的吸收。局部降温：将伤体浸入4～7℃冷水中3～4小时，冷敷24～36小时，可减轻疼痛，缓解毒素吸收。

2．适用于处理肉芽组织过度增生的药物是2%硝酸银。

3．Ⅱ度烧伤诊断的主要依据是皮肤损伤的深度。

4．浅Ⅱ度烧伤的深处可达真皮浅层。

第十二章　器官移植病人的护理

必备考点精编

第一节　器官移植的术前准备

一、移植器官的保存

常温下器官缺氧超过30分钟（肾超过60～90分钟）即可发生不可逆损害，因此常用快速低温灌注，保持低温，用0～4℃左右的特制灌注液进行灌注，放入第1个盛有4℃保存液的无菌塑料袋内，用消毒橡皮筋扎紧塑料袋口，再放入第2个无菌塑料袋内，用橡皮筋扎紧，存入有无菌冰屑的塑料盒内。

二、受者的准备

1．年龄在50岁以下，除需移植的器官有病外，其他器官功能良好。

2．术前1～2日，受者住隔离房间，避免交叉感染；术前1日进少渣饮食，术日晨禁食、禁饮；术前晚温盐水或温肥皂水灌肠1次；术前晚为保证休息，给予口服地西泮。

三、病室的准备

1．消毒隔离。

2．准备专用药柜，备齐抗生素、各种免疫抑制剂、抗排斥反应药物、白蛋白、呋塞米。

四、排斥反应

1．概念　同种异体移植的器官，在短期内可以存活，并具有一定功能，但一定时间后受者对移植器官发生特异性免疫应答，移植物发生坏死而失去功能。

2. 分类

类型	特点
超急性排斥反应	在移植手术后24小时内或更短时间内发生。如误输异型血液，在数分钟内发生溶血反应
急性排斥反应	在移植后1～2周内发生；发热，局部出现炎性反应，如肿胀、疼痛、白细胞增多、小血管栓塞、移植的器官功能减弱或丧失
慢性排斥反应	在移植后数年内发生，移植器官的功能最后完全丧失，增加免疫抑制剂也难奏效

3. 防治　①组织配型：HLA抗原、红细胞抗原。②免疫抑制药。

第二节　皮肤移植病人的护理

1. 术前准备　常规备皮，小儿可不必剃毛；受皮区术前数天应勤换药，以抗生素溶液湿敷，使分泌液减少；创面不可有溶血性链球菌存在；对大面积烧伤焦痂切除者，要准备足够的血液。

2. 植皮方法

（1）取皮：供皮区用70%乙醇消毒，不可用碘酊，否则皮片不易存活。取下的皮片浸泡在冷的等渗盐水中保存，切勿置热盐水中（热水中皮片需高氧，否则易坏死）。供皮区创面立即覆盖一层凡士林纱布，外加多层干纱布，用绷带加压包扎。如切取全厚层皮片，必须将皮下脂肪修净，并缝合供皮区创口。

（2）植皮：在新鲜创面上常用中厚大张游离皮片覆盖，四周边缘以丝线缝合固定，皮片上加敷料包扎，使皮片紧贴创面。18～24小时后，即有毛细血管生入皮片。3～4日后血循环建立，开始存活。在肉芽创面上植皮，可将皮片（多用表层皮片）展平贴在凡士林纱布上，然后剪裁成小方块，如邮票状种植在创面上，各皮片之间相隔1cm左右。

3. 术后护理

（1）植皮的肢体要制动，并抬高患肢；不可抓摸创面，小儿双手应加约束；术后14日更换敷料。

（2）创面皮下有积脓应立即用尖头剪刀剪开小口引流，但切勿挤压。如皮片已坏死，及时剪去坏死部分。

（3）长时间应用广谱抗生素后易患真菌感染，常见于伤口、肺部、尿路、皮肤、口腔等部位。

每周做1～2次咽拭培养，观察有无白膜黏附，真菌阳性可用制霉菌素。

高频考点速记

1. 器官移植急性排斥反应一般出现在1～2周内。

2. 符合器官移植后慢性排斥反应的特点是可发生在移植后数月至数年。

第十三章　肿瘤病人的护理

必备考点精编

第一节　概　述

1. 肿瘤的分期（TNM分期法）

T	代表原发肿瘤；字母后数字0～4，表示肿瘤的发展程度，0代表无、4代表大
N	代表淋巴结转移
M	代表远处转移；有转移为M_1，无为M_0

2. 临床表现

局部表现	位于体表或浅在的肿瘤，肿块常是第一症状	
	良性肿瘤	生长缓慢，形状规则，表面光滑、易于推动。一般无疼痛，多为压迫症状，肿瘤压迫或侵犯空腔脏器时出现梗阻症状
	恶性肿瘤	生长较快，质硬，边界不清，表面不平，活动度小，中晚期疼痛难忍，常有癌肿溃疡、出血和感染症状，当侵犯神经时出现疼痛，常难以忍受。晚期破坏器官功能和结构，有恶病质和转移症状
全身表现	乏力、食欲不振、消瘦、贫血、低热等；恶性肿瘤中晚期呈现恶病质和转移症状。颅内肿瘤——颅内压增高和定位症状；肾上腺嗜铬细胞瘤——高血压	

第二节 常见体表肿瘤

一、皮肤乳头状瘤

全身各部位，以躯干、四肢及会阴多见，呈乳头样突起，有蒂，单发或多发，质坚硬，偶有恶变。

二、黑痣与黑色素瘤

1. 黑痣 皮内痣（真皮，最多见，很少恶变）、交界痣（表皮与真皮交界处，生长活跃，可恶变）和混合痣（表皮基层和真皮浅层，其交界痣部分具恶变倾向）。

2. 黑色素瘤 可由黑痣恶变而来（与长期摩擦有关），也可自行发生。黑色素瘤发展快，较早转移。

3. 黑痣恶变表现 迅速增大、色素加深、瘙痒不适、疼痛、溃烂、出血，周围出现色素环或卫星状小瘤，区域淋巴结肿大可能为恶变。

三、脂肪瘤

最常见的良性肿瘤之一。多见于皮下，单发或多发，圆形、扁圆或分叶状，大小不定，浅表处者一般较小，位于腹膜后者常巨大；界限常不清楚，基底广，皮肤表面正常、柔软。生长缓慢。

四、纤维瘤

位于皮肤及皮下的纤维结缔组织肿瘤，可发生于全身各部位，圆形或卵圆形，偶有分叶。表面光滑，可自由推动，生长缓慢，极少恶变。

第三节 护 理

一、肿瘤病人的心理特点及护理

时期	病人	护士
震惊否认期	震惊、不言不语、知觉淡漠，眼神呆滞甚至晕厥。希望诊断有误，要求复查，甚至辗转多家医院就诊、咨询，企图否定诊断	以非语言的陪伴，协助满足其生理需要，允许其有一定时间接受现实，不阻止其发泄情绪，肯定回答病人的疑问
愤怒期	恐慌、哭泣、愤怒、悲哀、烦躁、不满的情绪，拒绝治疗或迁怒于家人和医护人员，甚至出现冲动性行为	表现出严肃且关心的态度，切忌谈笑风生
磋商期	求生欲最强的时期，易接受他人的劝慰，有良好的遵医行为	加强对病人及家属的健康教育，维护病人的自尊、尊重隐私，增强病人对治疗的信心，减少病急乱投医的不良后果
抑郁期	对周围的人、事、物不再关心，常会疏忽个人卫生，但对自己的病仍很注意	鼓励病人发泄情绪，协助病人维持身体的清洁与舒适
接受期	认识到生命终点的到来，心境平和，通常不愿多说话	尊重其意愿，替病人限制访客，集中护理，减少病人痛苦

二、手术治疗病人的护理

（一）术前准备

恶性肿瘤细胞间的黏附力较正常细胞小，如检查次数多、挤压，极易从病体脱落而进入小静脉，增加扩散的机会。因此在为病人备皮时，宜动作轻柔，忌用力擦洗。便秘者用低压灌肠。

（二）术后功能锻炼

1. 乳癌根治术 进行握拳、屈腕、屈肘、上举和肩关节活动范围的锻炼（要求术后2周达到术侧手臂能越过头顶摸到对侧耳部）。

2. 开胸手术　加强患侧手臂上举及肩关节活动锻炼，注意纠正肩下垂。

3. 颈淋巴结清扫术　伤口愈合后进行肩关节及颈活动范围的锻炼，随时保持术侧肩略高于健侧。

4. 截肢术　术前学会拐的使用、进行手臂拉力锻炼，术后尽早扶拐下地活动，预防失用性萎缩。

5. 全喉切除术　训练病人自行吸痰、清洗气管导管，更换喉垫的方法，并指导病人练习食管发音或使用人工喉。

三、肿瘤放射治疗病人的护理

（一）全身反应的护理

表现	处理
虚弱、乏力、头晕、头痛、厌食等	每次照射后病人静卧半小时有助于预防；加强营养，补充大量维生素
骨髓抑制	大面积照射时，每周应检查一次白细胞和血小板
	白细胞降至 $3\times10^9/L$ 或血小板降至 $80\times10^9/L$ 时，应暂停放疗，给予维生素 B_4、利可君等生血药，严重时应少量多次输鲜血，注意消毒隔离

（二）局部反应的护理

1. 皮肤

分度	皮肤反应的表现	皮肤反应的处理
一度	干反应：红、痒、脱屑	涂0.2%薄荷淀粉或羊毛脂止痒
二度	湿反应：水肿、水疱、有渗出	①涂2%甲紫或氢化可的松霜，不必包扎 ②有水疱时，涂硼酸软膏后包扎，待渗出吸收后改用暴露疗法
三度	溃疡，真皮受损（不允许出现）	预防感染，促进皮肤修复

注：护理选择宽松、柔软、吸湿性强的内衣；勿用力擦洗和使用肥皂；避免照射部位冷、热刺激和日光直射。

2. 口腔黏膜

反应	黏膜水肿、灰色（10天）→黏膜充血、疼痛、口干（15天）→出现假膜，味觉消失（20天），治疗后约需3周左右恢复
护理	①头颈部照射前需清洁牙齿，并将短期难以愈合的坏牙拔除，以免再拔牙导致骨髓炎和骨坏死 ②软毛牙刷刷牙，每日4次用漱口水含漱，出现假膜时改用1.5%过氧化氢溶液（双氧水）；口干时可用1%甘草水漱口 ③避免进过热过冷的食物

3. 食管　放疗2～3周时易出现放射性食管炎，表现为进食烧灼痛，下咽困难、疼痛、黏液增多，此时病人应避免进干、硬食物，以免发生食管穿孔。每次饭后饮水冲洗食管。

4. 小肠　可能出现肠狭窄、黏膜溃疡、出血甚至坏死。密切观察有无腹痛、腹泻、肠痉挛、休克。

四、肿瘤化学治疗病人的护理

（一）给药方法

大剂量冲击法（疗效好，毒性低）、中剂量短程法、小剂量长程给药法（白血病治疗）。

（二）给药途径

1. 分类　静脉（推注、冲入、滴注）、肌内注射、口服、腔内注射（癌性胸、腹水和心包积液）、动脉注射（适于晚期不宜手术或复发的局限性肿瘤）、其他（肿瘤内注射，或制成油膏外用）。

2. 静脉推注　用于一般刺激性药物。药液稀释后更换一小针头，不再排气；注药时要确保针头在血管内。如可疑应回抽检查有无回血；注药完毕，抽少量回血，并保持注射器内有一定的负压再拔针，压迫针眼1～2分钟。

（三）常见毒性反应的护理及预防

组织坏死和栓塞性静脉炎	原因	①强刺激性药物如柔红霉素、氮芥、阿霉素等注入皮下引起组织坏死 ②注射方法不当
	护理	①注射化疗药物时尽量选择较粗直静脉（左右臂交替使用），首选中心静脉置管 ②推注药物前，先用生理盐水冲管，确定针头在静脉内方能注入，药物静注速度要慢，边推边抽回血，确保药物在血管内，药物输注完毕后要用生理盐水10～20ml冲洗静脉，以减轻其刺激 ③发现药物外渗后，立即停止注药或输液，保留针头接注射器回抽后，注入解毒剂再拔针；皮下注入解毒剂；报告医生并记录 ④出现静脉炎时，停止滴注。热敷，硫酸镁湿敷或理疗
	常用解毒剂	硫代硫酸钠——氮芥、丝裂霉素和放线菌素D；碳酸氢钠——阿霉素和长春新碱；局部涂氢化可的松，冰敷24小时
胃肠道反应	晚饭后给药，化疗前半小时给予止吐药物，预防恶心、呕吐	
骨髓抑制	①白细胞降至3.5×10^9/L或血小板降至80×10^9/L时，做好暂停化疗，给补血药物，增加营养 ②白细胞降至1.0×10^9/L时，要采取保护性隔离 ③重度骨髓抑制者，置病人于无菌室或层流无菌室内	
心脏毒性	柔红霉素、多柔比星、高三尖杉酯碱类药物可引起心肌及心脏传导损害，用药时缓慢滴注，＜40滴/分，用药后观察病人心率、心律、血压	
口腔黏膜反应	必要时做细菌培养及药敏试验，如合并真菌感染，用3%苏打水漱口，并用制霉菌素含漱	
皮肤反应（甲氨蝶呤）	①炉甘石洗剂：止痒 ②如出现斑丘疹，涂甲紫防止溃疡破溃感染 ③全身呈剥脱性皮炎需保护隔离，用无菌布单	
脱发	常见于阿霉素、甲氨蝶呤、环磷酰胺的应用。于注药前5～10分钟，头部放置冰帽，注药后维持30～40分钟，可防止药物对毛囊的刺激	
其他	①长春新碱能引起末梢神经炎、手足麻木感，停药后可逐渐消失 ②环磷酰胺可引起脱发及出血性膀胱炎，嘱患者多饮水，有血尿必须停药	

高频考点速记

1．粉瘤又称皮脂腺囊肿，是一种皮脂分泌物潴留淤积性疾病，不属于肿瘤。常见的体表肿瘤有黑色素瘤、血管瘤、脂肪瘤、纤维瘤等。

2．肿瘤患者心理变化过程的第一期表现是否认。

3．放疗中，属于皮肤一度反应的是局部红斑有脱屑；属于皮肤二度反应的是局部充血有水泡。

4．长期无保护地接触X线可引起骨髓受抑制。

5．患者，男，50岁。肺癌术后化疗，化疗期间，白细胞降至3×10^9/L时，首要的处理是暂停化疗，通知医生。

第十四章　颅内压增高病人的护理

必备考点精编

第一节　颅内压增高

1. 临床表现

症状和体征	颅内压持续高于200mmH_2O
	三主征：头痛（最常见）、呕吐（喷射性，与进食无关）和视神经乳头水肿（重要的客观体征，严重者失明）
	"二慢一高"：血压升高（尤其是收缩压），脉搏慢而有力，呼吸深而慢
	意识障碍：急性颅内压增高时，常有进行性意识障碍
	其他：复视、头晕、猝倒等。婴幼儿颅内压增高时可见头皮静脉怒张、囟门饱满、张力增高和骨缝分离
并发症	当颅内压增高到一定程度时形成脑疝，是颅内压增高的主要死因

2. 护理措施

体位	头高足低位（床头抬高15°～30°），利于颅内静脉回流，减轻脑水肿；昏迷病人取侧卧位（便于呼吸道分泌物排出）
吸氧	降低$PaCO_2$→脑血管收缩，减少脑血流量→降低颅内压
限制入量	控制输液速度及输液量（成人每天静脉输液量在1500～2000ml，等渗盐水不超过500ml，保持每日尿量不少于600ml），限制钠盐摄入量，以免脑水肿
观察病情	意识是分析病情进展的重要指标

续表

<table>
<tr><td>防止颅内压骤然升高，以免诱发脑疝</td><td colspan="2">①卧床休息，避免情绪激烈波动，保持呼吸道通畅
②避免胸、腹腔内压力增高（咳嗽、用力排便），避免高压大量灌肠
③躁动时切忌强制约束，以免病人挣扎导致颅内压增高
④控制癫痫发作：癫痫可加重脑缺氧和脑水肿</td></tr>
<tr><td>脱水护理</td><td colspan="2">20%甘露醇500ml在15～30分钟内快速静脉滴注；停止使用时，应逐渐减量或延长给药间隔，以防止反跳现象；同时使用利尿药效果更好</td></tr>
<tr><td>肾上腺皮质激素</td><td colspan="2">地塞米松，改善血-脑屏障通透性，治疗脑水肿，并能减少脑脊液生成→颅内压下降</td></tr>
<tr><td>脑室外引流</td><td colspan="2">引流管高于侧脑室平面10～15cm；引流量每日不超过500ml；预防逆行感染</td></tr>
<tr><td rowspan="3">冬眠低温疗法</td><td>目的</td><td>适用于严重脑水肿、中枢性高热病人。降低体温，使病人处于亚低温状态→降低脑耗氧量和脑代谢率，减少脑血流量，减轻脑水肿</td></tr>
<tr><td>方法</td><td>①先静脉滴注冬眠药物→待病人进入冬眠状态→物理降温
②降温速度以每小时下降1℃为宜，体温降至肛温32～34℃较为理想，体温过低易诱发心律失常
③冬眠低温疗法时间一般2～3天
④停止治疗时先停物理降温→逐渐停用冬眠药物→自然复温</td></tr>
<tr><td>注意</td><td>①密切观察生命体征变化，若脉搏＞100次/分，收缩压＜100mmHg，呼吸慢而不规则时，应通知医生及时停药
②预防肺炎、冻伤及压疮
③儿童和老年人慎用，休克、全身衰竭或有房室传导阻滞者禁用
④若未进入冬眠状态即开始降温，反而会增高颅内压
⑤在冬眠降温期间不宜翻身或移动体位，以防发生体位性低血压
⑥饮食：不能进食者，成人每天静脉输液量在1500～2000ml，其中等渗盐水不超过500ml，保持每日尿量不少于600ml，并且应控制输液速度，防止短时间内输入大量液体，加重脑水肿。神志清醒者给予普通饮食，但要限制钠盐摄入量</td></tr>
</table>

第二节　急性脑疝

1. 临床表现

类型	临床表现
小脑幕切迹疝（又称颞叶沟回疝）	典型表现为颅内压增高症状的基础上出现进行性意识障碍。瞳孔不等大（先缩小后散大），直接和间接对光反应消失，病变对侧肢体瘫痪伴有患侧上睑下垂及眼球外斜；意识障碍出现较早，肢体肌张力改变。最后呼吸、心跳停止而死亡
枕骨大孔疝（又称小脑扁桃体疝）	生命体征改变出现较早，意识障碍出现较晚。常有剧烈头痛，瞳孔可忽大忽小，病人早期即可突发呼吸骤停而死亡

2. 急救护理

紧急处理	①保持呼吸道通畅，吸氧；呼吸功能障碍者，立即气管插管 ②立即静脉快速输入甘露醇、地塞米松、呋塞米，以暂时降低颅内压
病情观察	①意识——反映了大脑皮质和脑干的功能状态，是分析病情进展的重要指标 ②生命体征："两慢一高"现象 ③瞳孔：先小后大，对光反应迟钝或消失，警惕小脑幕切迹疝的发生 ④肢体活动的变化

高频考点速记

1. 颅内压增高的重要客观体征是视神经乳头水肿。

2. 颅内压增高早期的临床表现是头痛、呕吐、视盘水肿三主征，生命体征改变是机体代偿性出现血压升高，尤其是收缩压增高，脉压差增大，脉搏慢而有力，呼吸深而慢（两慢一高），这种典型的生命体征改变称为库欣（Cushing）反应。

3. 颅内压增高病人的护理措施：颅内压增高患者宜床头抬高

15°~30°，以利于静脉回流，减轻脑水肿；需要控制输液速度，防止短时间内输入大量液体，加重脑水肿。成人每日静脉输液量应控制在1500~2000ml，其中等渗盐水不超过500ml，保持每日尿量不少于600ml。

4．对颅内高压病人正确的处理措施是密切观察病情变化，便秘者切勿用力屏气排便，可用缓泻药或低压小量灌肠通便，避免高压大量灌肠。应用脱水剂可起到降低颅内压的作用，常用20%甘露醇250ml，在15~30分钟内快速静脉滴注。应限制液体入量，防止短时间内输入大量液体，加重脑水肿。呼吸不畅者可行气管切开，以免病人用力呼吸、咳嗽而致胸腔内压力增高，加重颅内压。

5．冬眠低温治疗期间的护理：冬眠低温治疗前先按医嘱静脉滴注冬眠药物，通过调节滴速来控制冬眠深度，待病人进入冬眠状态，方可开始物理降温，若未进入冬眠状态即开始降温，病人的御寒反应会使其出现寒战，使机体代谢率增高、耗氧量增加，反而增高颅内压。降温速度以每小时下降1℃为宜，体温降至肛温32~34℃较为理想，体温过低易诱发心律失常。冬眠期间不宜翻身或移动体位，严密观察生命体征变化，若脉搏＞100次/分，收缩压＜100mmHg，呼吸慢而不规则时，应及时通知医生停药。冬眠低温疗法时间一般为2~3日，停止治疗时先停物理降温，再逐渐停用冬眠药物，任其自然复温。

6．小脑幕切迹疝时的瞳孔变化是先缩小后散大。

7．小脑幕切迹疝鉴别于枕骨大孔疝的临床表现是意识障碍出现较早。

8．急性脑疝患者首要的治疗是静脉输入高渗脱水剂。

9．急性脑血管病伴脑疝形成最急需的处理措施是静脉滴注甘露醇。

10．病毒性脑炎患儿急性颅内压升高并有脑疝先兆时，首先使用的药物是20%甘露醇静脉滴注。

11．患者，男，24岁。头部外伤后头痛、恶心、呕吐入院，CT检查示颅骨线形骨折。3天后患者头痛加重，喷射性呕吐2次，昏迷。查右侧瞳孔散大、对光反射消失，左侧肢体肌张力增高。此时患者最可能发生了小脑幕切迹疝；此时患者的颅内压至少高于 200mm H_2O；目前对该患者的护理是应限制液体入量，给予吸氧，应用脱水剂（甘露醇）、利尿剂（呋塞米）和糖皮质激素，冬眠低温等治疗方法以减轻脑水肿，并做好急症手术准备。

第十五章　颅脑损伤病人的护理

必备考点精编

第一节　颅骨骨折

一、颅底骨折

颅底骨折一般为线形骨折，不出现移位、骨折畸形的特征。

骨折部位	瘀斑部位	脑脊液漏	可累及神经
颅前窝	眼睑青紫，眼结膜下出血，"熊猫眼征""兔眼征"	鼻漏	视、嗅神经
颅中窝	耳后	耳、鼻漏	面、听神经
颅后窝	乳突、枕下部	无	Ⅸ～Ⅻ对脑神经

二、脑脊液漏的护理

（一）预防逆行性颅内感染

1．每天2次清洁、消毒鼻前庭或外耳道，避免棉球过湿，导致液体逆流颅内。

2．在外耳道口或鼻前庭疏松处放置干棉球，棉球渗湿及时更换，并记录24小时浸湿的棉球数，以此估计漏出液量。

3．应用抗生素和破伤风抗毒素，预防颅内感染。

4．四个注意。

（1）禁忌——鼻腔、耳道的堵塞、冲洗和滴药，脑脊液鼻漏者严禁经鼻腔进行护理操作。

（2）严禁——经鼻腔置胃管、吸痰及鼻导管给氧。

（3）禁忌——做腰椎穿刺。

（4）避免——用力咳嗽、打喷嚏、擤鼻涕及用力排便，以免颅内压骤然升降导致气颅。

（二）促进脑脊液外漏通道早日闭合

1. 颅底骨折病人神志清醒者　取半坐卧位——目的：借助重力使脑组织移向颅底，使脑膜逐渐形成粘连而封闭脑膜破口。

2. 昏迷者　床头抬高30°，患侧卧位，维持特定体位至停止漏液后3～5日。

（三）病情观察

有无颅内感染、颅内压增高症状。若脑脊液外漏多，可使颅内压过低而导致颅内血管扩张，出现颅内低压的综合征（剧烈头痛、眩晕、呕吐、厌食、反应迟钝、脉搏细弱、血压偏低）。

第二节　脑损伤

一、脑损伤分类及表现

<table>
<tr><th colspan="2">分类</th><th colspan="2">临床表现</th></tr>
<tr><td colspan="2">脑震荡</td><td colspan="2">①头部撞伤后立即出现短暂的意识丧失，一般持续时间不超过30分钟。意识恢复后对受伤时、甚至受伤前一段时间内的情况不能回忆，而对往事记忆清楚。称为逆行性健忘
②常有头痛、呕吐等症状。神经系统检查无阳性体征</td></tr>
<tr><td rowspan="2">脑挫裂伤</td><td>脑挫伤</td><td>暴力作用于头部后，脑组织遭受破坏较轻，软脑膜尚完整者</td><td rowspan="2">意识障碍（最突出），伤后立即出现昏迷，昏迷时间超过30分钟；局灶症状与体征（语言中枢损伤出现失语；运动区受损伤出现锥体束征）；头痛、呕吐；继发颅内压增高与脑疝；合并蛛网膜下腔出血时可有脑膜刺激征阳性，脑脊液有红细胞</td></tr>
<tr><td>脑裂伤</td><td>软脑膜破坏，伴蛛网膜下腔出血</td></tr>
<tr><td>颅内血肿(最常见）</td><td>硬脑膜外血肿</td><td>脑膜中动脉破裂</td><td>典型的意识障碍是中间清醒期，即“意识障碍-清醒-昏迷”，CT呈高密度、等密度或混合密度的新月形或半月形影</td></tr>
</table>

续表

<table>
<tr><th colspan="2">分类</th><th colspan="2">临床表现</th></tr>
<tr><td rowspan="2">颅内血肿（最常见）</td><td>硬脑膜下血肿</td><td>脑实质血管破裂</td><td>持续昏迷或进行性加重，CT呈新月形或半月形影或双凸镜形影像</td></tr>
<tr><td>脑内血肿</td><td>脑实质内血管破裂</td><td>与脑挫裂伤和急性硬脑膜下血肿很相似，CT呈圆形或不规则高密度血肿影</td></tr>
</table>

二、脑损伤的鉴别

鉴别点	脑震荡	脑挫裂伤	颅内血肿
意识障碍	昏迷≤30分钟	昏迷>30分钟	中间清醒期
生命体征	正常	改变	改变
定位征	无	有	明显
血性脑脊液	无	有	不定
脑疝	无	少见	多有
治疗原则	保守为主	保守为主	手术为主

第三节　颅脑损伤的护理

一、现场急救

1. **现场急救**　首先争分夺秒地抢救危及病人生命的伤情，如心搏骤停、窒息、开放性气胸、大出血。

2. **保持呼吸道通畅**　及时清除口、鼻腔分泌物。注意保暖，禁用吗啡止痛，以免抑制呼吸。

3. **包扎**　开放性损伤有脑组织从伤口膨出时，在外露的脑组织周围用消毒纱布卷保护，再用纱布架空包扎，避免脑组织受压，对插入颅腔的致伤物不可贸然撼动或拔出，以免引起颅内大出血。遵医嘱使用抗生素和TAT。

4. 警惕脑疝　如病人意识障碍进行性加重，出现喷射性呕吐、瞳孔散大，应警惕脑疝可能。

二、一般护理

1. 体位　意识清醒者采取斜坡卧位，有利于颅内静脉回流。昏迷病人或吞咽功能障碍者宜取侧卧位或侧俯卧位，以免呕吐物、分泌物误吸。

2. 降低体温　高热使机体代谢增高，加重脑组织缺氧。

3. 躁动的护理　切勿轻率给予镇静剂，以免影响观察病情；不可强加约束，避免因过分挣扎使颅内压进一步增高。

4. 营养支持　昏迷病人须禁食，早期应采用胃肠外营养。每日静脉输液量在1500～2000ml，其中含钠电解质500ml，输液速度不可过快。伤后3天仍不能进食者给予鼻饲补充营养，应控制盐和水的摄入量。

5. 保持呼吸道通畅。

三、严密观察病情——及早发现脑疝

1. 意识状态　格拉斯哥昏迷计分法（GCS），分别对病人的睁眼、言语、运动三方面的反应进行评分，累计得分，最高为15分，总分低于8分表示昏迷状态，分数越低表明意识障碍越严重（见表）。

睁眼反应	计分	言语反应	计分	运动反应	计分
自动睁眼	4	回答正确	5	遵嘱活动	6
呼唤睁眼	3	回答错误	4	刺痛定位	5
刺痛睁眼	2	胡言乱语	3	躲避刺痛	4
不能睁眼	1	只能发声	2	刺痛肢屈	3
—	—	不能发声	1	刺痛肢伸	2
—	—	—	—	不能活动	1

2. 生命体征

（1）应先测呼吸，再测脉搏，最后测血压，避免病人躁动影响准确性。

（2）出现“两慢一高”，同时有进行性意识障碍：颅内压增高所致的代偿性改变。

（3）高热：下丘脑或脑干损伤；伤后数日出现高热：继发感染。

3. 瞳孔

项目	瞳孔变化
原发性动眼神经损伤	伤后立即出现一侧瞳孔散大
小脑幕切迹疝	伤后瞳孔正常，以后一侧瞳孔先缩小继之进行性散大，并且对光反射减弱或消失
脑干损伤	双侧瞳孔时大时小，对光反射消失，伴眼球运动障碍（如眼球分离、同向凝视）
临终前	双侧瞳孔散大，对光反射消失、眼球固定伴深昏迷或去脑强直
特殊用药	①阿托品、麻黄碱可致瞳孔散大 ②吗啡、氯丙嗪可致瞳孔缩小

4. 锥体束征

表现	对应疾病
受伤当时出现偏瘫且不再继续加重	原发性脑损伤
伤后一段时间出现或继续加重的肢体偏瘫，同时伴有意识障碍和瞳孔变化	小脑幕切迹疝压迫损害中脑的大脑脚，损害其中的锥体束纤维所致

5. 剧烈头痛、频繁呕吐提示颅内压增高；躁动时无脉搏增快警惕脑疝形成。

四、减轻脑水肿，降低颅内压

应用高渗脱水药、利尿药、肾上腺皮质激素。

五、预防并发症

预防压疮、关节僵硬、肌肉挛缩、呼吸道和泌尿系感染等并发症。

六、手术前、后的护理

1. 手术前　2小时内剃净头发，洗净头皮，涂擦75%乙醇并用无菌巾包扎。

2. 手术后　搬动病人前后应观察呼吸、脉搏和血压的变化。

3. 体位　小脑幕上开颅手术后，取健侧或仰卧位。小脑幕下开颅手术后，应取侧卧或侧俯卧位。

高频考点速记

1. 颅底骨折一般为线形骨折，不出现移位，也不出现骨折畸形的特征性表现。

2. 出现“熊猫眼征”的颅骨骨折是颅前窝骨折。

3. 患者，女，26岁。头部撞伤后疼痛15小时，神志清，眼睑青紫，眼结膜下出血，嗅觉丧失，有淡红色液体从鼻腔流出。最可能的诊断是颅前窝骨折。

4. 脑脊液漏禁忌耳鼻冲洗的目的是避免颅内继发感染。

5. 患者，男，28岁。车祸伤后1小时，当时昏迷约10分钟，来院后出现头痛、恶心，未呕吐。右鼻孔可见血性液体持续流出。考虑为颅骨骨折致脑脊液漏。脑脊液漏护理过程中应迅速建立静脉通道，密切观察生命体征变化。给予面罩氧气吸入。禁忌鼻腔的堵塞、冲洗和滴药，严禁经鼻腔置胃管、吸痰及鼻导管给氧，以免造成颅内感染。维持半坐卧位至停止脑脊液漏后3～5日，目的是借助重力作用使脑组织移向颅底，使脑膜逐渐形成粘连而封闭脑膜破口。患者颅骨骨折，为开放性损伤，应给予抗生素和破伤风。

6. 颅骨骨折患者，预防进行性颅内感染的具体措施：（1）每天2次清洁、消毒鼻前庭或外耳道，避免棉球过湿导致液体逆流颅内。（2）在外耳道口或鼻前庭疏松放置干棉球，棉球渗湿及时更换，并记录24小时浸湿的棉球数，以此估计漏出液量。（3）禁忌鼻腔、耳道的堵塞、冲洗和滴药，脑脊液鼻漏者，严禁经鼻腔置胃管、吸痰及鼻导管给氧。（4）避免用力咳嗽、打喷嚏、擤鼻涕及用力排便，以免颅内压骤然升降导致气颅。（5）禁忌做腰椎穿刺。（6）按医嘱应用抗生素和破伤风抗毒素，预防颅内感染。

7．头部受到撞击后，发生一过性神经功能障碍，无肉眼可见的神经病理变化，显微镜下，神经组织结构紊乱。判断为脑震荡。

8．暴力作用于头部后，脑组织受破坏较轻，软脑膜尚完整。判断为脑挫伤。

9．患者，男，35岁。走路时不慎滑倒，头部触地，当即昏迷约30分钟，醒后头痛、恶心，50分钟后再次昏迷。该患者最可能是硬脑膜外血肿。

10．脑实质血管破裂，会导致硬脑膜下血肿。

11．患者，女，36岁。重型颅脑损伤行“血肿清除术”后20小时，患者清醒后，继而出现呕吐，意识障碍，GCS评分11分。急诊CT检查见右颞顶不规则阴影。患者可能出现了颅内血肿。

12．颅脑损伤患者的护理措施是禁忌使用吗啡，以免影响呼吸，加重病情。抬高床头15°～30°，便于静脉回流，减轻脑水肿，深昏迷患者去枕侧卧位或侧俯卧位，及时清除呼吸道分泌物及其他血渍，开放呼吸道，加强营养，病情观察和记录。

13．患者，男，41岁。因车祸伤致颅内血肿，深昏迷，脑疝形成。实施颅内血肿清除，去骨瓣减压手术，术中输血3600ml，术后入ICU，患者出现皮肤紫斑，切口部位有出血。应首先考虑的诊断是弥漫性血管内凝血（DIC）；在抢救过程中应及时使用抗凝剂。

第十六章　颈部疾病病人的护理

必备考点精编

第一节　甲状腺功能亢进症

1．术前准备——预防甲状腺危象的关键

<table>
<tr><td>心理护理</td><td colspan="2">精神过度紧张或失眠者可遵医嘱给予镇静催眠药</td></tr>
<tr><td>术前检查</td><td colspan="2">基础代谢率=（脉率+脉压）-111；应在禁食12小时、睡眠8小时以上、静卧空腹状态下测定</td></tr>
<tr><td rowspan="3">药物准备（降低基础代谢率）</td><td>硫脲类</td><td>硫氧嘧啶。甲亢症状基本控制后，改服2周碘剂（复方碘溶液），再行手术</td></tr>
<tr><td>碘剂</td><td>口服碘剂。2～3周后甲亢症状得到基本控制（病人情绪稳定，睡眠良好，体重增加，脉率<90次/分，脉压恢复正常，基础代谢率在+20%以下），便可进行手术</td></tr>
<tr><td>普萘洛尔</td><td>能控制甲亢症状，而不引起腺体充血，有利于手术。适用于不能耐受碘剂或无反应者
普萘洛尔服用方法：①每6小时服药1次，每次20～60mg，4～7日后脉率即降至正常水平，便可施行手术。②最后一次服用须在术前1～2小时，术后继续口服4～7日（半衰期不到8小时）</td></tr>
<tr><td>体位指导</td><td colspan="2">指导病人练习头颈过伸位</td></tr>
<tr><td>对症护理</td><td colspan="2">①突眼护理：睡前用抗生素眼膏敷眼，可戴黑眼罩或以油纱布遮盖，以避免角膜过度暴露发生溃疡
②饮食护理等</td></tr>
<tr><td>其他指导</td><td colspan="2">①术前不用阿托品以免引起心动过速
②禁喝浓茶、咖啡、酒等刺激性饮料（兴奋）
③心率过快者，口服利血平或普萘洛尔
④心力衰竭者，应用洋地黄类制剂</td></tr>
</table>

2. 术后护理

<table>
<tr><td>一般护理</td><td colspan="4">①让病人发音：观察有无声音嘶哑或声调降低
②进温凉流质饮食：了解病人进流质饮食后的反应（有无呛咳或误咽）以早期判断有无神经损伤
③体位和引流：血压平稳或全麻清醒后取半坐卧位。避免剧烈咳嗽、说话过多，避免颈部弯曲、过伸或快速的头部运动，起床时用手支持头部。检查颈部伤口敷料有无渗血，有无颈部肿胀，手术野常规放置橡皮片或引流管引流24～48小时，以利于观察切口内出血情况并及时引流切口内的积血，预防术后气管受压
④药物：继续服用复方碘化钾溶液。方法：每日3次，以每次16滴开始，逐日每次减少1滴，直至病情平稳</td></tr>
<tr><td rowspan="10">术后并发症（最重要）</td><td>呼吸困难和窒息</td><td colspan="3">①最危险的并发症，多发生于术后48小时内；表现为呼吸困难，烦躁，发绀甚至窒息。须立即进行床边抢救，剪开缝线，敞开伤口，迅速除去血肿，结扎出血的血管。待病情好转，再送手术。喉头水肿者立即应用大剂量激素，无效时气管切开。因此术后病人床旁应常规放置气管切开包和无菌手套
②常见原因：切口内出血压迫气管；喉头水肿；气管塌陷</td></tr>
<tr><td rowspan="2">喉返神经损伤</td><td>单侧</td><td colspan="2">声音嘶哑，可由健侧代偿而恢复</td></tr>
<tr><td>双侧</td><td colspan="2">失声甚至呼吸困难、窒息，应立即气管切开</td></tr>
<tr><td rowspan="2">喉上神经损伤</td><td>内支</td><td>进食饮水时易误咽或呛咳</td><td rowspan="2">理疗后可自行恢复正常</td></tr>
<tr><td>外支</td><td>声调降低</td></tr>
<tr><td>手足抽搐</td><td colspan="3">多于术后1～3日出现。因手术时甲状旁腺被误伤致血钙下降。抽搐时立即缓慢静脉推注10%葡萄糖酸钙或氯化钙10～20ml</td></tr>
<tr><td rowspan="4">甲状腺危象</td><td>诱因</td><td colspan="2">应激、手术准备不充分、感染、^{131}I治疗反应</td></tr>
<tr><td>机制</td><td colspan="2">大量甲状腺素突然释放入血</td></tr>
<tr><td>临床表现</td><td colspan="2">T＞39℃；脉搏＞120次/分、大汗、休克；神情焦虑、烦躁不安、嗜睡或谵妄、昏迷；常伴呕吐、腹泻</td></tr>
<tr><td>处理</td><td colspan="2">①口服复方碘化钾溶液，以降低循环血液中甲状腺素水平。②应用氢化可的松，以拮抗应激反应。③应用肾上腺素能阻滞剂：利血平或普萘洛尔。④应用镇静药：苯巴比妥钠，或冬眠合剂Ⅱ号。⑤降温：退热、冬眠药物和物理降温。⑥静脉输入大量葡萄糖溶液补充能量。⑦吸氧。⑧心力衰竭者，加用洋地黄制剂。⑨禁用阿司匹林，该药可与甲状腺球蛋白结合而释放游离甲状腺激素，使病情加重</td></tr>
</table>

第二节　单纯性甲状腺肿

单纯性甲状腺肿的临床表现、护理及宣教

临床表现	有甲状腺肿大及肿块压迫症状，不伴有甲状腺功能减退或亢进	
	地方性呆小病	
护理	饮食	①日常烹调使用加碘食盐；多食海带、紫菜等海产品及含碘丰富的食物 ②避免食用卷心菜、花生、菠菜、萝卜以免阻碍甲状腺素合成
	用药	避免大剂量碘治疗，以免诱发碘甲亢 准确服药和坚持长期服药，以免停药后复发
宣教	补充碘盐，是预防缺碘性地方性甲状腺肿最有效的措施	

第三节　甲状腺肿瘤

1. 临床表现

项目	特点
初期	无症状，肿块常为质硬不平的结节，生长迅速，随吞咽上下移动；如随吞咽活动度降低提示未分化癌
晚期	压迫喉返神经→声音嘶哑；压迫气管→呼吸困难；压迫食管→吞咽困难；压迫颈交感神经→Horner综合征（瞳孔缩小、上睑下垂、眼球内陷）
转移灶	颈部淋巴结转移灶；远处转移（扁骨及肺。其中扁骨包括颅骨、椎骨、胸骨、盆骨）

2. 手术护理

术前	体位锻炼：软枕垫于肩部，保持头低、颈部过伸位	
术后	体位	半坐卧位，起身活动时用手置于颈后以支撑头部
	饮食	温凉饮食，禁忌过热饮食
	保持呼吸道通畅	①指导病人深呼吸，有效咳嗽，必要时吸痰 ②床旁备气管切开包和无菌手套，一旦发现病人有窒息的危险，立即行气管切开并床旁抢救

续表

术后	观察	有无呼吸困难、声音嘶哑、音调降低、呛咳
	特殊功能锻炼	行颈淋巴结清扫术的病人，斜方肌不同程度受损，因此切口愈合后应开始肩关节和颈部的功能锻炼，注意保持患肢高于健侧——纠正肩下垂的趋势

3. 健康教育

药物治疗	对于甲状腺全切除者，应早期给予足够量的甲状腺素制剂，每日 120～180mg，以抑制促甲状腺激素的分泌，预防肿瘤复发
功能锻炼	功能锻炼应至少持续至出院后3个月
复诊、随诊	了解甲状腺的功能，若发现颈部结节、肿块，应及时治疗

第四节　常见颈部肿块

常见颈部肿块的表现

类型	表现
甲状舌管囊肿	颈前区中线、舌骨下方圆形囊性肿块，边界清楚，表面光滑，有囊性感，无痛，肿块在吞咽或伸、缩舌时随之上下移动
颈淋巴结结核	①多见于儿童和青年。表现为低热、盗汗、食欲不振、消瘦 ②颈部出现多个大小不等的肿大淋巴结；可融合成团或形成串珠状肿块；最后发生干酪样坏死、液化形成寒性脓肿；破溃后形成窦道、慢性溃疡
慢性淋巴结炎	淋巴结肿大
恶性淋巴瘤	肿大淋巴结先出现于颈侧区，继之逐渐融合成团，生长迅速；伴全身淋巴结肿大（腋窝、腹股沟），肝脾肿大，发热
转移性肿瘤	①约占颈部恶性肿瘤的3/4，鼻咽癌和甲状腺癌转移最常见 ②锁骨上窝转移——胸腹部癌；左锁骨上淋巴结——胃肠道、胰腺癌肿经胸导管转移 ③表现：肿大的淋巴结坚硬，表面不平、固定

高频考点速记

1. 测定基础代谢率前应禁食的时间为12小时。

2. 基础代谢率（BMR）测定前的准备：应在禁食12小时、睡眠8小时以上、静卧空腹状态下进行。计算公式：基础代谢率=（脉率+脉压）–111。

3. 患者，女，35岁。清晨未起床时测血压为125/80mmHg，脉搏88次/分。其基础代谢率为脉率+脉压–111=88+（125–80）–111=22%。

4. 患者，女，36岁。因“消瘦、乏力、怕热、多汗4个月”就诊，检查：体温37.6℃，心率116次/分，血压145/90mmHg，甲状腺弥漫性、对称性肿大，质软，随吞咽上下活动，伴有震颤，并可闻及血管杂音，首先考虑的诊断是甲状腺功能亢进。

5. 患者，女，28岁。甲状腺功能亢进病史半年，妊娠3个月，甲状腺功能亢进症状加重，治疗宜选用丙基硫氧嘧啶。

6. 患者，女，60岁。甲状腺肿大20年，与压迫邻近组织有关的症状是声嘶、呼吸困难、吞咽困难、头面部淤血和Horner综合征（瞳孔缩小、上睑下垂、眼球内陷）分别由肿块压迫喉返神经、气管、食管、上腔静脉和颈交感神经导致。

7. 甲亢术前药物准备的目的是预防甲状腺危象。

8. 甲状腺术后最危险的并发症是术后呼吸困难和窒息。

9. 患者，女，37岁。甲亢行甲状腺大部切除术。术后3小时突然窒息，面部青紫，颈部切口下肿胀。其原因是出血。

10. 甲状腺功能亢进症患者，术后出现声音嘶哑是由于喉返神经损伤。

11. 术后出现音调降低的是喉上神经外支损伤。

12. 甲状腺大部切除术后，引起手足抽搐是因为损伤甲状旁腺。

13. 甲亢危象是甲亢术后的严重并发症，主要表现为体温39℃以上、心动过速（140次/分以上）、烦躁不安、谵妄、呼吸急促、恶心、呕吐、腹泻。

14．患者已有数年怕热、多汗、心率110次/分左右、食量大，但渐瘦情况。经查FT_4、FT_3增高，昨天突然体温达40℃，心率150次/分，恶心、呕吐、腹泻，大汗持续而昏睡。急诊为甲状腺功能亢进伴甲状腺危象。其原因是突然大量甲状腺素释放入血。

15．患者，女，23岁。生长在高原缺碘地区，1年前发现颈前部结节状肿物。现肿物变化不大，无其他不适。最可能的诊断是单纯性甲状腺肿。

16．患儿，男，8岁。在颈前中线出现一球形囊性肿块，表面光滑、边界清楚，伸舌时能牵动，本人无痛苦，考虑为甲状舌管囊肿。

第十七章　乳房疾病病人的护理

必备考点精编

第一节　急性乳腺炎

急性乳腺炎的临床表现、护理及宣教

表现	①患侧乳房胀痛，局部红、肿、发热、压痛 ②继之出现高热、寒战，脉率加快，患侧淋巴结肿大、压痛，形成多个脓肿。感染严重者，可并发脓毒血症 ③深部脓肿可穿至乳房与胸肌间，形成乳房后脓肿	
护理	防止乳汁淤积	定时用吸乳器吸空乳汁，或用手、梳子背沿乳管方向加压按摩
	促进局部血液循环	局部热敷或用宽松的胸罩
	养成良好的哺乳习惯	每次哺乳时让婴儿吸净乳汁，如有淤积，及时排空乳汁；避免婴儿养成含乳头睡眠的坏习惯；注意婴儿口腔卫生，及时治疗婴儿口腔炎症
	预防	①纠正乳头内陷，妊娠期每天挤捏、提拉乳头 ②可用自身乳汁涂抹，能抑菌、滋润、促表皮修复功能 ③出现破损时，暂停哺乳，用吸乳器吸出乳汁哺育婴儿；局部用温水清洗后涂以抗生素软膏，待愈合后再行哺乳
宣教	避免乳汁淤积是预防该病的关键	

第二节　乳房良性肿块

乳房良性肿块疾病小结

项目	乳房纤维腺瘤	乳管内乳头状瘤	乳腺囊性增生病
好发年龄	20～25岁，卵巢功能期	40～45岁，经产妇	30～50岁
临床特点	多为乳房外上象限单发的肿块，质似硬橡皮球的弹性感，表面光滑，易推动，增大缓慢	大乳管近乳头的壶腹部好发，乳头溢血性液。无明显自觉症状；肿瘤较小，不能触及；常因乳头溢液污染衣服而引起注意，溢液为血性、暗棕色或黄色液体	周期性乳房胀痛、乳房肿块或弥漫性增厚
月经关联	无影响	无影响	疼痛与月经周期有关，月经前疼痛加重；月经来潮后减轻或消失

第三节　乳腺癌

1. 临床表现

常发部位	外上象限	
早期	无痛性、单发小肿块，质硬，表面不甚光滑，分界不清，不易推动	
进展期	“酒窝征”	侵犯连接腺体与皮肤的Cooper韧带，可使其缩短而致癌肿表面皮肤凹陷
	“橘皮样”改变	皮内或皮下淋巴管被癌细胞堵塞，引起淋巴回流障碍，出现真皮水肿
	乳头内陷	乳头深部癌块侵及乳管
晚期	全身	恶病质表现：消瘦、乏力、贫血、发热
	局部	溃疡、卫星结节、铠甲胸（乳腺癌结节彼此融合、弥漫成片，可使呼吸受限）

2. 护理措施

<table>
<tr><td>术前护理</td><td colspan="3">①妊娠期乳腺癌病人应立即终止妊娠，哺乳期乳腺癌病人应断乳，以免因体内激素水平活跃而加快癌肿发展
②术前准备：对手术范围大、需要植皮的病人，做好供皮区的皮肤准备</td></tr>
<tr><td rowspan="6">术后护理</td><td>体位</td><td colspan="2">术后麻醉清醒、血压平稳后取半卧位；注意不可在患肢量血压、注射及抽血</td></tr>
<tr><td>病情观察</td><td colspan="2">严密观察生命体征及变化，观察切口敷料渗血、渗液情况。乳腺癌扩大根治术有损伤胸膜可能，病人会出现胸闷、呼吸困难，应及时报告医师</td></tr>
<tr><td rowspan="2">切口和引流</td><td>皮瓣</td><td>①手术部位用弹力绷带加压包扎，使皮瓣与胸壁贴合紧密，防止积液、积气。观察皮瓣血液循环和患侧上肢远端血液循环，若手指发麻、皮肤发绀、动脉搏动不能扪及，提示腋窝部血管受压，应及时调整绷带的松紧度
②出现皮瓣下积液：应在无菌操作下穿刺抽吸，然后再加压包扎
③发现皮瓣边缘发黑坏死：协助将其剪除，待创面自行愈合，或待肉芽生长良好后再植皮</td></tr>
<tr><td>负压引流管</td><td>引流皮瓣下的渗液和积气，使皮瓣紧贴创面，避免坏死、感染，促进愈合。术后3～5日，皮瓣下无积液、创面与皮肤紧贴时，拔管</td></tr>
<tr><td>患侧上肢肿胀预防</td><td>术后易出现</td><td>指导病人平卧时用软枕抬高患侧上肢，下床活动时用吊带托扶，需他人扶持时只能扶健侧，以防腋窝皮瓣滑动而影响创面愈合。按摩患侧上肢或进行握拳、屈肘、伸肘运动，以促进淋巴回流。肢体肿胀严重者可戴弹力袖或使用弹力绷带以利于回流</td></tr>
<tr><td>功能锻炼</td><td colspan="2">①术后24小时：活动手部及腕部
②术后3～5日：活动肘部
③术后1周：活动肩部、手指爬墙运动，直至患侧手指能高举过头、自行梳理头发
④术后10天：外展活动
⑤术后10～12天：全关节活动</td></tr>
</table>

续表

健康教育	①近期避免患侧上肢搬动或提拉过重物品，坚持功能锻炼 ②手术后5年内应避免妊娠，因为妊娠可促使乳腺癌复发 ③坚持放疗、化疗：放疗期间应注意保护皮肤，化疗期间定期检查肝、肾功能和血白细胞计数，若白细胞计数＜4×10^9/L，需暂停。多食高蛋白、高维生素、高热量、低脂肪的食物 ④乳房定期检查（乳房自检知识在健康教育中最重要）：每月1次，检查时间在月经周期的第7～10日，或月经结束后2～3日，已绝经者每个月固定的1日检查 ⑤根治术后3个月行乳房再造术，有肿瘤转移或乳腺炎者禁忌

高频考点速记

1．乳腺纤维腺瘤的临床特征是病程缓慢，乳房有单个肿块，边界清楚，活动度好。

2．患者，女，40岁。近月来发现有少量鲜血从乳头溢出，但乳房内未触及明显肿块，亦无头痛，考虑诊断为乳管内乳头状瘤。

3．乳腺囊性增生病的临床特点是乳房周期性胀痛。

4．乳腺囊性增生病的临床特征是周期性疼痛，乳房内有大小不等的结节，质韧，边界不清。

5．患者，女，40岁。右乳肿块，界限不清，肿块多并呈串珠状，周期性疼痛。此肿物最可能是乳腺囊性增生病。

6．患者，女，28岁，足月顺产一男婴。目前为产后半个月，产妇突发寒战、高热，右侧乳房红、肿、热、痛，局部压痛。诊断为乳腺炎。下列必要的护理措施是托起患乳，用吸乳器吸尽患乳乳汁，局部热敷，给予高热量、高蛋白质、易消化饮食，注意充足休息。

7．乳腺癌常发生于乳房的外上象限。

8．乳腺癌的临床特征是病程短，乳房有单个肿块，边界不清，活动度不大，腋下淋巴结肿大。

9．乳癌引起局部皮肤“橘皮样”变，是因为皮下淋巴管被癌细胞堵塞，引起淋巴回流障碍，出现真皮水肿所致。

10. 患者，女，33岁。左乳发现一4cm×3cm大小肿块，与周围组织粘连，边界不清。同侧腋窝淋巴结肿大，诊断为乳腺癌；该患者欲行手术治疗，备皮范围为上起下颌，下至脐平，前至健侧锁骨中线，后过腋后线，包括患侧上臂上1/3皮肤及腋毛。

11. 乳腺癌根治术后可能出现的并发症是患侧上肢肿胀。

12. 乳腺癌根治术后，为减少和避免术后积液，尽快恢复患侧上肢功能，康复锻炼开始的时间是术后24小时内开始活动手部及腕部；术后3～5日活动肘部；术后1周可进行肩部运动、手指爬墙运动，直至患侧手指能高举过头、可自行梳理头发；术后10～14天可进行全关节活动。

13. 乳腺癌术后进行健康指导，对预防复发有直接作用的是5年内避免妊娠。

第十八章　胸部损伤病人的护理

必备考点精编

第一节　肋骨骨折

临床表现

症状	①局部疼痛，咳嗽、深呼吸或转动体位时加剧，部分可咯血 ②多根、多处肋骨骨折时气促、呼吸困难、发绀、休克 ③还可有连枷胸或纵隔扑动
体征	①胸壁压痛、肿胀，有时可触及骨折断端及骨摩擦感 ②多根多处肋骨骨折时，伤侧胸壁可有反常呼吸运动及皮下气肿

第二节　气　胸

临床表现

类型	临床表现	
闭合性气胸	小量气胸（肺萎陷30%以下）患者无明显症状；中量气胸（肺萎陷30%~50%）、大量气胸（肺萎陷50%以上）可出现胸闷、胸痛、气促和呼吸困难，气管向健侧移位，伤侧胸部叩诊呈鼓音，听诊呼吸音减弱或消失	
开放性气胸	视	气促、发绀、呼吸困难、休克
	触	胸部及颈部皮下可触及捻发音
	叩	伤侧胸部呈鼓音；气管、心脏向健侧移位
	听	呼吸音减弱或消失，呼吸时可听到空气进入胸膜腔伤口的响声（吹风声）

续表

类型	临床表现	
张力性气胸	症状	严重或极度呼吸困难、发绀、烦躁不安、大汗淋漓、昏迷、休克，甚至窒息
	体征	气管向健侧偏移；伤侧胸部饱胀，肋间隙增宽，呼吸幅度减小，明显皮下气肿（捻发音）。叩诊呈鼓音，听诊呼吸音消失

第三节　血　胸

1. **小量血胸（成人积血量＜0.5L）** 无明显症状，胸部X线检查仅示肋膈角消失。

2. **中量血胸（积血量约0.5～1L）和大量血胸（积血量＞1L）** 脉搏快弱、四肢冰冷、血压下降、气促（低血容量性休克）。同时伴胸膜腔积液征象，如肋间隙饱满，气管向健侧移位，心界移向健侧，伤侧胸部叩诊浊音，呼吸音减弱或消失。

3. **血胸并发感染**　高热、寒战、疲乏、出汗、血白细胞计数升高。

4. **胸部X线检查**　胸膜腔有大片积液阴影，纵隔可向健侧移位。如合并气胸则显示液平面。

5. **胸膜腔穿刺**　抽得血性液体。

6. **进行性血胸**　①脉搏逐渐增快、血压下降，经输血补液等抗休克措施后，血压不回升或升高后又迅速下降。②胸膜腔穿刺因血液凝固而抽不出血性液体，但连续胸部X线检查示胸膜腔阴影继续增大。③血红蛋白、红细胞计数和血细胞比容等重复测定，持续降低。④安置胸腔闭式引流，每小时引流量超过200ml，连续3小时。

第四节　护　理

一、胸部损伤病人的护理

（一）现场急救

1. **多根、多处肋骨骨折形成连枷胸**　厚敷料加压包扎。以消除反常呼吸。

2. **开放性气胸**　立即用敷料（凡士林纱布）封闭胸壁伤口，变开放性为闭合性。

3. **张力性气胸和积气量多的闭合性气胸**　立即穿刺抽气或胸膜腔引流。

（二）补充血容量

1. **迅速建立静脉输液通路**

2. **维持水、电解质及酸碱平衡**　在监测中心静脉压的前提下，补充液体量。

3. **行剖胸止血术。**

（三）维持呼吸功能

半坐卧位，保持呼吸道通畅，预防窒息。

（四）减轻疼痛与不适

1. **肋骨骨折**　采用胸带固定，也可用1%普鲁卡因做肋间神经封闭。

2. **连枷胸**　用巾钳夹住游离端肋骨的中央处，将其悬吊牵引；或手术行肋骨内固定。

（五）预防感染

1. 鼓励深呼吸，有效咳嗽、排痰以促进肺扩张。
2. 保持胸膜腔闭式引流管通畅，及时引流出积血、积气。
3. 应用抗生素。
4. 每4小时测1次体温。

二、胸膜腔闭式引流病人的护理

目的	①引流胸膜腔内渗液、血液及气体 ②重建胸膜腔内负压，维持纵隔的正常位置 ③促进肺膨胀	
适应证	气胸、血胸、脓胸及心胸手术后	
安置部位	胸膜腔积液	穿刺点在腋中线和腋后线之间第6～8肋间
	胸膜腔积气	穿刺点在锁骨中线第2肋间
	脓胸	穿刺点在脓液积聚的最低位
管子的选择	用于排液的胸膜腔引流管	宜选用质地较硬、管径为1.5～2cm的橡皮管（不易折叠堵塞而利于通畅引流）
	用于排气的胸膜腔引流管	选用质地较软、管径为1cm的塑胶管（减少局部刺激）
护理要点	保持管道的密闭	①水封瓶长玻璃管没入水中3～4cm，并始终保持直立，短管下口远离水平面；使用时，将病人胸膜腔引流管连接于水封瓶的长玻璃管，接通后即见管内水柱上升，高出平面8～10cm，随呼吸上下移动，若水柱不动，提示引流管不通 ②若引流管从胸腔滑脱，立即用手捏闭伤口处皮肤，消毒处理后用凡士林纱布封闭伤口
	严格无菌操作，防止逆行感染	引流瓶应低于胸壁引流口平面60～100cm以防瓶内液体逆流入胸膜腔；搬运病人前，先用两把止血钳交叉夹紧胸腔引流管
	保持引流管通畅	取半坐卧位；鼓励病人做咳嗽、深呼吸运动及变换体位，以利胸腔内液体、气体排出，促进肺扩张

续表

护理要点	观察和记录	水柱上下波动正常值为4～6cm	
		过高	提示肺不张
		无波动	提示引流管不畅或肺已完全扩张
		肺受压症状	若出现胸闷气促、气管向健侧偏移等表现，提示引流管被血块堵塞，应捏挤或使用负压间断抽吸使其通畅
	拔管	指征	引流48～72小时后，无气体溢出，或引流量明显减少且颜色变浅，24小时引流液＜50ml，脓液＜10ml，X线胸片示肺膨胀良好无漏气，病人无呼吸困难
		方法	嘱病人先深吸一口气，在吸气末屏气并迅速拔管，立即用凡士林纱布和厚敷料封闭胸壁伤口，外加包扎固定

高频考点速记

1．损伤性气胸患者共同的体征是伤侧胸部叩诊呈鼓音。

2．开放性气胸患者特有的体征是呼吸时可闻及气体进出伤口的响声类似吸吮样音。

3．高压性气胸患者独有的体征是皮下气肿，胸部和颈部皮下可触及捻发音。

4．闭合性多根多处肋骨骨折患者首要的急救措施是局部加压包扎固定。

5．血胸患者维持呼吸功能的护理措施是密切观察呼吸形态、频率、呼吸音变化；根据病情给予吸氧，观察氧饱和度变化；生命体征平稳时，可取半卧位，以利于呼吸；及时清除呼吸道分泌物。

6．胸膜腔闭式引流装置的水封瓶装置应密封，以免气体进入胸膜腔；水封瓶塞上长管须在水平面下3～4cm，以避免气体和液体逆流；引流瓶应低于胸壁引流口平面60～100cm，以防瓶内液体逆流入胸膜腔；引流管在床上妥善固定，以免滑脱；换瓶时用双钳夹闭引流管近端，以保证装置的密封性；气胸引流管置于患侧第2肋间；拔管时嘱病人先深吸一口气，在吸气末屏气并迅速拔管，立即用凡士林纱布和厚敷料封闭胸壁伤口，外加包扎固定。

7. 患者，男，36岁。胸腔术后胸膜腔闭式引流管不慎自胸壁伤口脱出，首要的措施是手指捏紧引流口处的皮肤，勿使气体进入，形成气胸，消毒处理后用凡士林纱布封闭伤口。

第十九章 脓胸病人的护理

必备考点精编

一、急性脓胸的临床表现

病史	肺炎久治不愈或反复发作的感染病史
症状	①全身中毒症状：高热、脉速、胸痛、食欲缺乏、呼吸急促、全身乏力 ②积脓较多：胸闷、咳嗽、咳痰，严重者出现发绀和休克
体征	①视：患侧呼吸运动减弱，肋间隙饱满 ②触：患侧语颤减弱 ③叩：呈浊音。脓气胸者上胸部鼓音，下胸部浊音 ④听：呼吸音减弱或消失

二、慢性脓胸的临床表现

概念	急性脓胸病程＞3个月，脓腔壁韧厚，脓腔容量已固定不变	
临床表现	症状	长期低热、食欲减退、消瘦、贫血、低蛋白血症等慢性全身中毒症状；气促、咳嗽、咳脓痰
	体征	杵状指（趾）；胸廓内陷，呼吸运动减弱，肋间隙变窄，呼吸音减弱或消失。严重者有脊椎侧凸

三、护理

1．改善呼吸功能

体位	半坐卧位，以利呼吸和引流
	有支气管胸膜瘘者取患侧卧位，以免脓液流向健侧或发生窒息

续表

协助排脓	急性脓胸	尽早胸腔穿刺抽脓	每日或隔日抽1次，抽脓后，胸腔内注射抗生素；每次抽脓量不超过1000ml
		胸腔闭式引流	脓液黏稠、抽吸困难或伴有支气管胸膜瘘者
	慢性脓胸	胸廓成形术后	采取术侧向下卧位，用厚棉垫、胸带加压包扎，并根据肋骨切除范围，在胸廓下垫一硬枕或加沙袋压迫以控制反常呼吸
		胸膜纤维板剥脱术	术后易发生大量渗血，若出现血压下降、脉搏增快、尿量减少、烦躁不安且呈贫血貌，或胸腔闭式引流术后2～3小时内每小时引流量＞100～200ml且呈鲜红色应立即快速输血，给予止血药，必要时再次开胸止血
胸腔引流	保持通畅，有效引流，慢性脓胸病人应注意引流管不能过细，勿插入太深，以免影响脓液排出。若脓腔明显缩小，脓液不多，纵隔已固定，可将闭式引流改为开放引流		
其他	保持呼吸道通畅、给氧、呼吸功能锻炼		

2．指导病人做腹式深呼吸，减少胸廓运动，减轻疼痛，必要时行镇静、镇痛处理。

3．降温、加强营养。

高频考点速记

1．关于急性脓胸的症状和体征：高热、脉速、胸痛、食欲缺乏、呼吸急促、全身乏力；积脓较多者尚有胸闷、咳嗽、咳痰，严重者出现发绀和休克，患侧呼吸运动减弱，肋间隙饱满；患侧语颤减弱；叩诊呈浊音；脓气胸者上胸部呈鼓音，下胸部呈浊音；呼吸音减弱或消失。血常规：白细胞计数和中性粒细胞比例升高；胸部X线和B超：胸腔积液等。

2．关于慢性脓胸的描述：急性脓胸病程超过3个月；杵状指；在壁、脏胸膜之间形成脓腔壁，肋间隙变窄，纵隔向患侧移位，可出现脊柱侧凸。

3．患者，男，72岁。1个月前因发热、咳痰、胸闷，行抗炎治疗1周好转。今日因再次发热、气促、胸痛入院。查体：体温38.5℃，血压135/85mmHg，脉搏118次/分，呼吸25次/分，右侧呼吸音减弱，叩诊上部为鼓音、下部呈浊音。考虑患者为急性脓胸。为了进一步明确诊断，应行胸部X线片、B超检查及胸腔穿刺以判定有无胸腔积液。

4．患儿，女，3岁，诊断为脓胸。住院第2天发生呼吸困难、喘憋、烦躁，心率增快，右下肺叩诊呈浊音、右上肺叩诊呈鼓音。最可能发生了脓气胸。最适当的治疗是患侧胸膜腔闭式引流。

5．脓胸患者并发支气管胸膜瘘宜采用患侧卧位，以免脓液流向健侧或发生窒息。

第二十章　肺癌病人外科治疗的护理

必备考点精编

第一节　概　述

临床表现

早期	咳嗽最常见，特别是周围型肺癌，多无症状。癌肿增大后，常出现刺激性咳嗽，痰中带血点、血丝或断续地少量咯血；大量咯血很少见	
晚期	压迫或侵犯喉返神经	引起声带麻痹、声音嘶哑
	压迫或侵犯膈神经	引起膈肌麻痹
	压迫上腔静脉	面部、颈部、上肢和上胸部静脉怒张，皮下组织水肿，上肢静脉压升高
	侵犯胸膜	引起血性胸膜腔积液；大量积液可引起气促
	癌肿侵犯胸膜及胸壁	出现持续性剧烈胸痛
	侵入纵隔,压迫食管	出现吞咽困难
	颈交感神经受损	出现Horner综合征（瞳孔缩小、上睑下垂、眼球内陷）
补充	上叶顶部肺癌	亦称Pancoast肿瘤：可以侵入纵隔和压迫位于胸廓上口的器官或组织，如第1肋间、锁骨下动静脉、臂丛神经、颈交感神经等而产生剧烈胸肩痛、上肢静脉怒张、上肢水肿、臂痛和运动障碍；同侧上眼睑下垂、瞳孔缩小、眼球内陷、面部无汗等颈交感神经综合征（Horner征）
	类癌综合征	少数肺癌组织可产生内分泌物质，病人出现全身症状，如骨关节综合征（杵状指、骨关节痛、骨膜增生等）、Cushing综合征、重症肌无力、男性乳腺增大、多发性肌肉神经痛等

第二节　护　理

一、术前护理

1. **戒烟。**

2. **术前指导**　病人练习腹式深呼吸、有效咳嗽和翻身，促进肺扩张；使用深呼吸训练器，配合术后康复，预防并发症；在床上进行腿部运动，避免腓肠肌血栓形成；注意口腔卫生；遵医嘱应用抗生素；保持呼吸道通畅。

二、术后护理

（一）维持呼吸道通畅

1. **吸氧**　常规给予鼻导管吸氧2 ~ 4L/min。

2. **深呼吸及咳嗽**　咳嗽前给病人叩背（由下向上，由外向内轻叩震荡），而后嘱病人做数次深呼吸，再慢慢轻咳，将痰咳出。病人咳嗽时，固定胸部伤口，以减轻疼痛。

3. **稀释痰液**　呼吸道分泌物黏稠者，行超声雾化。

4. **吸痰**　对于咳痰无力、呼吸道分泌物滞留的病人用鼻导管行深部吸痰。全肺切除术后，吸痰管进入长度不超过气管的1/2。

（二）监测生命体征

1. 术后24小时内最常见的并发症是出血，应严格观察病人生命体征及引流量：手术后2 ~ 3小时内，每15分钟测量生命体征1次；脉搏和血压稳定后改为30分钟至1小时测量1次。

2. 定时观察呼吸，注意观察呼吸频率、幅度及节律，双肺呼吸音；有无气促、发绀等缺氧征象及动脉血氧饱和度情况。肺癌术后24 ~ 36小时，严密观察肢端温度，甲床、口唇及皮肤色泽，周围静脉充盈情况等。

（三）体位

病人情况	卧位安置
意识未恢复	平卧位，头偏向一侧

续表

病人情况	卧位安置
清醒且血压稳定后	采用半坐卧位，若有休克现象，可抬高下肢
一侧肺叶切除者	平卧或侧卧位
肺段切除术或楔形切除术者	健侧卧位，以促进患侧组织扩张
全肺切除术者	1/4侧卧位，以预防纵隔移位和压迫健侧肺而导致呼吸循环功能障碍
有血痰或支气管瘘者	患侧卧位

（四）维持液体平衡和补充营养

1. 严格掌握输液的量和速度　防止前负荷过重而导致肺水肿。全肺切除术后病人应控制钠盐摄入量，24小时补液量宜控制在2000ml内，速度以20～30滴/分为宜。

2. 补充营养　当病人意识恢复且无恶心现象，拔除气管插管后即可开始饮水。肠蠕动恢复后，可开始进食清淡流质、半流质饮食。饮食物宜高蛋白、高热量、丰富维生素、易消化。左肺切除术后禁食1～2日。

（五）维持胸腔引流通畅

1. 病情观察　定时观察胸腔引流管是否通畅，注意负压波动，定期挤压，防止堵塞。观察引流液量、色和性状。

2. 引流管放置　对全肺切除术后所置的胸腔引流管一般呈钳闭状态，以保证术后患侧胸腔内有一定隔于中间位置。每次放液量不宜超过100ml，速度宜慢，避免快速多量放液引起纵隔突然移位，导致心脏骤停。

3. 拔管　术后24～72小时病人病情平稳，暗红色血性引流液逐渐变淡、无气体及液体引流后，可拔除。

（六）活动与休息

1. 鼓励病人早期下床活动　术后第1日，生命体征平稳，应鼓励及协助病人下床或在床旁站立移步；术后第2日起，可扶持病人围绕病床在室内行走3～5分钟，以后根据病人情况逐渐增加活动量。

2. 促进手臂和肩膀的运动，预防术侧肩关节强直及失用性萎缩　病人麻醉清醒后，协助病人进行臂部、躯干和四肢的轻度活动，每4小时1次；术后第1日开始做肩臂的主动运动。

（七）并发症的观察与护理

1. 出血　当引流的血性液体量多（每小时100～200ml）、呈鲜红色、有血凝块，病人烦躁不安、血压下降、尿少时，考虑有活动性出血。

2. 肺炎和肺不张　表现为烦躁不安、心动过速、哮鸣、发绀等症状，血气分析显示为低氧、高碳酸血症。鼓励病人咳嗽排痰，痰液黏稠者予以超声雾化，必要时行鼻导管深部吸痰，病情严重时行气管切开。

3. 心律失常　术后持续心电监护，遵医嘱酌情应用抗心律失常药，密切观察心率、心律，控制静脉输液量和速度。

4. 支气管胸膜瘘　表现为术后3～14日仍可从胸腔引流管持续引出大量气体，病人有发热、刺激性咳嗽、痰中带血、呼吸困难等症状。一旦发生，立即报告医师；并置病人于患侧卧位；使用抗生素以预防感染；继续行胸腔闭式引流。

5. 肺水肿　表现为呼吸困难、发绀、心动过速、咳粉红色泡沫样痰。一旦发生，立即减慢输液速度，控制液体入量；给予吸氧，氧气以20%～30%乙醇湿化；遵医嘱给予心电监护、强心、利尿、镇静及激素治疗。

三、健康教育

1. 普查　40岁以上人群定期进行胸部X线普查，尤其是反复呼吸道感染、久咳不愈或咳血痰者，应做进一步的检查。

2. 戒烟。

3. 疾病康复

（1）数周内，坚持腹式深呼吸和有效咳嗽，半年内不从事重体力活动。

（2）保持良好的口腔卫生，环境空气新鲜。避免灰尘、烟雾的环境。

（3）若有伤口疼痛、剧烈咳嗽及咯血等症状，应返院复诊。

（4）化疗药物有抑制骨髓造血功能和出现胃肠道反应的副作用。治疗过程中应注意血常规的变化，定期返医院复查血常规和肝功能等。

（5）保持良好的营养状况，每天有充分的休息与活动。

高频考点速记

1. 早期中心型肺癌在较大支气管长大可出现刺激性干咳。

2. Horner（霍纳）综合征可出现病侧眼睑下垂、瞳孔缩小、眼球内陷，同侧额部及胸部无汗或少汗等颈交感神经综合征。

3. 患者，男，58岁。胸痛、痰中带血丝3个月余，胸部X线片示右肺上叶有一不规则肿块阴影。既往有结核病史，拟诊肺癌。入院后1周在全麻下行右上肺叶切除术，术后第1天病人最适宜的体位是半卧位。术后24小时内最常见的并发症是出血。

4. 患者，男，50岁。咳嗽，咳白色泡沫样痰5个月，胸痛半个月。X线胸片检查提示右下肺肺叶内带近肺门处有一直径3cm分叶状阴影。CT检查提示不规则高密度肿块阴影，同侧肺门淋巴结肿大，直径约1.1cm，支气管纤维镜检查确诊为鳞癌，行全肺切除术。术后第1天，BP 120/75mmHg，P 86次/分，R 20次/分，T 37.5℃，尿量正常。正确的护理措施是应避免过度侧卧，采取1/4侧卧位，预防纵隔移位和压迫健侧肺而导致呼吸、循环功能障碍；所置的胸腔引流管一般呈钳闭状态，以保证术后患侧胸腔内有一定的渗液，以减轻或纠正明显的纵隔移位；鼓励患者取直立的功能位，以恢复正常姿势；严格掌握输液的量和速度，防止肺水肿，控制钠盐摄入，24小时补液量宜控制在2000ml内，速度20～30滴/分；鼓励病人早期下床活动，以预防肺不张，改善呼吸、循环功能。

第二十一章　食管癌病人的护理

必备考点精编

一、临床表现

<table>
<tr><td>早期</td><td colspan="3">无明显症状。仅在吞咽粗硬食物时有不同程度的不适感觉，包括哽噎感，胸骨后烧灼样、针刺样或牵拉摩擦样疼痛。食物通过缓慢，有停滞感或异物感，饮水后缓解</td></tr>
<tr><td rowspan="6">中、晚期</td><td colspan="3">①进行性吞咽困难（典型症状）
②难咽干硬食物→只能进半流质、流质食物→滴水难进
③最后：恶病质→消瘦、贫血、无力、明显脱水症状及营养不良</td></tr>
<tr><td rowspan="5">侵犯及压迫症状</td><td>侵犯喉返神经</td><td>声音嘶哑</td></tr>
<tr><td>侵入主动脉</td><td>溃烂破裂时，出现大量呕血</td></tr>
<tr><td>侵入气管</td><td>食管气管瘘</td></tr>
<tr><td>高度阻塞</td><td>食物反流，进食时呛咳及肺部感染</td></tr>
<tr><td>侵犯食管外组织</td><td>持续胸痛或背痛</td></tr>
<tr><td>体征</td><td colspan="3">①病人逐渐消瘦、贫血、无力
②中晚期：锁骨上淋巴结肿大；肝转移——肝肿块；恶病质者——腹水症</td></tr>
</table>

二、护理措施

（一）术前护理

营养支持	①口服流质或半流质饮食。若感到食管黏膜有刺痛时，给予清淡、无刺激食物 ②若仅能进食流质，或长期不能进食且营养状况较差，可补充电解质，或肠内外营养
保持口腔卫生	局部感染——影响术后吻合口愈合

续表

胃肠道准备	①术前1周口服抗生素溶液。术前3天给流质饮食；术前2日进食无渣流质，术前1日禁食，术前晚行清洁灌肠或全肠道灌洗后禁饮禁食。手术日晨放置胃管及十二指肠营养管，通过梗阻部位时不能强行插入，以免穿破食管 ②对进食后有滞留或反流者，术前1日晚给予生理盐水100ml＋抗生素经鼻胃管冲洗食管及胃，以减轻局部充血水肿，减少术中污染，防止吻合口瘘 ③结肠代食管手术病人：术前3～5日口服肠道抗菌药，如甲硝唑；术前2日进食无渣流质饮食；术前晚行清洁灌肠或全肠道灌洗后禁饮禁食

（二）术后护理

1. 一般护理　观察病情、监测生命体征、保持呼吸道通畅。

2. 呼吸道护理　术后第1日每1～2小时鼓励病人深呼吸、吹气球、吸深呼吸训练器，促使肺膨胀。

3. 胸腔闭式引流的护理

（1）若术后3小时内胸腔闭式引流量为每小时100ml，呈鲜红色并有较多血凝块，病人烦躁不安、血压下降、脉搏增快、尿少，警惕活动性出血。

（2）若引流液量多，由清亮渐转浑浊，提示乳糜胸。

（3）拔管时机：术后2～3日，引流出的暗红色血性液逐渐变淡，24小时量＜50ml时可拔管。

4. 饮食护理

（1）术后禁食期间不可下咽唾液，以免引起食管吻合口瘘。

（2）停止胃肠减压24小时后，无吻合口瘘症状可开始进食：先试饮少量水，术后5～6日可给予全量清流质，每2小时给100ml，每日6次。术后3周若无特殊不适可进普食，但应少食多餐，细嚼慢咽，避免进食生、冷、硬食物（包括质硬的药片和带骨刺的肉类、花生等），以免导致吻合口瘘。

5. 胃肠减压的护理　术后3～4日内持续胃肠减压，待肛门排气、胃肠减压引流量减少后可拔除胃管。

（1）若引流出大量鲜血或血性液，病人烦躁、血压下降、脉搏增快、尿量减少，提示吻合口出血。

（2）若胃管不通畅，应用少量生理盐水冲洗并及时回抽，避免吻合口张力增加而并发吻合口瘘。

（3）若胃管脱出，不应再盲目插入，以免导致吻合口瘘。

6. 胃肠造瘘术后的护理　胃液对皮肤刺激较大，应及时更换渗湿的敷料，并在瘘口周围涂氧化锌软膏或置凡士林纱布，防止发生皮炎。

（1）灌食前准备：①选择牛奶、果汁、米汤、肉末汤、鸡汤等流质饮食。通常1天需要2000～2500ml流质饮食，每3～4小时灌1次，每次300～500ml。②灌食用物包括：灌食器温水、导管、纱布和橡皮筋。

（2）灌食方法：①病人取半卧位，将导管一端连接造口管上，另一端连接灌食器。②将食物放入灌食器，借重力作用使食物均匀缓慢流入胃内。③灌食速度勿过快，每次勿灌食过多。灌完后用20～30ml温水冲洗导管以免残留食物，并能保持管内清洁，减少细菌滋生。

（3）造瘘管护理：胃造瘘管每周更换1次，1个月后可拔除造瘘管，在灌食前插入导管即可。

7. 结肠代食管术后护理

（1）若从减压管内吸出大量血性液或呕吐大量咖啡样液并伴全身中毒症状，提示代食管的结肠袢坏死，立即通知医生并配合抢救。

（2）因结肠逆蠕动，病人常嗅到粪便气味——向病人解释原因，并指导其注意口腔卫生——半年后可逐步缓解。

8. 并发症的护理

项目	吻合口瘘	乳糜胸
原因	①食管的解剖特点，如无浆膜覆盖、肌纤维呈纵形走向，易撕裂 ②食管血液供应呈节段性，易造成吻合口缺血 ③吻合口张力太大 ④感染、营养不良、贫血、低蛋白血症	乳糜胸多因伤及胸导管所致

续表

项目	吻合口瘘	乳糜胸
特点	是术后最严重的并发症，死亡率高达50%。多发生在术后5～10日，出现呼吸困难、胸腔积液、全身中毒症状（高热、血白细胞升高，休克甚至脓毒血症）	多发生在术后2～10日。恢复进食后，乳糜液漏出量增多，积聚在胸腔内，压迫肺，使纵隔向健侧移位——胸闷、气急、心悸，甚至血压下降死亡（乳糜液中95%是水，可造成全身消耗、衰竭）
处理	①立即禁食 ②行胸腔闭式引流 ③抗感染，肠外营养支持 ④若出现休克——抗休克治疗 ⑤需再次手术者，积极配合医生完善术前准备	①置胸腔闭式引流，及时引流胸腔内乳糜液 ②胸导管结扎术，同时给予肠外营养

高频考点速记

1．早期食管癌的症状有进食哽噎感，胸骨后烧灼样、针刺样或牵拉摩擦样疼痛。

2．食管癌的典型症状是进行性吞咽困难。

3．食管癌晚期临床表现包括：进行性吞咽困难，病人逐渐消瘦、贫血、无力、明显脱水症状及营养不良。癌肿侵犯喉返神经，可发生声音嘶哑；侵入主动脉，溃烂破裂，可引起大量呕血；侵入气管，可形成食管–气管瘘；高度阻塞可致食物反流，引起进食时呛咳及肺部感染；持续胸痛或背痛为晚期症状，表示癌肿已侵犯食管外组织；最后出现恶病质。

4．食管癌食管明显梗阻的病人术前减轻食管黏膜水肿的措施是术前3天用温盐水洗胃。

5．胃肠减压的病人应同时禁食、禁饮。保持减压管通畅，维持有效负压，每2～4小时用生理盐水10～20ml冲洗胃管1次，若胃管堵塞应及时冲洗。注意观察并记录吸出液的量及性质。由于胃肠减压患者带鼻胃管，需注意口腔护理。

第二十二章　心脏疾病病人的护理

必备考点精编

第一节　冠状动脉粥样硬化性心脏病（冠心病）

一、特点及临床表现

特点	中年以上发病，男性发病率和死亡率明显高于女性
心绞痛	劳动、登楼、情绪激动、饱餐、受凉时突感心前区疼痛。一般疼痛在胸骨后或心尖区开始，向上、向左放射至左肩、左臂、左肘甚至小指和无名指。停止活动、原地休息或口服硝酸甘油，疼痛可于数分钟后缓解
心肌梗死	在冠状动脉严重狭窄的基础上，一旦心肌需血量猛增或冠状动脉血液供应锐减，使心肌缺血1小时以上，即可发生急性心肌梗死，可突然发生剧烈、持续的心绞痛，伴恶心、呕吐、大汗淋漓、发热、心律失常、发绀、血压下降、休克、心力衰竭，甚至可突然猝死

二、术前护理

1．术前3～5日停服抗凝剂、利尿药、洋地黄、奎尼丁等药物，以防止术中出血不止、洋地黄毒性反应。

2．注意休息，应用药物改善心功能，常给予硝酸甘油、氯化钾（防治心律失常）。

3．予低脂、低胆固醇饮食，心功能欠佳者限制食盐摄入。

4．戒烟2周以上。

三、术后护理

1．术前应用钙离子阻滞剂或β受体阻断剂的病人，术后继续服用，以降低围手术期心肌梗死的发生率和病死率。术后进食即给予阿司匹林口服，以避免吻合口血栓形成。

2．大隐静脉处用弹力绷带包扎，次日即开始活动肢体。

第二节　体外循环

一、护理措施

（一）术前

1．预防和控制感染　口腔、皮肤以及呼吸道感染是导致感染性心内膜炎的潜在因素。

2．饮食与营养支持　鼓励进食，增强手术耐受力。冠心病病人应进食低脂、低胆固醇饮食，心功能欠佳者限制钠盐摄入。

3．控制病情，预防并发症

（1）卧床休息。

（2）严重发绀型先天性心脏病病人术前1周间断吸氧。

（3）避免术前头颅外伤，因颅脑外伤易引起体外循环时颅内出血。

4．术前准备　备皮、交叉配血、药物过敏试验，并测量身高、体重、计算体表面积。

5．心导管及造影等特殊检查的护理　检查后注意观察伤口有无渗血，导管拔出后穿刺部位按压止血15 ~ 30分钟，沙袋压迫24小时，观察肢体肤色，预防血栓形成。

（二）术后

1．循环系统的护理

血压监测	经桡动脉插管测动脉血压
心功能监测	术后48小时内连续监测记录生命体征，每15分钟1次，平稳后改为每30分钟1次
体温监测	低于35℃时应保暖复温；升至38℃立即使用冰枕、冰敷或乙醇擦浴降温；体温达39℃以上时可药物降温，如阿司匹林加冰盐水保留灌肠，或冰盐水加甘露醇灌肠

续表

肤色、皮温	①指（趾）甲床由苍白变得红润——灌注良好 ②发绀——灌注不佳、氧合不全或两者兼有

2. 呼吸系统的护理　常规采用机械通气。

（1）每15～30分钟听诊呼吸音1次并记录。

（2）呼吸功能监测：潮气量为10～15ml/kg，氧浓度为50%，呼吸频率为11次/分。

（3）保持呼吸道通畅：吸痰前应将氧浓度调至70%以上；每次吸痰时间不超过15秒；呼吸道分泌物多且黏稠者，于气管内滴入糜蛋白酶稀释液后再行吸痰。

（4）气管导管气囊每4～6小时放气1次，防止长时间压迫缺血而糜烂、出血。

3. 肾功能监护

（1）术后留置导尿管。每小时测1次尿量，每4小时测尿pH及比重。

（2）维持尿量1ml/(kg·h)。

（3）发生血红蛋白尿时，采用高渗性利尿或静脉滴注4%碳酸氢钠溶液，防止血红蛋白沉积于肾小管。

4. 心包、纵隔引流管的护理

（1）保持引流管通畅，每隔15～30分钟挤压1次。

（2）术后3～4小时内，若10岁以下的小儿血性引流量＞50ml/h，成人＞100ml/h，引流液呈鲜红色；有较多血凝块，伴有血压下降、脉搏增快、躁动、出冷汗，提示有活动性出血可能。

5. 体位、活动与功能锻炼　病人未醒时取平卧位、头偏向一侧；清醒后取半坐卧位，以利引流和呼吸；术后第1天，鼓励病人坐起、床上活动；术后2～3日，可下床活动。大隐静脉-冠状动脉旁路患者术后2小时即可被动活动。

6. 并发症的预防与护理

（1）急性心脏压塞：表现为静脉压升高，心音遥远、心搏微弱，脉压小、动脉压降低的Beck三联症。其主要护理措施包括：①保持引流管通畅，观察并记录引流液的量及性状。②监测中心静脉压，使其维持在5～12cm H_2O。③严密观察病情，出现心脏压塞时，及时通知医师处理。

（2）肾功能不全：①术后留置无菌导尿管，每小时测尿量1次，每4小时测尿pH和比重。②保持尿量在1ml/(kg·h)，发生血红蛋白尿者，应给予高渗性利尿或静脉滴注5%碳酸氢钠碱化尿液。③尿量减少时应及时找出原因；停用肾毒性药物。

（3）感染：主要表现为术后体温上升至38℃以上、且持续不退，伤口局部隆起、触痛明显、并溢出白色分泌物等感染现象。护理措施：①密切监测体温变化。②严格遵守无菌操作原则。③保持病人口腔和皮肤卫生。④病人病情平稳后，及时撤除各种管道。⑤合理应用抗生素。⑥加强营养支持。

（4）脑功能障碍：其临床表现与脑病灶的部位、性质和病变程度有关，常见的有清醒延迟、昏迷、躁动、癫痫发作、偏瘫、失语等症状。因此术后应严密观察病人的意识、瞳孔、肢体活动情况。

二、出院健康指导

1. 术后1年内避免重体力劳动、剧烈运动，避免外伤、意外。

2. 注意防寒保暖，避免呼吸系统感染。

3. 长期服用抗凝药物者定期测定凝血酶原时间，根据检测结果调整药物剂量；若需做其他外科手术，应暂停抗凝药物；除非病人有大出血危险，一般不用维生素K；不使用阿司匹林类解热镇痛药。

高频考点速记

患者，男，50岁。诊断为冠心病，拟行冠状动脉旁路移植手术。术前2日患者出现情绪低落、四肢发凉、食欲不振，胸闷，既往有多年吸烟史。此时对患者术前护理重要的是心理疏导；该患者术前可用的药物是硝酸甘油。关于该患者术前饮食护理，正确的是低脂肪、低胆固醇饮食；患者术后使用带气囊的气管导管，对其护理正确的是每4～6小时放气1次，每次放气5～10分钟为宜。

第二十三章　腹外疝病人的护理

必备考点精编

第一节　腹股沟疝

1．腹股沟斜疝的特点

类型	特点
易复性腹股沟斜疝	①站立、行走、咳嗽或用力时腹股沟区出现肿块，呈带蒂柄的梨形，可降至阴囊或大阴唇；平卧休息，或用手将肿块推送向腹腔回纳而消失 ②回纳后，用手指通过阴囊皮肤伸入浅环，可感浅环扩大、腹壁软弱；此时嘱病人咳嗽，指尖有冲击感 ③用手指紧压腹股沟管深环，让病人起立并咳嗽，并不出现疝块（重要特点），如果移去手指，则可见疝块由外上向内下鼓出
难复性斜疝	胀痛稍重，疝块不能完全回纳，滑动性斜疝尚有“消化不良”和便秘
嵌顿性疝	疝块突然增大，伴有明显疼痛，平卧或用手推送不能使之回纳。肿块紧张发硬，且有明显触痛，可伴有机械性肠梗阻，若不及时处理，形成绞窄性疝
绞窄性疝	疝块局部软组织急性炎症和腹膜炎；严重者出现脓毒血症；有的患者疼痛减轻但肿块仍存在，提示穿孔

2．腹股沟直疝的临床特点　常见于年老体弱者，病人站立时，在腹股沟内侧端、耻骨结节外上方出现一半球形肿块；因疝囊颈宽大，平卧后肿块多能自行消失；不经过内环，不进入阴囊——极少嵌顿。

3. 腹股沟斜疝和直疝的区别

鉴别要点	斜疝（发病率最高）	直疝
发病年龄	多见于儿童及青壮年	多见于老年人
突出途径	经腹股沟管突出，可进入阴囊	由直疝三角突出，不进入阴囊
疝块外形	椭圆形或梨形，上部呈蒂柄状	半球形，基底较宽
回纳疝块后压住深环	疝块不再突出	疝块仍可突出
精索与疝囊的关系	精索在疝囊后方	精索在疝囊前外方
疝囊颈与腹壁下动脉的关系	疝囊颈在腹壁下动脉外侧	疝囊颈在腹壁下动脉内侧
嵌顿机会	较多	较少

第二节　股　疝

临床表现　平时无症状，多偶然发现。疝块不大，表现为腹股沟韧带下方卵圆窝处有一半球形突起。易复性股疝的症状较轻，常不为病人所注意，肥胖者更易疏忽。如发生嵌顿，除引起局部明显疼痛外，也常伴有较明显的急性机械性肠梗阻。

第三节　其他腹外疝

1. 脐疝的临床表现

小儿	易复性，啼哭时疝块脱出，安静时消失
成人	后天性，较少见，多为中年经产妇女

2. 切口疝的特点

临床特点	切口处有肿块出现，疝块较大者可出现腹部牵拉感，伴食欲减退、恶心、便秘、腹部隐痛；疝内容物易与腹壁组织粘连形成难复性疝
嵌顿机会	很少

第四节 护 理

护理要点

术前护理	消除致腹内压升高的因素	除紧急手术外，凡术前有咳嗽、便秘、排尿困难等腹压升高因素的，应对症处理，否则易致复发
	活动与休息	疝块较大者多卧床休息；离床活动时使用疝带压住疝环口
	病情观察	若患者出现明显腹痛，伴疝块突然增大、紧张发硬且触痛明显、不能回纳腹腔等表现，应高度警惕嵌顿疝
术后护理	体位	取平卧位，膝下垫一软枕，使髋关节微屈，以松弛腹股沟切口的张力和减少腹腔内压力
	防止腹内压升高	避免剧烈咳嗽和用力大小便
	饮食	术后6~12小时可进水及流食；次日可进半流食、软食或普食。行肠切除吻合术者应禁食至肠道功能恢复后，方可进食
	活动	无张力疝修补术应早期离床活动，斜疝术后不建议早期下床活动，应休息3~5天后考虑下床。年老体弱、复发性疝、绞窄性疝、巨大疝可适当延迟下床活动时间
	预防阴囊水肿	用丁字带将阴囊托起，并密切观察阴囊肿胀情况
健康教育	3个月内应避免重体力劳动或提举重物	
	避免腹内压升高的因素：防止受凉，以免咳嗽；指导病人在咳嗽时用手掌按压切口部位，以免缝线撕脱；便秘时使用通便药物，防止用力排便	

高频考点速记

1．腹股沟斜疝患者在常规修补术后取平卧位，患侧膝下垫一软枕，使髋关节微屈曲的目的是降低切口张力。

2．关于斜疝患者的术后护理：托起阴囊，伤口处勿感染，防止腹压增加；术后患者切口处不需沙袋压迫，有血肿时应予适当加压。术后3~5日病人可离床活动，无张力疝修补术者一般术后当日或次日即可下床活动。

3．患者，男，65岁。有慢性便秘多年。近半年来发现站立时阴囊部位出现肿块，呈梨形，平卧时可还纳。体检发现外环扩大，咳嗽时指尖有冲击感；平卧回纳肿块后，手指压迫内环处，站立咳嗽，肿块不再出现。此病人诊断为腹股沟斜疝；为避免术后疾病复发，术前准备中最重要的是治疗便秘；术后当天病人宜采用的体位是卧位，膝、髋关节微屈曲；术后预防阴囊血肿的主要措施是托起阴囊。

4．患者，男，50岁。近半年来发现站立时阴囊出现梨形肿块，平卧时可消失。局部检查发现外环扩大，手指压迫内环处，站立咳嗽，肿块不再出现。拟诊腹外疝，准备手术治疗。患者慢性便秘多年，5年前因急性阑尾炎行阑尾切除术。该患者的腹外疝属于斜疝。

第二十四章　急性化脓性腹膜炎病人的护理

必备考点精编

第一节　急性化脓性腹膜炎

1．症状

腹痛	是最主要的表现。常常剧烈、持久，难以忍受
腹膜受刺激引起反射性恶心、呕吐	呕吐物多为胃内容物；并发麻痹性肠梗阻时，可吐出黄绿色胆汁，甚至棕褐色粪汁样物
感染中毒	可能会出现休克症状
体温、脉搏变化	①突然发病者：开始体温正常，后逐渐升高、脉搏加快 ②原有炎性病变者：初始体温已上升，继发腹膜炎后更趋增高 ③注意：年老体弱者体温可不升高，但脉搏多加快。若脉搏快而体温反而下降是病情恶化的征象之一

2．体征

视	①双下肢屈曲，不喜动，腹部拒按 ②腹胀明显，腹式呼吸运动减弱或消失 ③腹胀加重——病情恶化的重要标志
触	①腹膜刺激征：腹部压痛、反跳痛、腹肌紧张——腹膜炎的标志性体征 ②胃肠、胆囊穿孔时可呈“板状腹”
叩	①胃肠胀气——鼓音 ②胃肠穿孔时，肠内气体移至膈下——肝浊音界缩小或消失 ③腹腔内积液较多——移动性浊音阳性

续表

听	肠鸣音减弱或消失
直肠指诊	直肠前窝饱满并有触痛，表示已有盆腔感染或形成盆腔脓肿

第二节 腹腔脓肿

1. 膈下脓肿的临床表现

全身	中毒症状：发热（弛张热：持续高热或中等发热），脉率快，逐渐出现乏力、消瘦、厌食、盗汗等
局部	①脓肿部位持续性钝痛，常位于近中线肋缘下或剑突下 ②刺激膈肌，出现呃逆。影响至胸膜、肺，出现胸腔积液和盘状肺不张，气促、咳嗽、胸痛 ③严重时出现皮肤局部凹陷性水肿，皮温升高

2. 盆腔脓肿的临床表现

全身	体温升高，脉速
局部	①直肠或膀胱刺激症状：里急后重、排便次数增多且量少、黏液便、尿频、排尿困难 ②腹部检查常无阳性发现

3. 肠间脓肿的临床表现

脓肿广泛粘连	粘连性肠梗阻
化脓感染症状	腹胀、腹痛，并有腹部压痛或触及包块

第三节 护 理

1. 术前护理

一般护理	①做好病情监测和记录 ②维持体液平衡和生命体征平稳，纠正水、电解质紊乱

续表

体位	①取半卧位，促使腹内渗出液积聚于盆腔，以减少吸收、减轻中毒症状并利于引流，同时使膈肌下移，腹肌松弛，减轻腹胀对呼吸和循环的影响 ②病人出现休克时采取中凹卧位，抬高头、躯干及下肢
镇静、止痛	①已确诊、治疗方案已定和手术后的病人，可用哌替啶类镇痛药 ②诊断不明或病情观察期间，暂不用镇痛药物，以免掩盖病情
禁食、胃肠减压	①胃肠减压可吸出胃肠道内容物和气体，改善胃肠壁的血液循环，有利于炎症局限、胃肠功能恢复 ②胃肠道穿孔病人必须禁食，并留置胃管持续胃肠减压
控制感染，加强营养支持	①根据细菌培养出的菌种及药物敏感试验结果，遵医嘱合理应用抗生素 ②高热病人，给予物理或药物降温 ③补充热量的同时应补充清蛋白、氨基酸

2. 术后护理

项目	病情观察
体位和活动	全麻清醒后或硬膜外麻醉病人平卧6小时后，血压、脉搏平稳可改为半卧位。鼓励病人尽早活动，以促进肠功能恢复，防止术后肠粘连
引流管护理	对负压引流者保证有效负压；经常挤捏引流管以防血块或脓痂堵塞。术后继续禁食、胃肠减压，肠蠕动恢复后，拔除胃管，逐步恢复经口饮食。留置胃肠减压期间定时予以口腔护理，每日2次
补液和营养支持	—

高频考点速记

1. 急性腹膜炎的标志性体征是腹膜刺激征，即压痛、反跳痛、腹肌紧张。

2. 腹膜炎术后半卧位的目的包括：有利于脓液局限于盆腔，有利于改善呼吸和循环，减轻中毒症状，防止膈下感染；不包括：有利于恢复肠蠕动。

第二十五章　腹部损伤病人的护理

必备考点精编

第一节　概　述

一、腹部损伤的临床表现

单纯腹壁损伤	局限性肿胀、疼痛
实质性脏器破裂（肝、脾、胰、肾、大血管）	①腹腔内出血（主要）：面色苍白，脉搏加快，严重时脉搏细弱，血压不稳定，甚至休克 ②腹痛：持续性，不剧烈；腹膜刺激征不严重 ③肝破裂：伴有肝内、外胆管或胰腺损伤；伴有胰管断裂时，胆汁或胰液溢入腹腔，引起明显腹痛和腹膜刺激征 ④肾脏损伤：血尿
空腔脏器破裂（胃肠道、胆道、膀胱）	①主要表现（弥漫性腹膜炎）：腹膜刺激征（压痛、反跳痛、肌紧张）最为突出。上消化道破裂时，由于胃液、胆汁或胰液的强烈刺激，立即引起典型的腹膜炎体征；下消化道破裂时，腹膜炎体征出现较晚，程度轻，但细菌感染远较上消化道破裂时严重 ②气腹征 ③随后出现肠麻痹、腹胀或感染性休克 ④消化道症状：恶心、呕吐、呕血或便血 ⑤全身性感染症状

二、对疑有腹腔内脏损伤病人的护理

1．病人应绝对卧床，不随意搬动，尽量取半卧位，如需做离床检查，应有专人护送。

2．做到“四禁”：禁食禁饮、禁忌灌肠、禁用泻药、禁用吗啡

等止痛药物。

3. 密切观察病情，必要应及时进行手术探查。

第二节　实质脏器损伤

1. 脾破裂（最常见）的临床表现　腹腔内出血和出血性休克，腹膜刺激征不明显。

2. 肝破裂的临床表现

（1）腹腔内出血和失血性休克（同脾破裂相同）。

（2）明显腹痛和腹膜刺激征：肝破裂伴有胆管或胰管断裂，胆汁或胰液溢入腹腔时可出现。

（3）黑便或呕血：大量血液经胆管进入胃肠道时可出现。

3. 实质脏器损伤的共同特点　腹腔内出血和休克，但肝破裂可能出现明显腹痛和腹膜刺激征。

第三节　常见空腔脏器损伤

1. 小肠破裂　腹部空腔脏器中最容易损伤的是小肠，有明显的腹膜刺激征。

2. 结肠破裂　腹膜炎出现得较晚，但较严重，因结肠内容物液体成分少而细菌含量多。

第四节　护　理

病情观察	①每15～30分钟测定脉搏、呼吸、血压1次 ②每30分钟检查腹膜刺激征的程度和范围变化，有无移动性浊音，肝浊音界有无缩小或消失 ③疑有出血者，每30～60分钟检查1次血常规，动态了解红细胞、白细胞、血红蛋白和血细胞比容的变化 ④必要时重复行诊断性腹穿或灌洗术、B超或血管造影
体位	①出血期间绝对卧床，若病情稳定，可取半卧位 ②空腔脏器破裂术后患者尽早下床活动，防止肠粘连 ③实质脏器术后较晚下床活动，以免创面出血

高频考点速记

1．患者，男，30岁。左季肋部撞伤6小时，持续腹痛。B超见腹内有少量积液，腹穿抽到少量不凝血。患者可能的诊断是脾破裂。

2．关于肾损伤非手术治疗时的护理：术后较晚下床活动，以免创面出血。

3．患者，女，40岁。车祸后2小时，自感腹痛、胸闷。查体：脉搏120次/分，血压9.3/6.7kPa（70/50mmHg），面色苍白、四肢湿冷，全腹压痛、反跳痛及肌紧张，但以右上腹为显著；移动性浊音(+)，肠鸣音减弱。可采取的措施是让病人取中凹卧位、立即建立静脉通路、补充血容量、必要时输血、做好急诊手术前的准备；措施不妥的是可送病人去放射科检查，进一步明确诊断、让病人平卧位。

第二十六章　胃、十二指肠疾病病人的护理

必备考点精编

第一节　胃十二指肠溃疡的外科治疗

一、临床表现

1. 临床特点　慢性病程、周期性发作、节律性上腹痛。

2. 典型症状　节律性、周期性上腹部疼痛。

3. 十二指肠溃疡

(1)饥饿痛，进餐后缓解。

(2)压痛点：脐部偏右上方。

(3)疼痛规律：疼痛——进食——缓解。

4. 胃溃疡

(1)餐后痛，进餐后疼痛不能缓解。

(2)压痛点：剑突与脐间的正中线或略偏左。

(3)疼痛规律：进食——疼痛——缓解。

二、常见并发症

并发症	临床表现
胃、十二指肠溃疡大出血	①最常见的并发症 ②突然大量呕血或解柏油样大便 ③全身症状：头晕、目眩、无力、心悸甚至昏厥 ④失血量＞800ml时，可出现血压降低、出冷汗、脉搏细速、呼吸浅快等休克现象

续表

并发症	临床表现
急性穿孔	①诱因：饮食过量、精神过度紧张或劳累 ②化学性腹膜炎→数小时后细菌繁殖→细菌性腹膜炎 ③表现为突然的持续性上腹刀割样剧痛，很快扩散至全腹；伴有恶心、呕吐，面色苍白，出冷汗，四肢湿冷 ④全身症状：发热、脉快，甚至肠麻痹、感染性休克
	体格检查：①腹式呼吸减弱或消失，全腹有腹膜刺激征，腹肌紧张，呈“板样”强直；②肝浊音界缩小或消失；③肠鸣音减弱或消失
瘢痕性幽门梗阻	①最突出的症状：呕吐，吐宿食，量大，不含胆汁。有腐败酸臭味；呕吐后自觉胃部舒适 ②腹部检查：上腹有胃型和蠕动波，可闻及振水声 ③梗阻严重者，有消瘦、脱水、电解质紊乱和低钾低氯性碱中毒症状
癌变	疼痛节律改变

三、护理措施

（一）术前护理

1. 饮食和营养　少量多餐，给予高蛋白、高热量、富含维生素、易消化、无刺激的食物。

2. 准备行迷走神经切断术病人的护理　手术前测定病人的胃酸，包括夜间12小时分泌量、最大分泌量及胰岛素试验分泌量，便于手术前后对比，以了解手术效果。手术前常规护理。

3. 用药护理　按时应用减少胃酸分泌、解痉及抗酸的药物，观察药物疗效。

4. 心理护理。

（二）术后护理

1. 一般护理　血压平稳后取低半卧位，禁食、胃肠减压、输液及应用抗生素。观察生命体征、胃肠减压和引流管吸出液的量和性质。肠蠕动恢复后，拔除胃管后当日可少量饮水或米汤，第2日进半量流质饮食，鼓励患者术后早期活动。

2. 胃大部切除术后常见术后并发症的观察和护理

<table>
<tr><th colspan="3">术后并发症</th><th>临床表现</th><th>处理</th></tr>
<tr><td colspan="3">胃出血</td><td>胃管引流出大量鲜血，甚至呕血、黑便</td><td>禁食禁饮、应用止血药、输血；无效时手术止血</td></tr>
<tr><td colspan="3">十二指肠残端破裂（最严重）</td><td>多发生在术后3～6日，急性弥漫性腹膜炎：右上腹突发剧痛和局部明显压痛、腹肌紧张等（毕Ⅱ式多见）</td><td>立即手术</td></tr>
<tr><td colspan="3">胃肠吻合口破裂或瘘</td><td>多发生在术后3～7日，早期为明显的腹膜炎症状和体征后期可形成局限性脓肿或向外穿破而发生腹外瘘</td><td>立即手术；局部引流、胃肠减压</td></tr>
<tr><td colspan="3">残胃蠕动无力（胃排空延迟）</td><td>多发生在术后7～10日，进食流质数日、情况良好的病人，在改用半流质或不易消化的食物后，突发上腹饱胀，钝痛，继而呕吐带有食物的胃液和胆汁</td><td>促胃动力药（甲氧氯普胺、多潘立酮）</td></tr>
<tr><td rowspan="4">胃大部切除术后吻合口梗阻</td><td rowspan="2">输入段梗阻，多见于毕Ⅱ式</td><td>急性完全输入段梗阻（闭袢性肠梗阻）</td><td>典型症状：突发上腹部剧痛、频繁呕吐，量少，呕吐物为食物，不含胆汁，呕吐后症状不缓解。可有休克症状</td><td>紧急手术</td></tr>
<tr><td>慢性不完全性输入段梗阻</td><td>进食后15～30分钟左右，上腹突然胀痛或绞痛，并喷射状呕吐大量含胆汁液体，呕吐后症状消失</td><td>不能缓解，手术</td></tr>
<tr><td colspan="2">吻合口梗阻</td><td>①呕吐物为食物，不含胆汁
②X线：造影剂完全停留在胃内</td><td>不能缓解，手术</td></tr>
<tr><td colspan="2">输出段梗阻</td><td>呕吐物为食物和胆汁</td><td>不能自行缓解，手术</td></tr>
</table>

续表

术后并发症	临床表现	处理
倾倒综合征（胃容积↓→高渗食物快速入肠→循环血量骤减）	多发生在餐后10～30分钟；表现为低血压：上腹饱胀不适，恶心呕吐、腹泻、肠鸣频繁，可有绞痛；伴有全身无力、头昏、晕厥、面色潮红或苍白、大汗淋漓、心悸、心动过速等。持续60～90分钟后自行缓解	①调整饮食：少食多餐，避免过甜、过咸、过浓流质饮食，宜进低糖类、高蛋白饮食 ②进餐后平卧10～20分钟 ③预后：术后半年到1年内能逐渐自愈
低血糖综合征（晚期倾倒综合征）（高渗食物快速入肠→胰岛素大量释放→反应性低血糖）	餐后2～4小时出现心慌、无力、眩晕、出汗、手颤、嗜睡，虚脱等低血糖症状。稍进饮食，尤其是糖类即可缓解	低糖、高蛋白质饮食，少量多餐

3. **迷走神经切断术后并发症的表现及护理**

并发症	原因及表现	护理
吞咽困难	迷走神经干切断——食管下段运动失调或食管炎	术后1～4个月能自行缓解
胃潴留	胃张力减退，术后3～4日拔除胃管后，上腹部不适、饱胀、呕吐胆汁和食物	禁食、持续胃肠减压、用温热高渗盐水1日多次洗胃。新斯的明皮下或肌内注射；术后10～14日逐渐自行消失
胃小弯坏死穿孔	手术或胃小弯缺血坏死，突发上腹部剧烈疼痛和急性弥漫性腹膜炎症状	立即手术修补
腹泻	肠道功能紊乱、胆道和胰腺功能失常，或胃酸低致胃潴留后食物发酵和细菌繁殖	注意饮食，或口服抑制肠蠕动的药物

四、健康教育

1. **饮食**　胃大部切除术后1年内胃容量受限，宜少量多餐，逐步过渡至均衡饮食。宜定时定量，少食腌、熏、过冷、过烫、过辣及油煎炸食物。

2. 向病人讲解手术后期并发症的表现

碱性反流性胃炎	碱性十二指肠液、胆汁反流入胃，破坏了胃黏膜的屏障作用所致，表现为三联征：①剑突下持续性烧灼痛，进食后加重，制酸剂无效。②呕吐物含胆汁，吐后疼痛不减轻。③体重减轻或贫血
吻合口溃疡	术后2年内
营养性并发症	胃肠道吸收功能紊乱或障碍，表现为营养不良、贫血、脂肪泻、骨质疏松
残胃癌	良性疾病行胃大部切除术5年以上，残胃发生的原发癌。多发生于术后20～25年

第二节　胃　癌

临床表现及护理

临床表现	**症状**	早期	无明显症状，可有上腹隐痛（无规律）。胃窦梗阻——恶心、呕吐宿食；贲门部癌——进食梗阻感；少量出血——粪便隐血试验（+）
		晚期	恶病质
	体征	早期	不明显，或仅有上腹部深压痛
		晚期	上腹部肿块，以及转移表现
护理			同消化性溃疡

高频考点速记

1. 毕Ⅱ式胃大部切除术后近期的严重并发症是十二指肠残端破裂。

2. 胃大部切除术后吻合口梗阻而致的呕吐，呕吐物为食物。

第二十七章　肠疾病病人的护理

必备考点精编

第一节　阑尾炎病人的护理

一、急性阑尾炎

（一）临床表现

1. 症状和体征

症状	①典型症状：转移性右下腹疼痛；早期上腹部及脐周疼痛是由于内脏神经反射 ②阑尾穿孔可出现腹膜炎和麻痹性肠梗阻 ③盆腔性阑尾炎或出现盆腔脓肿时，可有大便次数增多、里急后重、黏液便（直肠刺激症状） ④炎症较重者，可出现全身中毒症状（体温升高、脉率增快等）；如发生门静脉炎时出现寒战高热和轻度黄疸，严重者可发生感染性休克	
体征	右下腹固定的压痛	最重要的体征
	出血化脓、坏疽或穿孔	腹膜刺激征范围扩大（反跳痛、压痛、腹肌紧张）
	阑尾周围脓肿	右下腹触及边界不清、较为固定的压痛性包块

2. 其他特殊体格检查

名称	检查方法及阳性体征	临床意义
结肠充气试验（Rovsing征）	病人仰卧位，先用右手压迫左下腹部，再用左手反复挤压近侧结肠，结肠内积气可传至盲肠和阑尾，引起右下腹疼痛者为阳性	提示阑尾炎

续表

名称	检查方法及阳性体征	临床意义
腰大肌试验	病人左侧卧位，将右大腿向后过伸，腰大肌紧张，引起右下腹疼痛者为阳性	提示阑尾为盲肠后位，靠近腰大肌前方
闭孔内肌试验	病人仰卧位，使右髋及右膝均屈曲，然后被动向内旋转，若引起右下腹疼痛者为阳性	提示阑尾靠近闭孔内肌，较低
直肠指诊	直肠右前壁压痛	提示盆腔阑尾炎
	触痛，有波动感	提示盆腔积脓

（二）护理措施

非手术治疗及术前护理	取半卧位，卧床休息；应用抗生素控制感染	
	注意事项：①禁食，减少肠蠕动，有利于炎症局限。②禁用吗啡或哌替啶。③禁服泻药及灌肠	
术后护理	及时发现有无术后并发症	
	回病房后按不同的麻醉方式，安置适当体位，待血压平稳后，采取半卧位，术后1～2日禁食，静脉输液并遵医嘱使用抗生素，待肠鸣音恢复、肛门排气后进饮食	
	内出血	发生在术后24小时内，术后当日观察脉搏、血压
	切口感染	术后最常见，术后3～5天体温升高，伤口红肿、压痛
	腹腔脓肿	术后5～7天体温升高或下降后又上升，腹部包块
	肠瘘	粪性肠内容物从腹壁伤口流出
	粘连性肠梗阻	腹痛、呕吐、腹胀、停止排便排气
健康指导	鼓励患者早期在床上或下床活动，促进肠蠕动恢复，防止发生肠粘连。指导阑尾周围脓肿病人出院后3个月再次住院做阑尾切除术	

二、慢性阑尾炎

既往有急性阑尾炎病史。经常有右下腹疼痛，有的仅有隐痛或不适，剧烈活动或饮食不节可诱发急性发作。阑尾部位局限压痛，压痛经常存在，位置也较固定。

三、特殊类型阑尾炎

类型	临床特点
小儿急性阑尾炎	①病史诉说不清 ②转移性右下腹疼痛不明显、不典型，但有局部压痛和肌紧张 ③发展快且较重，早期即有高热、呕吐、腹泻 ④穿孔率高，并发症和死亡率也较高
老年人急性阑尾炎	①对疼痛反应较迟钝，腹壁肌肉萎缩，主诉不严重，体征不典型 ②症状与病理改变不一致，腹痛轻而炎症已很重，体温和白细胞计数升高均不明显，容易延误诊断和治疗 ③常合并高血压、冠心病、糖尿病等疾病，使病情更趋复杂严重 ④有血管硬化，易发生坏死穿孔，引起腹膜炎
妊娠期急性阑尾炎	①腹痛和压痛部位上移；炎症阑尾刺激不到壁腹膜——压痛、肌紧张和反跳痛不明显 ②大网膜不易包裹，炎症不易局限 ③炎症刺激子宫，易诱发流产或早产

第二节　肠梗阻

一、临床表现

1. 症状

症状	梗阻类型	症状特点
腹痛	机械性	阵发性
	绞窄性	持续性，伴阵发性加重
	麻痹性	持续性，胀痛

续表

症状	梗阻类型	症状特点
呕吐	高位	早且频繁，呕吐物主要为胃及十二指肠内容物
	低位	迟而少，呕吐物为粪样
	麻痹性	溢出性
	绞窄性	呕吐物呈棕褐色或血性
腹胀	高位	不明显
	低位	明显
	麻痹性	均匀性全腹胀
	绞窄性	不对称
肛门停止排气、排便	完全性	停止肛门排气、排便
	不完全性	多次少量的排气、排便
	绞窄性	血性黏液样粪便

可简记为“痛、吐、胀、闭”。

2. 体征

梗阻类型	体征
单纯性	肠型和蠕动波；无腹膜刺激征；肠鸣音亢进，有气过水声或金属音
绞窄性	腹部固定性压痛和腹膜刺激征。腹腔内渗液，移动性浊音（+），直肠指诊时指套染血，腹腔穿刺抽出带粪臭的血腥液体（题干中出现有“血性”有关症状时，均提示绞窄性肠梗阻）
麻痹性	全腹膨隆；肠鸣音减弱或消失

3. 腹腔穿刺抽液的形状及对的应临床意义

抽出腹水性状	临床意义
草绿色透明腹水	结核
黄色、浑浊、含胆汁、无臭味	胃十二指肠穿孔

续表

抽出腹水性状	临床意义
血性、胰淀粉酶含量高	急性重症胰腺炎
稀薄、脓性，略有臭味	急性阑尾炎穿孔
血性、臭味重	绞窄性肠梗阻
不凝血	腹腔内出血

二、护理要点

1. 原则　解除肠道梗阻和矫正全身生理紊乱。

2. 护理措施

非手术治疗及手术前护理	①禁食禁饮、禁热敷、禁灌肠。胃肠减压是治疗肠梗阻的重要方法之一 ②休息与体位：卧床休息，采取半卧位，伴有休克的病人应取平卧位或中凹位 ③病情观察：及时发现绞窄性肠梗阻，如发现有血性液体，应高度怀疑绞窄性肠梗阻。腹痛发作急骤，起始即为持续性剧烈疼痛，或在阵发性加重之间仍有持续性疼痛 ④应用抗生素，禁用吗啡、哌替啶等镇痛药，以免掩盖病情而延误治疗。确定无肠绞窄后，可使用阿托品、山莨菪碱等抗胆碱类药物
手术后护理	①术后禁食、继续胃肠减压，禁食期间静脉补充营养，维持体液平衡。保持胃肠减压通畅，观察引流液的性质和量 ②指导病人术后早期下床活动，防止发生肠粘连 ③指导病人养成良好的饮食习惯，忌暴饮暴食，忌食生硬及刺激性食物，避免腹部受凉和餐后剧烈活动

三、几种常见的机械性肠梗阻的临床表现

类型	表现
粘连性肠梗阻	是典型机械性肠梗阻
蛔虫性肠梗阻	脐周阵发性疼痛或呕吐，可有吐蛔虫或便蛔虫的病史；腹胀不明显，但可扪及可变形、变位的条索状肿块；肠鸣音亢进

续表

类型	表现
肠扭转	突发脐周剧烈绞痛，腹痛常牵涉腰背痛，频繁呕吐，腹胀不对称，病人早期即可发生休克。腹部检查：有压痛的扩张肠袢
肠套叠	突发剧烈阵发性腹痛，伴有呕吐和果酱样便，腹部可扪及腊肠形、稍有压痛的腹部肿块

第三节　大肠癌

一、临床表现

结肠癌	①排便习惯和粪便性状改变：最早出现，表现为排便次数增加，腹泻、便秘、粪便中带脓血或黏液 ②腹痛：持续性隐痛或仅为腹部不适或腹胀感 ③腹部肿块：以右半结肠癌多见 ④肠梗阻晚期症状：便秘、腹胀，腹部胀痛，进食后加重 ⑤全身症状：贫血、消瘦、乏力、低热 ⑥右侧结肠癌：常见病理类型为肿块型，肠腔较大，不易引起肠腔狭窄。临床特点为全身中毒症状、贫血、腹部肿块 ⑦左侧结肠癌：常见病理类型为浸润型，肠腔较小，环状狭窄。临床特点为慢性肠梗阻、便秘、腹泻、血便	
直肠癌	早期	排便习惯改变和便血为早期症状，表现为便意频繁、便前肛门下坠感、里急后重、排便不尽感；待癌肿表面破溃继发感染时，大便表面带血及黏液，严重时出现脓血便
	晚期	①侵犯膀胱：尿频、尿痛、血尿、排尿困难 ②侵及骶前神经：骶尾部持续性剧烈疼痛 ③肝转移：肝大、黄疸、腹水

二、护理措施

1. 术前护理

一般护理	高蛋白、高热量、高维生素、易于消化的少渣饮食

续表

肠道准备	目的	避免术中污染腹腔，减少切口感染和吻合口瘘	
	传统肠道准备法	控制饮食	术前2~3日流质饮食；术前禁食12小时、禁水4小时
		药物	术前3日口服新霉素或卡那霉素；同时给予口服维生素K（肠道菌群被抑制，影响了维生素K的合成与吸收）
		清洁肠道	①术前3日，每晚用番泻叶10g开水冲泡饮服或口服泻剂硫酸镁15~20g ②术前2日晚，肥皂水灌肠 ③术前1日晚，清洁灌肠，灌肠时禁用高压灌肠，以防刺激肿瘤导致癌细胞扩散
	全肠道灌洗法（禁忌：体弱，心、肾等重要脏器功能障碍和肠梗阻者）	方法一	于手术前12~14小时开始口服37℃左右等渗平衡电解质溶液，引起容量性腹泻，以达到彻底清洗肠道的目的，总灌洗量不少于6000ml
		方法二	口服20%甘露醇（术中禁用电刀，因甘露醇在肠道内被细菌酵解，产生易引起爆炸的气体）
其他	术日晨放置胃管和留置导尿管，如癌肿侵及女病人的阴道后壁，术前3日每晚应冲洗阴道		

2. 术后护理

一般护理	禁饮食，静脉输液补充营养，维持体液平衡；2~3日后肛门排气或造口开放后，拔出胃管；开始进流质饮食，1周后改为少渣饮食；2周左右方可进普食	
引流管的护理	骶前引流管在术后1周可逐渐拔除，拔管后要填塞纱条，防止伤口封闭形成死腔	
留置导尿管的护理	导尿管约放置2周，每日2次进行尿道口护理，术后5~7日起开始钳夹导尿管，每4~6小时开放1次，训练膀胱收缩功能	
结肠造口（人工肛门）的护理	观察	观察造瘘口是否有出血、坏死和回缩，有无肠梗阻症状。开放造口前用凡士林或生理盐水纱布外敷结肠造口，敷料浸湿后及时更换
	定期扩张造口	手术后1周或造口处伤口愈合后，每日扩张造瘘口1次，防止造口狭窄

续表

结肠造口（人工肛门）的护理	保护腹部切口	人工肛门于术后2～3日肠蠕动恢复后开放；取左侧卧位防止流出粪便污染腹部切口，并用塑料薄膜将腹壁切口与造口隔开
	保护造口周围皮肤	经常清洗消毒造口周围皮肤，并以复方氧化锌软膏涂抹周围皮肤。造口每次排便后，以凡士林纱布覆盖外翻的肠黏膜，外盖厚敷料保护
	正确使用人工肛门袋	①选择合适造口袋3～4个备用 ②造口袋内充满1/3排泄物，应更换，更换前清洗造口周围皮肤 ③不宜长期持续使用——防止造瘘口黏膜及周围皮肤糜烂
	并发症的护理	①造口狭窄：待造口处拆线后，每日肛门扩张1次 ②切口感染：保持切口周围清洁干燥，及时应用抗生素，会阴部切口于术后4～7日开始给予高锰酸钾溶液坐浴 ③吻合口瘘：术后7～10日不可灌肠，以免影响吻合口愈合

第四节　肠　瘘

临床表现及护理

临床表现	局部表现	瘘口内有脓液、消化液、气体流出，周围皮肤潮红、疼痛	
	高位肠瘘	水、电解质紊乱较严重，可出现脱水和低血容量性休克	
	低位肠瘘	继发性感染明显	
护理	非手术治疗护理	一般护理	低半卧位
		负压引流护理	①调节负压10～20kPa ②每天用等渗盐水3000～5000ml冲洗
		堵瘘的护理	①外堵法：适用于已形成完整、管径直的瘘管 ②内堵法：用乳胶片或硅橡胶片等放入肠腔内，将瘘口堵住

续表

护理	手术治疗护理	术前护理	术日晨从肛门和瘘口2个径路做清洁灌肠
		术后并发症预防和护理	胃肠道或瘘口出血 ①原因：消化液腐蚀瘘附近组织和血管、胃肠黏膜糜烂、应激性溃疡 ②处理：局部应用血管收缩剂 ③预防：充分引流漏出的肠液、控制感染
			肝、肾功能障碍

高频考点速记

1. 急性阑尾炎早期上腹部及脐周疼痛是由于内脏神经反射。

2. 急性阑尾炎非手术治疗，可给予解痉或止痛药以缓解疼痛，但禁用吗啡和哌替啶。

3. 听诊腹部高调肠鸣音见于急性机械性肠梗阻。

4. 符合高位性肠梗阻的表现为呕吐出现早并严重，腹胀轻。

5. 患者，男，56岁，急性化脓性阑尾炎。行阑尾切除术后3天，腹胀，伴溢出性呕吐。检查：全腹均匀膨胀，肠鸣音减弱。考虑肠梗阻，其肠梗阻的类型是麻痹性肠梗阻。

6. 有少量排便排气可见于不完全性肠梗阻。

7. 血性呕吐物可见于绞窄性肠梗阻。

8. 符合绞窄性肠梗阻的表现为持续性腹痛伴阵发性加重，并有腹膜刺激征。

9. 符合绞窄性肠梗阻的辅助检查结果是直肠指检时指套染血。

10. 患者，男，39岁。因阵发性腹痛、呕吐6小时，以“肠梗阻”入院。患者烦躁，面色发绀、皮肤湿冷、脉搏细弱，血压90/70mmHg。护理措施：禁食禁饮、禁热敷、禁灌肠，胃肠减压。

11. 属于绞窄性肠梗阻的是肠扭转。

12. 患儿，男，4岁。突然发热、腹痛，腹痛位于脐周，呈持续性，伴有呕吐、腹胀、腹泻，大便为果酱样，有腥臭味。腹部X

线片可见液平面。最可能的诊断是肠套叠。

13．结肠癌最早出现的临床表现多为排便习惯及粪便性状改变。

14．初筛大肠癌的检查方法是大便隐血检查。

15．预测直肠癌预后及监测复发的免疫学检查是癌胚抗原（CEA）测定。

16．患者，男，58岁。进行性贫血、消瘦、乏力半年，有时右腹有隐痛，无腹泻。查体：贫血貌，右中腹可触及肿块，肠鸣音活跃。疑诊为结肠癌。采集病史时，要重点询问排便情况。为明确诊断，应进行的检查是纤维结肠镜检查。

17．患者，男，46岁。因高位小肠瘘入院，为保护局部皮肤，遵医嘱在瘘口处放置持续负压吸引管和滴液管，每日等渗盐水的冲洗量为3000～5000ml；负压的压力应为10～20kPa。

第二十八章　直肠肛管疾病病人的护理

必备考点精编

第一节　常见直肠肛管良性疾病

一、痔

1. **定义**　直肠下段黏膜和肛管皮肤下的静脉丛瘀血、扩张和屈曲所形成的静脉团。

2. **临床表现**

类型	位置	症状
内痔	齿线上方，表面覆盖直肠黏膜	排便时无痛性出血和痔块脱出，发于直肠下端的左侧、右前或右后方（截石位3、7、11点）
外痔	齿状线下方，表面覆盖肛管皮肤。在肛缘呈局限性隆起，常无明显症状	肛门不适、潮湿、伴瘙痒。若形成血栓性外痔，则有肛门剧痛，排便、咳嗽时加剧，数日后可减轻；在肛门表面可见红色或暗红色肿物，边界清楚，触痛明显——血栓性外痔
混合痔	齿状线上、下静脉丛同时曲张而形成	兼有内、外痔的临床表现，严重时呈梅花状，又称环状痔

3. **内痔分度**

分度	便血	脱出
Ⅰ度	无痛性便血	无
Ⅱ度	加重，严重时呈喷射状	排便时有，便后可自行还纳
Ⅲ度	便血量减少	不能自行回纳，需用手托回
Ⅳ度	偶有	长期脱出于肛门外，或回纳后又脱出

二、肛裂

临床表现

疼痛	排便时及排便后肛门部疼痛（疼痛有2次高峰，呈马鞍形）
便血	排便时粪便表面或手纸上可见少量鲜血
便秘	病人因惧怕疼痛不愿排便，反而加重便秘

三、直肠肛管周围脓肿

临床表现

肛门周围脓肿（最常见）	①全身症状：不明显 ②局部症状：明显，肛周持续跳动性疼痛，明显红肿、硬结、压痛，有波动感
坐骨肛管间隙脓肿（较常见）	①全身症状：明显 ②局部症状：最初为持续性胀痛，可有直肠刺激症或排尿困难。直肠指检可有触痛或波动感
骨盆直肠间隙脓肿	①全身症状：非常明显 ②局部症状：可有直肠坠胀感和里急后重，常伴有排尿困难。直肠指检扪及局限性隆起和触痛，或有波动感

四、肛瘘

临床表现和护理

临床表现	反复发作的肛门潮湿、瘙痒。有时可排出粪便、脓液及气体
护理	加强肛周皮肤护理：瘙痒时不可搔抓；温水坐浴

第二节　护　理

一般护理	饮食	鼓励多吃蔬菜水果、多饮水。纠正饮酒嗜好，少食辛辣等刺激性食物；术前3日少渣饮食；术前1日流质饮食；手术前晚清洁灌肠；保持大便通畅
	肛门坐浴	坐浴盆具应事先消毒，沸水降温至43～46℃，每日2～3次，每次20～30分钟。排便后立即用0.02%高锰酸钾溶液坐浴，再换药

续表

术后护理	疼痛护理	术后1～2日内给予镇痛药，或放松肛管内填塞敷料
	饮食和排便	术后3天内给予流食，然后改少渣饮食。48小时内服阿片酊，减少肠蠕动，避免术后3日内解大便，有利于手术切口愈合。3日后便秘者口服液状石蜡，禁忌灌肠
	伤口护理	术后取仰卧位时，臀部垫气圈，以防伤口受压。排便后立即用0.02%高锰酸钾坐浴，换药
	预防并发症	防止肛门狭窄：术后5～10日内，示指扩肛，每日1次；肛门括约肌松弛者：术后3日开始做肛门收缩舒张运动

高频考点速记

1．内痔好发部位多在截石位的3、7、11点。

2．患者，女，50岁。因内痔住院，拟行手术治疗，经检查发现直肠后正中位有一痔核，在截石位6点。

3．Ⅰ期内痔患者排便时出现无痛性出血。

4．肛裂的疼痛特点是疼痛呈“马鞍形”。

第二十九章 门静脉高压症病人的护理

必备考点精编

一、临床表现

脾大、脾功能亢进	门静脉血流受阻→脾淤血、肿大
呕血和黑便	①侧支循环建立与开放→食管和胃底曲张静脉突然破裂→上消化道大量出血→肝性脑病 ②食管下段及胃底曲张静脉突然破裂——急性大出血——呕吐鲜红色血液或排出柏油样便——甚至休克 ③肝功能损害——凝血功能障碍 ④脾功能亢进——血小板减少 （③④）出血不易自止 ⑤大出血——肝组织严重缺氧——肝性脑病
腹水	最突出的表现。腹部膨胀呈蛙腹状、叩诊呈移动性浊音
其他	①消化吸收功能障碍或营养不良 ②全身出血倾向——鼻与牙龈出血 ③黄疸、腹壁静脉曲张、蜘蛛痣

二、护理措施

1. 术前护理

保护肝脏	①低脂、高蛋白、高热量、高维生素饮食，肝功能受损严重者限制蛋白质摄入量，应补充支链氨基酸，限制芳香族氨基酸 ②贫血及凝血机制障碍者，输鲜血、肌内注射维生素K ③适当使用保肝药物，避免使用巴比妥类药物、氯丙嗪、红霉素（有害肝功）
防止出血	①避免使腹内压增高，如恶心、呕吐、便秘、咳嗽、负重 ②避免干硬、粗糙食物或刺激性食物；饮食不宜过热；口服药片应研成粉末冲服 ③不放置胃管，以免插管过程中导致曲张的食管胃底静脉破裂，造成上消化出血

续表

分流术前	术前2～3日口服肠道不吸收的抗菌药物——减少肠道氨的产生——肝性脑病
	术前1日晚清洁灌肠——避免手术后肠胀气压迫血管吻合口

2. 手术后护理

防止血管吻合口破裂出血	48小时内采用平卧位或15°低半卧位；翻身动作宜轻柔；卧床1周，禁止过早下床；保持大、小便通畅	
观察和预防并发症	脾切除术后静脉血栓形成	脾切除术后不用维生素K及其他止血药物。手术后2周或隔日复查1次血小板计数，如超过600×10^9/L时考虑给抗凝治疗
	肝性脑病	若出现神志淡漠、嗜睡、谵妄提示肝性脑病，应限制蛋白质的摄入，忌用肥皂水灌肠
健康指导	防止再次出血，禁忌烟酒和粗糙、过热、刺激性强的食物	

高频考点速记

1．患者，男，45岁。1小时前酒后突然呕吐鲜血2次，共约300ml。诊断为肝硬化、门静脉高压症。最可能出现交通支的曲张、破裂出血的部位是胃底食管下段。

2．某患者大量腹水，有腹壁静脉曲张。脐以上血管流向上，脐以下血管流向下，患者最可能发生了肝硬化。

3．患者，男，49岁。因门静脉高压症入院，拟行手术治疗，患者术前一般不放胃管，是为了防止出血。

第三十章　肝脏疾病病人的护理

必备考点精编

第一节　原发性肝癌

一、临床表现

症状	早期	缺乏典型表现
	进展期	最常见的有肝区疼痛，半数以上病人为首发症状，多为持续性隐痛、刺痛或胀痛，夜间或劳累后加重，肿瘤累及横膈时右肩背部牵涉痛
	中、晚期	①肝脏进行性肿大、质地较硬、表面高低不平、有明显结节或肿块 ②癌肿位于肝右叶顶部者，肝浊音界上移、膈肌固定或活动受限，甚至出现胸腔积液 ③恶病质：发热、腹胀、食欲减退、乏力、消瘦
并发症	①肝性脑病、上消化道出血、癌肿破裂出血、继发性感染 ②癌旁综合征：低血糖、红细胞增多症、高胆固醇血症及高钙血症	

二、护理措施

1. 手术

出血	术前	①术前3天给维生素K_1肌内注射，改善凝血功能。术前1日用酸性液灌肠，可减少肠道内氨的吸收，防止手术后肝性脑病的发生 ②避免癌肿破裂（咳嗽、用力排便）；饮食以少粗纤维的软食为主，忌浓茶、咖啡、辛辣刺激性食物
	术后	半卧位，24小时内卧床休息，避免剧烈咳嗽，不鼓励病人早期活动，以免引起术后肝断面出血

续表

并发症的预防和护理	癌肿破裂出血	避免致腹内压骤升的动作
	肝性脑病	避免诱因；禁用肥皂水灌肠，便秘者可口服乳果糖，促使肠道内氨的排出
	上消化道出血	①晚期肝癌、肝硬化伴食管胃底静脉曲张导致 ②饮食以少粗纤维的软食为主，忌浓茶、咖啡、辛辣刺激性食物；纠正出凝血异常。保持呼吸道通畅，避免呕血时误吸可能引起窒息；避免咳嗽和长做屏气锻炼，可能导致肺部感染或引起窒息

2. 肝动脉插管化疗病人的护理

（1）向病人解释肝动脉插管化疗的目的及注意事项。

（2）导管护理：①妥善固定和维护导管。②严格遵守无菌原则防止细菌逆行性感染。③为防止导管堵塞，注药后用肝素稀释液冲洗导管。注药后用肝素稀释液（25U/ml）2～3ml冲洗导管。④治疗期间病人可出现消化道反应及血白细胞数减少。若症状严重，药物减量；白细胞减少至$<4\times10^9$/L时，应暂停化疗。⑤拔管后，压迫穿刺点15分钟且卧床24小时，防止局部形成血肿。

3. 健康教育

（1）可适量活动，但切忌过量、过度运动。

（2）伴有腹水、水肿者，严格控制入水量，限盐。

第二节　肝脓肿

一、细菌性肝脓肿

临床表现和护理

临床表现	症状	①寒战和高热：最常见的早期症状，多为弛张热，全身脓毒血症症状明显 ②肝区持续性胀痛或钝痛，可伴右肩牵涉痛或胸痛 ③非特异性消化道症状：恶心、呕吐、食欲不振

续表

临床表现	体征	肝区压痛和肝大最常见，右下胸部和肝区有叩击痛
	并发症	①脓肿向上穿破肝表面：形成膈下脓肿 ②脓肿向胸腔穿破：形成脓胸或心包积液 ③脓肿穿破入腹腔：引起腹膜炎 ④脓肿穿破血管壁（少数）：引起上消化道大出血
护理	引流管护理	半卧位；每天用生理盐水多次或持续冲洗脓腔；每天更换引流瓶；当脓腔引流液少于10ml时，可拔除引流管，改为凡士林纱条引流，适时换药至脓腔闭合
	高热	肝脓肿高热患者可用4℃生理盐水灌肠

二、阿米巴性肝脓肿

临床表现

症状	较缓慢，病程较长，症状较轻，发热（不规则发热或高热、盗汗）、肝区疼痛和肝大
特点	较大，单发，好发于肝右叶

三、细菌性肝脓肿与阿米巴性肝脓肿

鉴别

细菌性肝脓肿	阿米巴性肝脓肿
急骤、严重，全身脓毒血症明显，寒战、高热	较缓慢，病程较长，症状较轻，不规则发热或高热、盗汗

高频考点速记

1. 肝癌病人首发症状是肝区疼痛。

2. 患者，男，50岁。早期肝癌，拟行肝叶切除术。在进行术前肠道准备时应选择前1日酸性液灌肠（目的是减少肠道内氨的吸收，防止手术后肝性脑病）。术后病情平稳后应取半卧位，避免过早活动。

3．患者，女，45岁。因肝癌行肝叶切除术，手术后第2天，T 37.9℃，患者不宜过早下床活动的主要原因是防止肝断面出血。

4．细菌性肝脓肿引流护理应在14天后拔除引流管。

5．细菌性肝脓肿患者术后拔除引流管的指征是每日引流液应少于10ml。

6．细菌性肝脓肿的主要表现是寒战、高热、肝区疼痛、肝肿大。

第三十一章　胆道疾病病人的护理

必备考点精编

第一节　胆石病和胆道感染

一、胆囊结石和急性胆囊炎

1. 临床表现　饱餐、进油腻食物后，或在夜间发作，右上腹阵发性绞痛，疼痛常放射至右肩或右背部；右上腹有压痛、反跳痛和肌紧张，Murphy征阳性。

2. 护理措施

项目	特点	
术前	阿托品、硝酸甘油等解痉止痛；禁用吗啡，以免胆道下端括约肌痉挛，加重梗阻；给维生素K及保肝药物	
术后	T管引流	
腹腔镜胆囊切除术（LC）术后的护理	饮食指导	术后禁食6小时，术后24小时内饮食以无脂流质、半流质为主，逐渐过渡至低脂饮食
	高碳酸血症的护理	表现为呼吸浅慢、$PaCO_2$升高。LC术后常规予以低流量吸氧，鼓励病人深呼吸、有效咳嗽，促进CO_2排出
	肩背部酸痛的护理	腹腔中CO_2可聚集在膈下产生碳酸，刺激膈肌及胆囊创面，引起术后不同程度的腰背部、肩部不适或疼痛等。一般无须特殊处理，可自行缓解
并发症的观察与护理	若病人出现发热、腹胀和腹痛等腹膜炎表现，或腹腔引流液呈黄绿色胆汁样，常提示发生胆瘘。一旦发现，及时报告医师并协助处理	

3. 急性胆囊炎和急性胰腺炎鉴别　急性胆囊炎出现右上腹或剑突下疼痛的同时常伴有右肩背部疼痛；急性胰腺炎的上腹痛同时

可伴有左肩至背部疼痛等。

二、胆管结石及胆管炎

1. 临床表现

（1）肝内胆管结石：Charcot三联症：腹痛、寒战高热（弛张热）、黄疸。

（2）肝外胆管结石：胆管梗阻、继发性感染、肝细胞损伤、胆源性胰腺炎。

2. 护理措施

（1）T形管的护理：胆总管探查或切开取石术后，在胆总管切开处放置T形引流管，有引流胆汁、引流残余结石、支撑胆道的作用。

妥善固定，保持通畅	①在改变体位或活动时注意引流管的水平高度不要超过腹部切口高度，以免引流液反流 ②避免管道扭曲、压迫。如有阻塞，可用手由近向远挤压引流管或用少量无菌生理盐水缓慢冲洗，切勿用力推注
保持清洁	每日更换1次外接的连接管和引流瓶
观察记录胆汁的量及性状	①正常胆汁呈深绿色或棕黄色，清晰无沉淀物，胆汁引流术后4小时内约300～500ml，恢复饮食后可增至每日600～700ml，以后逐渐减少至每日200ml左右 ②胆汁量少：提示T形管阻塞或肝功能衰竭；胆汁量多：提示胆总管下端不够通畅；胆汁颜色过淡，过于稀薄：提示肝功能不佳；胆汁混浊：提示感染；胆汁泥沙样沉淀：提示结石
拔管	①一般术后12～14天，无特殊情况，可以拔除T形管 ②拔管指征：黄疸消退，无腹痛、发热，大便颜色正常；胆汁引流量逐渐减少，颜色呈透明金黄色，无脓液、结石，无沉渣及絮状物 ③拔管前：先在饭前、饭后各夹管1小时，拔管前1～2天全日夹管，如无腹胀、腹痛、发热及黄疸等症状，说明胆总管通畅，可予拔管 ④拔管后：伤口用凡士林纱布堵塞，1～2日会自行封闭。拔管后1周内，警惕胆汁外漏甚至发生腹膜炎
带T管出院	防止扭曲或受压，避免举重物或过度活动，采取淋浴方式并用塑料薄膜覆盖引流伤口处，伤口每日换药等

（2）对症护理：黄疸病人皮肤瘙痒勿用手挠抓；胆绞痛发作时常用哌替啶、阿托品，禁用吗啡。

（3）并发症的观察及预防：胆道出血、胆汁性腹膜炎。

（4）饮食：养成正确的饮食习惯，进低脂易消化食物，少量多餐、多饮水。

四、急性梗阻性化脓性胆管炎（急性重症型胆管炎）

1. 病因和临床表现　进食油腻食物后右上腹绞痛提示胆囊炎或胆结石；胆道病史患者出现Charcot三联症提示急性胆管炎，此基础上出现休克及神经症状提示急性梗阻性化脓性胆管炎。

2. 和单纯性肝内胆管结石的鉴别

肝内胆管结石	急性梗阻性化脓性胆管炎（急性重症型胆管炎）
Charcot三联症：腹痛、寒战高热（弛张热）、黄疸	Reynolds五联症：Charcot三联症+休克+神经精神症状

3. 护理措施

手术前护理	一般护理	术前严密观察病情并改善营养状态。入院后即准备手术者，需禁食、休息，积极补充液体和电解质
	对症护理	①黄疸病人皮肤瘙痒时可外用炉甘石洗剂止痒，温水擦浴 ②高热时，物理降温 ③休克时，加强抗休克的护理
	缓解疼痛	胆绞痛发作时，按医嘱给予解痉、镇静和镇痛治疗，常用哌替啶、阿托品肌内注射，勿使用吗啡（以免胆道下端括约肌痉挛，加重胆道梗阻）
手术后护理	病情观察	①心率和心律 ②有无出血和胆汁渗出，包括量和速度 ③有无休克征象 ④黄疸程度、消退情况 ⑤大便的颜色，检测胆红素的含量 ⑥注意有无因肝功能损害、低血糖、脑缺氧、休克等所致的意识障碍 ⑦若有发热和严重腹痛，可能为胆汁渗漏引起的胆汁性腹膜炎

续表

手术后护理	预防并发症	①出血：量小时表现为柏油样便或粪便隐血；量大时可导致出血性休克 ②发热和严重腹痛：可能为胆汁渗漏引起的胆汁性腹膜炎，需立即处理
	T形引流管的护理	
健康指导	注意养成正确的饮食习惯，进低脂易消化食物，宜少量多餐多饮水	
	带T形管出院者，指导其学会自我护理，定期复查	

第二节　胆道蛔虫病

临床表现及护理

项目	要点
临床表现	突发性剑突下阵发性“钻顶样”剧烈绞痛，可向右肩背部放射；间歇期宛如正常人；症状（重）与体征（轻）不符（即剧烈的腹部绞痛与不相称的轻微腹部体征）
护理	①发作时：中药（乌梅汤）和33%硫酸镁 ②缓解期：驱虫药（左旋咪唑）应于清晨空腹或晚上睡前服用
	服药后注意观察大便中是否有蛔虫卵排出
	注意饮食卫生

高频考点速记

1. Murphy征阳性见于急性结石性胆囊炎。

2. 放置T管的适应证是胆总管探查术后。

3. 胆总管探查术后，拔除T型管的时间至少在术后14天。

4. T管拔管前试行夹管后应特别注意观察的内容是有无腹痛、发热、黄疸。

5. 患者，女，55岁。有胆石症多年，3天前因急腹痛、寒战、高热、黄疸来门诊治疗，无好转。现神志不清，血压10.6/6.7kPa

（80/50mmHg）。考虑是急性梗阻性化脓性胆管炎。

6．胆石症患者出现急性重症胆管炎时的表现是血压下降伴意识不清。

7．急性梗阻性化脓性胆管炎患者可见腹痛、寒战高热、黄疸+休克+神经精神症状。

8．患者，男，46岁。因“急性梗阻性化脓性胆管炎”急诊入院。现寒战、高热，体温41℃，脉搏116次/分，血压80/60mmHg。其休克类型是感染性休克。

9．胆总管探查手术后，拔除T管引流的指征是术后2周，引流量减少，造影通畅。

10．肠蛔虫病患者服驱虫药时间是空腹或睡前。

第三十二章　胰腺疾病病人的护理

必备考点精编

第一节　急性胰腺炎

1. 临床表现

腹痛	主要表现和首发症状，多在暴饮暴食、高脂餐及饮酒后突然发生，进食后加剧，位置与病变部位有关	
	胰头部	右上腹疼痛为主，向右肩部放射
	胰体部	上腹部正中疼痛为主
	胰体尾部	左上腹疼痛为主，向左肩部放射
	累及全胰	腰带状疼痛，向腰背部放射
恶心、呕吐	以呕吐后腹痛不缓解为特点。呕吐物为胃、十二指肠内容物	
出血坏死性胰腺炎	高热持续不退；有明显的腹膜刺激征；手足搐搦（低钙血症所致，提示预后不良）；Grey-Turner征（腰腹部蓝-棕色斑）、Cullen征阳性（脐周出现青紫瘀斑）等	
并发症	休克是出血坏死性胰腺炎最常见的并发症	

2. 治疗及护理要点

措施	要点
控制胰液分泌	①急性期禁食禁饮、胃肠减压；此期可予TPN支持，待2~3周后，若病情稳定，可通过空肠造瘘管给予肠内营养（EN）。病人若无不良反应，可逐步过渡到全肠内营养和经口进食 ②腹痛和呕吐消失后给予少量低糖、少量优质蛋白质、流质食物，忌油脂

续表

措施	要点
解痉镇痛	阿托品或山莨菪碱注射液肌内注射；疼痛剧烈者可用杜冷丁肌内注射，必要时在4～8小时后重复使用
	禁用吗啡，以免引起Oddi括约肌痉挛
休息与卧位	急性期绝对卧床休息，弯腰屈膝侧卧、辗转反侧者防止坠床
健康教育	有规律进食，避免暴饮暴食，多食低脂、无刺激的食物、戒烟酒等

3．并发症的观察与护理

并发症	护理
急性肾衰竭	详细记录每小时尿量、尿比重及24小时出入水量
术后出血	定时监测血压、脉搏、呕吐物色泽
胰腺或腹腔脓肿	急性胰腺炎病人术后2周出现发热、腹部肿块，应检查并确定有无胰腺脓肿或腹腔脓肿的发生
胰瘘	可从腹壁渗出或引流管引流出无色透明的腹腔液，合并感染时引流液可呈脓性
肠瘘	腹部出现明显的腹膜刺激征，有含粪便的内容物流出，即可明确诊断

第二节　胰腺癌及壶腹部癌

一、胰腺癌

1．临床表现

项目	特点
上腹痛和上腹饱胀不适	最常见的首发症状
黄疸	胰头癌最突出、最主要的症状和体征，呈进行性加重，大便呈陶土色，常伴有瘙痒症
其他	食欲不振、腹胀、乏力、消瘦

2. 护理措施

术前	①口服胰酶制剂和胆盐；控制血糖 ②PTCD的护理：缓解黄疸程度，改善手术前肝功能情况 ③有黄疸者，静脉补充维生素K，避免指甲抓伤皮肤
术后	①注意意识和黄疸的变化 ②控制血糖在8.4～11.2mmol/L，出现低血糖症状时遵医嘱补充葡萄糖 ③营养支持：术后一般禁食2～3日，静脉补充营养 ④引流护理：腹腔引流一般需放置5～7天，胃肠减压一般留至胃肠蠕动恢复；胆管引流需2周左右；胰管引流在2～3周后可拔除 ⑤常见并发症：胰瘘（自伤口流出清亮液体，引起周围皮肤糜烂疼痛）；胆瘘（多发生于术后5～10日）；出血；胆道感染（进食后平卧易发生）
宣教	高糖、高蛋白、低脂及富含脂溶性维生素的饮食

二、壶腹部癌

临床表现和护理措施

临床表现	黄疸较早出现，呈进行性加重；上腹痛；发热；消化道症状；肝、胆囊增大
护理措施	预防休克和出血；预防肝肾综合征：术后应进行保肝治疗，应用支链氨基酸类药物；保证尿量每小时在30～50ml以上

高频考点速记

1. 急性胰腺炎最突出的症状是腹痛。

2. 患者，女，44岁。胆石症患者，今餐后1小时突发恶心、呕吐，腹痛，抽搐。腹痛位于上腹正中，为持续性刀割样，阵发性加剧，向腰背部呈带状放射，弯腰抱膝可使疼痛减轻。血淀粉酶680U/L，患者抽搐的原因最可能是低血钙。

3. 患者，女，61岁。暴饮后突发急性胰腺炎入院，观察时要警惕该病人可能发生的最常见并发症是休克。

4. 患者，男，28岁。饮酒后上腹剧烈疼痛6小时，伴恶心、呕吐。查体：T 38℃，辗转不安，巩膜轻度黄染。血淀粉酶256U/L，尿淀粉酶512U/L。首要的护理措施是胃肠减压。

5. 患者，男，56岁。诊断为急性胰腺炎，经治疗后腹痛、呕吐基本消失，开始宜采用低脂、低蛋白流质饮食。

6. 患者，男，42岁。饱餐后出现腹部腰带状疼痛并向腰背部放射，伴恶心、呕吐。诊断为急性胰腺炎。根据患者的表现，病变部位在全胰；对患者疼痛的护理，不可用吗啡，会引起Oddi括约肌痉挛。

7. 患者，男，26岁。和朋友聚餐后出现腹痛、腹胀、频繁呕吐，诊断为急性胰腺炎。处理措施是急性期禁食禁饮、胃肠减压，病情稳定后给予肠内营养。而不是早期给予流质饮食。

8. 急性梗阻性化脓性胆管炎可见腹痛、寒战高热、黄疸+休克+神经精神症状。

9. 胰头癌可见进行性加重的无痛性黄疸。

10. 患者，男，53岁。巩膜轻度黄疸1周。近2个月来感觉上腹部不适及隐痛，食欲减退和消瘦明显。血清胆红素368μmol/L，碱性磷酸酶升高；B超示胰头部有一3cm×2cm包块，胆总管轻度扩张；CT示胰头部占位。经充分术前准备行胰十二指肠切除术。术后护理措施：控制血糖在8.4~11.2mmol/L，出现低血糖症状时遵医嘱补充葡萄糖。

11. 患者，男，48岁。因胰腺癌接受胰十二指肠切除术，术后对患者进行饮食指导时，正确的是应摄入低脂饮食。

第三十三章　外科急腹症病人的护理

必备考点精编

一、临床表现

（一）腹痛

1. 类型和临床表现

腹痛类型	临床表现	
内脏性疼痛	痛觉迟钝、持续，但对较强的张力和压力性刺激（如牵拉、膨胀、痉挛、缺血）所致疼痛较敏感，定位不准确	
躯体性疼痛	是壁腹膜受腹腔病变（血液、尿液、消化液、感染）刺激所致，痛觉迅速、敏感，定位准确	
牵涉性疼痛	急性胆囊炎	右上腹痛的同时可伴有右肩背部疼痛
	急性胰腺炎	上腹痛的同时可伴有左肩至背部疼痛

2. 性质

腹痛性质	对应情况
阵发性绞痛	平滑肌痉挛所致，见于机械性肠梗阻等
持续性钝痛	由腹腔炎症、缺血、出血性病变的持续性刺激所致；但溃疡病穿孔等可引起化学性腹膜炎，出现刀割样锐痛
持续性痛，阵发性加剧	空腔脏器梗阻合并绞窄
持续性胀痛	麻痹性肠梗阻
间歇性剑突下“钻顶样”剧痛	胆道蛔虫病

3. 程度　腹痛加剧常提示病情加重，但阑尾炎穿孔后腹痛

减轻。

（二）腹胀

逐渐加重时考虑低位肠梗阻，若腹膜炎病情恶化可能发生麻痹性肠梗阻。

（三）呕吐

疾病类型	呕吐特点	疾病类型	呕吐特点
机械性肠梗阻	频繁而剧烈	麻痹性肠梗阻	溢出性
高位肠梗阻	多量胆汁	低位肠梗阻	粪臭样呕吐物
绞窄性肠梗阻	血性或咖啡色呕吐物	幽门梗阻	呕吐物无胆汁

（四）排便改变

排便特点	对应疾病
肛门停止排便排气	肠梗阻
大便次数增多或里急后重感	盆腔脓肿
果酱样血便或黏液血便	肠套叠或肠管绞窄

（五）常见外科急腹症的特点

类型	特点
炎症性病变	起病缓慢，腹痛由轻至重，呈持续性；有固定的压痛点，可伴有反跳痛和肌紧张；体温升高，血白细胞及中性粒细胞增高
穿孔性病变	腹痛突然，呈刀割样持续性剧痛；迅速出现腹膜刺激征，容易波及全腹，但病变处最为显著；有气腹表现，如肝浊音界缩小或消失，X线片见膈下游离气体；有移动性浊音，肠鸣音消失；腹腔穿刺有助于诊断
梗阻性病变	起病较急，以阵发性绞痛为主；发病初期多无腹膜刺激征；有呕吐、大便改变、黄疸、血尿等症状
绞窄性病变	病情发展迅速，常呈持续性腹痛、阵发性加重或持续性剧痛；有腹膜刺激征或休克；黏液血便或腹部局限性固定性浊音等特征性表现

续表

类型	特点
出血性病变	外伤后迅速发生，也见于肝癌破裂出血；以失血表现为主，常导致失血性休克+不同程度的腹膜刺激征；腹腔积血在500ml以上时出现移动性浊音；腹腔穿刺可抽出不凝固性血液

（六）体征

肝浊音界	胃肠穿孔或肠胀气时肝浊音界缩小或消失；炎性肿块、扭转的肠袢呈局限性浊音区；腹膜炎渗液或腹腔内出血可有移动性浊音
肠鸣音	可亢进、有气过水声，金属高调音是机械性肠梗阻的特征，腹膜炎发生时肠鸣音沉寂或消失
直肠指诊	是判断急腹症病因及病情变化的简易而有效的方法。指套染有血性黏液应考虑肠管绞窄等

二、鉴别要点

外科急腹症	先有腹痛后有发热，疼痛部位较固定，程度重，常可出现腹膜刺激征，甚至休克；腹腔积血在500ml以上时有移动性浊音
内科急腹症	先发热或先呕吐，后腹痛，疼痛部位不固定，程度较轻
妇产科急腹症	①以下腹部或盆腔内痛为主 ②常伴有白带增多、阴道流血，或有停经史、月经不规则或与月经周期有关 ③妇科检查可明确疾病诊断

三、护理要点

及时建立静脉通路	宜取半卧位，有大出血休克者给予平卧位
对诊断尚未明确的急腹症患者	①密切观察病情变化，进行抗休克、纠正体液失衡及抗感染治疗 ②禁食、禁饮、禁热敷、禁灌肠、禁泻药、禁吗啡、禁哌替啶，给予胃肠减压 ③必要时可用阿托品解痉（此药不掩盖症状） ④腹膜刺激征局限化时，表明病情好转

续表

必要时做好急症手术前准备	疑有腹腔内出血不止、疑有肠坏死或肠穿孔而有严重全腹腹膜炎者；经积极非手术治疗后，病情无好转反而加重者

高频考点速记

1. 有些结肠位于腹膜后，受伤后常导致严重的腹腔后感染。

2. 炎症性病变所致急腹症的特点是有固定的压痛点，可伴有反跳痛和肌紧张。

3. 患者，男，50岁。持续性剧烈腹痛2小时，伴恶心、呕吐。触诊腹部有压痛、反跳痛和腹肌较紧张。患者有脉率增快、呼吸急促等表现。腹部X线立位平片显示膈下新月形阴影。该患者可能发生了胃穿孔。

4. 患者，男，31岁。腹部疼痛7小时，腹部查体，全腹部有压痛、反跳痛和肌紧张，行腹部穿刺抽出含少量食物残渣的浑浊液体，最可能的诊断是胃穿孔。

5. 对急腹症病人疼痛的护理，错误的是在诊断不明确或未确定治疗之前可以适当应用镇痛药以缓解症状。

6. 墨菲征阳性见于急性结石性胆囊炎。

7. 腹部平片查见膈下游离气体见于胃十二指肠穿孔。

8. 听诊腹部高调肠鸣音见于急性机械性肠梗阻。

9. 急腹症观察期间病情好转的表现是腹膜刺激症状局限化。

第三十四章　周围血管疾病病人的护理

必备考点精编

第一节　下肢静脉曲张

1. 临床表现

（1）以大隐静脉曲张多见，左下肢多见。

（2）久站或行走后患肢酸胀、易疲劳，可有小腿肌肉痉挛。

（3）患肢出现静脉隆起、迂曲、扩张，重者呈团块状。

（4）久病者可于足靴区出现淤滞性皮炎、色素沉着、毛发脱落、皮肤变硬及慢性溃疡、继发血栓性静脉炎。

2. 护理措施

促进下肢静脉回流	①抬高患肢，维持良好的身体姿势，坐时双膝不要交叉过久，避免长时间站立；减肥；用弹力袜或用弹性绷带包扎；不穿过紧的内裤；避免腹内压升高等 ②并发小腿慢性溃疡者，术前应加强换药，局部包扎，避免渗液污染周围皮肤，术前2～3日用70%乙醇擦拭周围皮肤，每日1～2次
保护患肢	活动时避免外伤引起曲张静脉破裂出血，如出现破裂出血，应立即平卧，抬腿加压包扎
术后活动	术后24小时，即应鼓励病人下地行走，促进血液循环，防止血栓形成
预防栓塞	下肢深静脉血栓形成后，应限制活动；严禁按摩患肢；禁止施行对患肢有压迫的检查，以免发生严重的并发症肺栓塞

续表

健康教育	弹力绷带的使用及注意事项 ①宽度和松紧度应适宜，松紧度以能将1个手指伸入缠绕的圈内为宜 ②包扎前应使静脉排空，故以清晨起床前进行包扎为好 ③包扎时应从肢体远端开始 ④包扎后应注意观察肢端的皮肤色泽、患肢肿胀情况 ⑤根据不同疾病或手术选择包扎方法
	弹力袜的使用：选择要合乎病人腿部周径，在腿部肿胀消退之后卧床测量踝部和小腿的周径和膝下1寸或腹股沟下1寸至足底的长度。穿着时应无皱褶.短袜应在膝下1寸，长袜应在腹股沟下1寸。手术治疗病人术后宜继续使用弹力袜或弹力绷带1～3个月
	适当的体育锻炼增强血管壁弹性
	保持良好的姿势，避免久站、坐时双膝交叉过久，休息时抬高患肢
	保持大便通畅、避免肥胖

第二节　血栓闭塞性脉管炎

1. 临床表现

阶段	病理改变	表现	足背动脉搏动
局部缺血期	血管痉挛	间歇性跛行	明显减弱
营养障碍期	血管痉挛加重，明显的血管壁增厚及血栓形成	持续性疼痛（夜间尤甚）；静息痛	消失
组织坏死期	患肢动脉完全闭塞	坏疽、溃疡，剧烈疼痛，常彻夜难眠，屈膝抱足为此期的典型体位	消失

2. 护理要点

一般处理	严禁吸烟；防止受冷、受潮和外伤；吗啡或哌替啶（一般镇痛药物难以奏效）、普鲁卡因镇痛。睡觉或休息时取头高脚低位

续表

控制感染	保持足部清洁、干燥，但不可使用热水袋、热水泡脚（以免组织需氧量增加而加重症状），勿用足趾试水温，以免烫伤；皮肤瘙痒时，避免用手抓痒
避免长时间处于同一姿势	以免静脉瘀血，当腿部出现溃疡或坏疽时则禁止运动
促进侧支循环	Buerger运动：病人平卧，抬高患肢45°，坚持2～3分钟，然后双足下垂床边2～5分钟，再将患肢平放5分钟，同时进行踝部和足趾运动，如此反复锻炼5次，每日3～4次
术后护理	①体位：静脉手术后抬高患肢30°，制动1周；动脉手术后患肢平放、制动2周 ②观察肢体远端血运情况：双侧足背动脉搏动、皮肤温度、皮肤颜色及感觉，及时发现动脉栓塞

高频考点速记

1．下肢静脉曲张剥脱术后护理，正确的是早期下床活动。

2．大隐静脉曲张术后早期活动的主要目的是防止血栓形成。

3．患者，女，55岁。今日在全麻下行双下肢大隐静脉高位结扎剥脱术，对该患者的护理措施：术后24h可下床活动。

4．血栓闭塞性脉管炎局部缺血期的表现是间歇性跛行。

5．患者，男，52岁。近年出现左小腿发凉、间歇性跛行。应考虑为脉管炎局部缺血期。

6．对血栓闭塞性脉管炎病人的护理：保持足部清洁、干燥，但不可使用热水袋、热水泡脚（以免组织需氧量增加而加重症状），勿用足趾试水温，以免烫伤；皮肤瘙痒时，避免用手抓痒。

第三十五章　泌尿系损伤病人的护理

必备考点精编

第一节　肾损伤

临床表现及护理措施

临床表现	血尿（常见症状）是诊断肾损伤的重要因素；休克（严重肾裂伤、肾蒂裂伤易发生）、疼痛（肾包膜张力增加、软组织损伤、出血或尿外渗）、发热（吸收热）、腰腹部肿块（肾周血肿和尿外渗）等
护理措施	绝对卧床休息2～4周；避免过早过多离床活动，以免再度发生出血，多饮水保持尿路通畅，严重损伤致肾脏切除后，患者应注意保护对侧肾脏，尽量不使用对肾有损害的药物
宣教	恢复后2～3个月不宜从事重体力劳动，不宜做剧烈运动；血尿停止、肿块消失后，5年内定期复查

第二节　膀胱损伤

临床表现　腹痛和腹膜刺激症状，休克（尤其是骨盆骨折病人），血尿和排尿困难，尿瘘。

第三节　尿道损伤

1. 临床表现

项目	特点
疼痛	尿道球部损伤时会阴部肿胀、疼痛，排尿时加重。后尿道损伤表现为下腹部疼痛，局部肌紧张、压痛

续表

项目	特点
尿道出血	前尿道破裂时可见尿道外口流血，后尿道破裂时可无尿道口流血或仅有少量血液流出
其他	休克（骨盆骨折后尿道损伤）、血肿、尿外渗、排尿困难及尿潴留

2. 护理措施

（1）术后留置导尿管2～3周，以利于尿道损伤的修复。

（2）拔除导尿管后，需定期扩张尿道，以免尿道狭窄。先每周1次，持续1个月后逐渐延长间隔时间。

高频考点速记

1. 闭合性肾损伤非手术治疗的护理措施：绝对卧床休息2~4周；避免过早过多离床活动；多饮水。

2. 患者，男，37岁。左肋脊角部撞击伤，腰痛，血尿（+++），诊断为肾挫伤。避免过早过多离床活动。

3. 患者，男，25岁。车祸伤致骨盆骨折后7小时，患者出现下腹部压痛及腹肌紧张，伴排尿困难。导尿试验可以顺利插入膀胱，注入200ml生理盐水后抽出液体量明显减少。最可能的诊断是膀胱破裂。

4. 患者，女，35岁。下腹部外伤后6小时，患者诉腹部疼痛，排尿困难，留置尿管后引流出少量血性尿液，2小时后有尿量30ml，腹部疼痛加重，出现移动性浊音。考虑该患者可能出现了膀胱破裂。为进一步确诊，该患者应做的检查是导尿侧漏试验。

第三十六章　泌尿系结石病人的护理

必备考点精编

第一节　上尿路结石

1. 临床表现

包括	肾和输尿管结石
表现	与活动有关的疼痛和血尿（相继出现）；肾结石出现肾区疼痛伴肋脊角叩痛；结石活动或输尿管完全梗阻时出现肾绞痛；肾盂内大结石及肾盏结石可无明显症状

2. 护理要点

方案	**护理措施**	
非手术治疗	镇痛	肾绞痛发作时注射阿托品、哌替啶、钙离子阻滞剂、黄体酮
	大量饮水	每日饮水2500～3000ml，保持每日尿量2000ml以上，有利于结石排出
	调节尿pH值	口服枸橼酸钾（酸化尿液）或氯化铵（碱化尿液）
	饮食调节（根据结石成分）	①含钙结石者：限制含钙、草酸成分多的食物。浓茶、菠菜、番茄、土豆、芦笋等含草酸量高。奶制品、豆制品、巧克力、坚果含钙量高 ②尿酸结石者：不宜服用含嘌呤高的食物，如动物内脏。可服用碱性药物预防，常用药物有碳酸氢钠、枸橼酸钾和枸橼酸合剂
	影响代谢的药物	别嘌醇（降低尿酸含量）

续表

方案	护理措施	
非手术治疗	运动	病情允许的情况下指导病人进行适当的跳跃活动，有助于结石排出
	出院指导	主要措施为多饮水，根据结石成分碱化或酸化尿液，预防复发
体外冲击波碎石（ESWL）	用过滤网过滤尿液，嘱病人向患侧卧位48～72小时，以后逐渐间断起立，以防碎石屑快速排出形成石街，造成输尿管梗阻	
手术护理	①术前1小时拍摄腹平片后应保持定位时的体位 ②肾实质切开取石及肾部分切除的病人，应绝对卧床2周，防止再出血；肾盂造瘘者，不常规冲洗，以免引起感染，当结石合并感染时，应注意体温及全身情况的观察，遵医嘱应用抗生素	

第二节　膀胱结石

临床表现　排尿突然中断（典型症状），并感疼痛，改变体位可继续排出，常有终末血尿。

第三节　尿道结石

临床表现　排尿困难、点滴状排尿及尿痛，甚至造成急性尿潴留。

高频考点速记

1．为促进非手术治疗的尿路结石患者排出结石，最适宜的运动方式是跳跃。

2．输尿管结石的表现特点为肾绞痛+镜下血尿。

3．术后3个月患者突然发生右下腹疼痛，伴有恶心，无发热。既往有同样发作史。体检：腹平软，右下腹深压痛，无反跳痛及肌紧张，右肋脊角叩痛。尿镜检红细胞10～15个/HP，血白细胞计数

$9.6 \times 10^9/L$。首先考虑右侧输尿管结石。

4．青年男性，运动后发生腰部绞痛，继而出现肉眼血尿，最可能的诊断是上尿路结石。

5．关于肾结石的护理，巨大肾结石体外冲击波碎石治疗后即取健侧卧位是错误的，应患侧卧位48~72小时。

6．膀胱结石的典型症状是排尿中断。

7．患者，男，60岁。时有膀胱刺激症状，伴排尿困难及尿流中断，改变体位后可继续排尿，最可能的诊断是膀胱结石。

第三十七章　肾结核病人的护理

必备考点精编

一、临床表现

项目	特点
特点	病灶在肾，症状在膀胱
顽固性膀胱刺激征	最主要、最早出现的表现是尿频。晚期膀胱挛缩，尿频次数不计其数，甚至有尿失禁
脓尿	尿液中含有大量的脓细胞，呈洗米水状
其他	血尿（肉眼、镜下）；肾区疼痛（波及肾包膜或继发感染）和肿块（结核性脓肾）；晚期出现全身结核中毒症状

二、护理要点

护理	术前	多饮水，以减轻结核性脓尿对膀胱的刺激；注意药物的肝毒性
	术后	观察健侧肾功能，若术后6小时仍无排尿或24小时尿量较少，提示健侧肾障碍；保留肾组织者卧床7～14日
宣教	用药指导	①术后继续抗结核治疗6个月以上，防止结核复发 ②坚持联合、规律、全程用药，不可随意间断或减量、减药 ③勿用和慎用对肾有害的药物 ④注意药物不良反应，定期复查肝肾功能、测听力、视力等
	定期复查	术后每月检查尿常规和尿结核杆菌；5年不复发可认为治愈

高频考点速记

1. 病变主要在肾脏，临床表现主要在膀胱的疾病是肾结核。

2. 肾结核早期的表现特点是顽固性膀胱刺激征。

3. 肾结核晚期的主要症状为全身结核中毒症状。

4. 肾结核的临床表现是尿路刺激征，血尿，脓尿及全身症状如发热、盗汗等，不包括排尿困难、排尿中断。

第三十八章　泌尿系梗阻病人的护理

必备考点精编

第一节　良性前列腺增生

一、临床表现

项目	特点
尿频	最早，最初为夜尿次数增多
进行性排尿困难	典型症状，断续、射程缩短，终呈滴沥状
尿潴留	残余尿增多→膀胱收缩无力→尿潴留，并可出现充溢性尿失禁
血尿	因局部充血而发生
其他	尿急、尿痛，继发感染、结石、肾衰竭

二、护理措施

1. 术前　鼓励病人多饮水，严禁憋尿，以免诱发急性尿潴留。食用粗纤维、易消化食物，以防便秘。

2. 术后

措施	项目	要点
维持膀胱冲洗通畅	原因	施行TURP的病人，术后都有肉眼血尿，防止血块堵塞尿管
	冲洗液	生理盐水
	冲洗时间	持续膀胱冲洗3～7日
	冲洗速度	根据尿色而定，色深则快、色浅则慢

续表

措施	项目	要点
维持膀胱冲洗通畅	异常	活动性出血：表现为血尿色深红或逐渐加深
		引流不畅：应高压冲洗抽吸血块
三腔气囊尿管控制出血	处理	将30～50ml生理盐水注入气囊内，放在前列腺窝的上方，导尿管固定在大腿的内侧并稍加牵引，需告知病人不可自行移开，直至解除牵引为止
TURP综合征	原因	术中大量冲洗液被吸收使血容量急剧增加→稀释性低钠血症
	表现	术后几小时内出现烦躁、恶心、呕吐、抽搐、昏迷，严重者出现肺水肿、脑水肿、心力衰竭
	处理	①减慢输液速度，给高渗盐水、利尿药、脱水药 ②术后5～7日尿液颜色清澈，可拔出尿管
导管的拔管时间	耻骨后引流管术后3～4日待引流量很少时拔除；耻骨上经膀胱前列腺切除术后7～10日，耻骨后前列腺切除术后3～4日拔除导尿管；术后10～14日，若排尿通畅拔除膀胱造瘘管	
预防膀胱痉挛	表现	可引起阵发性剧痛、诱发出血
	处理	可嘱病人做深呼吸，以放松腹部肌肉张力；术后留置硬脊膜外麻醉导管者，按需注射小剂量药物有良好效果
预防并发症	出血	术后第1天会有鲜血，以后逐渐清澈，可因组织坏死或活动量增加、腹内压增高、刺激等引起
	血栓和栓塞	鼓励病人适当活动
	感染	早期应用抗生素，每日用消毒棉球擦拭尿道外口2次，以免逆行感染
健康教育	内容	预防便秘，必要时可服缓泻剂；术后1～2个月内避免剧烈活动，如提重物、跑步、骑自行车、性生活等，防止继发性出血；原则上，经尿道前列腺电切术后1个月，经膀胱前列腺切除2个月后可恢复性生活。术后前列腺窝的修复需3～6个月，术后可能仍会有排尿异常

第二节　急性尿潴留

临床表现　膀胱胀满但滴尿不出，耻骨上可触及膨胀膀胱，用手按压有尿意，胀痛难忍。

高频考点速记

1．前列腺增生症患者最初的症状是尿频。

2．良性前列腺增生患者最主要的症状是进行性排尿困难。

3．前列腺良性增生可引起的尿失禁类型是充溢性尿失禁（假性尿失禁）。

4．患者，男，65岁。前列腺增生切除术后，短期内禁止肛管排气和灌肠，是为防止出血。

第三十九章　泌尿系肿瘤病人的护理

必备考点精编

第一节　膀胱癌

1. 临床表现

血尿	全程无痛性肉眼血尿，是膀胱癌最常见和最早出现的症状。出血量与肿瘤大小、数目、恶性程度并不一致
其他	可有尿频、尿痛、排尿困难、尿潴留、肾积水、贫血、水肿、腹部肿块等

2. 护理措施

术前护理	多饮水可稀释尿液，以免血块引起尿路堵塞。出现明显血尿者，应卧床休息
术后护理	①饮食：膀胱肿瘤电切术后6小时，即可进食。膀胱全切术后应持续胃肠减压，待胃肠功能恢复后拔除胃管，开始进食 ②膀胱肿瘤电切术后常规冲洗1～3日，停止膀胱冲洗后应指导病人多饮水（自洁） ③回肠膀胱术后，应密切观察尿路造口的血运情况。尿液颜色由血性逐渐变清澈，伴有黏性分泌物是尿液刺激肠黏膜所引起的正常现象 ④拔管时间：回肠膀胱术后10～12日拔除输尿管引流管和回肠膀胱引流管，改为佩戴皮肤造口袋；可控膀胱术后8～10日拔除肾盂输尿管引流管，12～14日拔除贮尿囊引流管，2～3周拔除输出道引流管，训练自行排尿 ⑤膀胱灌注化疗：膀胱保留术后病人能憋尿者，即行膀胱灌注化疗治疗，是预防或推迟肿瘤复发的措施。每周灌注1次，共6次，以后每月1次，持续2年。灌注时插导尿管，排空膀胱中的尿液，以蒸馏水或等渗盐水稀释的药液灌入膀胱后平、俯、左、右侧卧位，每15～30分钟轮换体位1次，共2小时

第二节 肾 癌

临床表现和护理要点

临床表现	①高发年龄为50～70岁，男女发病比例约2∶1 ②无痛间歇性肉眼血尿（最早），出血堵塞输尿管可产生肾绞痛 ③腰痛、腹部或腰部肿块 ④肾外表现：高血压、红细胞沉降率加快、贫血、转移灶症状
护理要点	肾部分切除的病人应卧床1～2周，以防出血

第三节 前列腺癌

临床表现

分期	特点
早期	无明显症状
中期	前列腺增生相似的症状，如排尿困难、尿潴留、血尿等
晚期	骨痛、病理性骨折或脊髓受压等转移灶症状

第四十章　骨科病人的一般护理

必备考点精编

第一节　牵引术与护理

护理措施

对抗牵引	一般床脚抬高15～30cm以对抗牵引力量
观察病情	注意肢体远端颜色、温度、感觉和运动功能
并发症的护理	①皮肤破溃、压疮 ②牵引针滑脱：颅骨牵引每日检查并拧紧牵引弓螺母 ③牵引针孔感染：保持牵引针孔周围皮肤清洁，在针孔处滴75%乙醇，每日2次，无菌敷料覆盖 ④牵引力量不足或过度牵引：每日测量肢体长度，两侧对比 ⑤足下垂：牵引时足部保持功能位，卧位时足部不要压重物，盖棉被要有护架 ⑥关节僵硬：骨折复位固定后，要遵循循序渐进的原则进行功能锻炼 ⑦预防坠积性肺炎、泌尿系感染和结石等

第二节　石膏绷带术与护理

1. **石膏干固前护理**　禁止搬动和压迫，防止折断和变形，严禁手指托扶和压迫。石膏完全干固时间需24 ～ 72小时。

2. **保持石膏清洁**　石膏如轻微污染，可用湿布擦拭，但不要浸湿石膏。

包石膏绷带：术者一般有手握石膏卷，由肢体近端开始向肢体远端滚动，切忌拉紧，左手将石膏绷带抹平，保证石膏层层紧贴、平整，上下薄厚一致，但在关节和石膏边缘加固2～3层。肢端外露，以便观察。操作全过程严禁手指按压石膏，防止术后压疮。

3. 观察血循环和神经　包好石膏后，患肢抬高，以利于静脉回流。注意观察肢体远端颜色、温度、感觉和运动，如有疼痛、苍白、冰冷、发绀、麻木时，应警惕石膏过紧引起的骨筋膜室综合征。

4. 并发症的预防及护理

并发症	预防及护理	
压疮	包扎石膏前，加好衬垫，尤其是骨突起处加较厚棉垫。包扎石膏时严禁指尖按压，要用手掌托扶。不可向石膏内塞垫，必要时更换石膏。如出现局部持续疼痛，要警惕压疮	
骨筋膜室综合征	原因	①骨筋膜内肿胀、出血，压力增高，此种常见于前臂或小腿骨折 ②肢体包扎过紧
	表现	局部有疼痛、苍白、冰冷、发绀、麻木
	预防	石膏包扎不要过紧，一旦出现，迅速减压
石膏综合征	病因	大型石膏或包扎过紧
	表现	病人呼吸费力、进食困难、胸部发憋、腹部膨胀
	预防	包扎石膏时适当留有余地，食量不要过多，上腹开窗
失用性骨质疏松和关节僵硬	原因	长期卧床，石膏制动，关节固定不动引起骨质脱钙、疏松，发生关节僵硬
	预防	加强功能锻炼
化脓性皮炎	长期石膏固定，皮肤脱屑、出汗和石膏摩擦，或用异物伸入搔痒所致，局部皮肤出现瘙痒、感染	

5. 功能锻炼

（1）分阶段锻炼

阶段	作用	锻炼内容
早期（伤后1～2周）	消除肿胀，防止肌萎缩	肌肉舒缩锻炼
中期（伤后2周）	防止肌肉萎缩和关节粘连	患肢骨折的远近关节运动

续表

阶段	作用	锻炼内容
晚期（伤后6～8周后）	促使功能全面恢复	以重点关节为主的全身锻炼（关键阶段）

（2）功能锻炼方法：动静结合，主动、被动结合，循序渐进。

①助力运动：自身力量不足，需要外力协助，尤其在启动时需要帮助。

②初期应以肌肉等长收缩运动为主，中期应在医护人员以及器械的辅助下，增加病变肢体的运动范围和运动强度，后期加强关节活动范围和肌力的锻炼。

高频考点速记

关于康复功能锻炼应坚持循序渐进、动静结合、主动与被动运动相结合的原则。

第四十一章　骨折病人的护理

必备考点精编

第一节　骨折概述

骨折的临床表现和并发症

临床表现	全身表现	休克（骨盆骨折、大腿骨折多见）、发热（吸收热或感染）
	局部表现	骨折特有体征：畸形、假关节活动（异常活动）、骨擦音或骨擦感
并发症	早期	休克、血管损伤、神经损伤、脏器损伤、骨筋膜室综合征（小腿和前臂好发）、脂肪栓塞（骨髓腔内脂肪微粒进入破裂的静脉内→肺、脑血管栓塞）、感染
	晚期	关节僵硬、骨化性肌炎、愈合障碍、畸形愈合、创伤性关节炎（关节内骨折）、缺血性骨坏死、缺血性肌挛缩（“爪形手”畸形）、坠积性肺炎（老年、体弱后伴有慢性病者多见）、压疮（骨突处）、下肢深静脉血栓形成、感染（开放性骨折发生感染，严重时可能发生化脓性骨髓炎）

第二节　常见的四肢骨折

一、临床表现

1. 上肢骨折

锁骨骨折	局部疼痛，肩部下垂，健侧手托扶患侧肘部
肱骨髁上骨折	指肱骨干与肱骨髁交界处发生的骨折，以儿童多见。表现为外形如肘关节脱位，但肘后三角正常

续表

肱骨髁上	伸直型骨折（最多见）	手掌着地。肘后可触及骨折端；压痛、假关节活动、骨擦音、畸形	易合并肱动静脉及正中神经、桡神经、尺神经损伤；可出现缺血性肌挛缩（爪形手）
	屈曲型骨折	肘后着地。肘前方可触及骨折断端；压痛、假关节活动、骨擦音、畸形	血管神经肌肉损伤少见
桡骨远端伸直型骨折（Colles骨折）	发生于桡骨远端约3cm内，老年人跌倒时手掌撑地多见。可出现典型的“餐叉样”畸形（侧面观）、“枪刺样”畸形（正面观）		

2. 下肢骨折

股骨颈骨折	患髋疼痛，患肢活动障碍、缩短、呈屈曲、内收、外旋畸形，不能站立和走路，检查见大转子上移
股骨干骨折	多见于青壮年。局部疼痛、肿胀、功能障碍、畸形，检查时局部有压痛、异常活动、可发现骨擦音。股骨骨折出血较多，病人可出现休克
胫腓骨干骨折	多见于青壮年和儿童，儿童多为青枝骨折。长骨骨折中最多发；胫骨下1/3骨折由于血供少，骨折后愈合差。若出现足背动脉搏动消失，肢端苍白、冰凉提示胫前动脉损伤。易发生骨筋膜室综合征，应注意观察

二、护理措施

疼痛的护理	固定前不要移动病人或临时牢固固定，轻搬少动。抬高患肢，早期冷敷，晚期热敷
小夹板固定护理	①准备合适的夹板及衬垫 ②夹板外绑带松紧合适，以绑带能容易地上下移动1cm为宜，注意绑带的松紧适时调整 ③抬高患肢，利于静脉回流，减轻水肿 ④观察肢体远端，注意温度、颜色、感觉和运动功能
并发症的护理	休克
	血管神经损伤

续表

并发症的护理	脂肪栓塞	骨折早期严重并发症。骨折处骨髓腔压力过大，骨髓破坏后的脂肪颗粒进入破裂的血管，引起肺栓塞或脑栓塞
		出现肺水肿、肺出血、肺不张、低氧血症，表现为呼吸困难、发绀、X线胸片显示肺实变
		保证呼吸通畅、给氧或呼吸机、高坐体位、维持体液平衡，给予糖皮质激素及抗凝血制剂
	骨筋膜室综合征	由外固定过紧或内出血较多，导致骨筋膜室内压力过大，引起室内的神经肌肉等组织急性缺血坏死，多见于前臂骨折和小腿骨折
		患肢红肿、持续剧烈疼痛，肢体远端脉搏减弱或消失、麻木、指（趾）屈曲，全身中毒表现，可见高热、血压下降、休克、肾衰竭
		去除过紧的外固定，内部血肿切开减压，禁忌患肢抬高

第三节　脊柱骨折及脊髓损伤病人的护理

一、脊柱骨折的临床表现和急救

临床表现	①局部疼痛、肿胀、脊柱活动受限、骨折处棘突有明显压痛和叩击痛 ②胸腰椎骨折时，后突畸形 ③合并截瘫时，损伤脊髓平面以下出现感觉、运动、反射障碍 ④高位截瘫可出现呼吸困难，甚至呼吸停止
急救搬运	脊柱损伤时易引起脊髓受损，搬运时注意保持脊柱中立，严禁弯腰、扭腰（三人搬运法）

二、脊髓损伤的临床表现、并发症及护理

临床表现	瘫痪（截瘫指数是将瘫痪程度量化，截瘫指数分别用“0”“1”“2”表示。“0”代表没有或基本没有瘫痪；“1”代表功能部分丧失；“2”代表完全或接近完全瘫痪）、感觉、反射异常等神经系统症状

续表

临床表现	①脊髓震荡（损伤后短暂的功能障碍，一般不留后遗症） ②脊髓挫伤和脊髓受压（损伤平面以下的感觉、运动、反射及括约肌功能部分或完全丧失） ③脊髓半切征（损伤平面下同侧肢体的运动和深感觉丧失，对侧肢体的痛觉和温度觉丧失） ④脊髓断裂（损伤平面下的感觉、运动、反射及括约肌功能完全丧失） ⑤脊髓圆锥损伤（会阴部皮肤鞍状感觉消失、括约肌功能及性功能障碍，而双下肢的感觉和运动功能保持正常）
并发症	①颈髓损伤：易致呼吸肌麻痹，出现呼吸道感染和呼吸衰竭 ②体温异常：颈髓损伤后体温调节中枢丧失调节功能，出现体温过高或过低
护理	截瘫并发症的护理包括呼吸道、压疮、泌尿系统等方面

第四节　骨盆骨折

临床表现和护理措施

临床表现	症状	疼痛、活动障碍
	体征	骨盆分离试验和骨盆挤压试验阳性；耻骨联合、腹股沟及会阴部有压痛和瘀斑
	并发症	休克、腹膜后血肿；膀胱、尿道、阴道和直肠损伤；腰骶神经丛（括约肌功能障碍）和坐骨神经损伤
护理措施	注意观察生命体征，建立静脉通道，及早发现并处理休克	

第五节　关节脱位

1. 临床表现和护理措施

临床表现	一般表现	脱位的关节疼痛、肿胀、压痛、关节功能丧失
	特征表现	畸形、弹性固定、关节盂空虚
	并发症	合并关节内外骨折、出血、麻痹（血管神经损伤）、骨化性肌炎或创伤性关节炎（晚期）

续表

护理措施	受伤关节早期可冷敷，2～3日后可热敷；维持受伤关节的功能位固定

2. 常见关节脱位

类型	肩关节脱位	肘关节脱位	髋关节脱位
多见	前脱位	后脱位	后脱位
临床表现	“方肩”畸形，健手托扶患侧前臂，杜加试验阳性（又称搭肩试验阳性）	①肘部弹性固定，肘后空虚，可摸到凹陷，肘后三点关系失常（肘后三角是判断肘关节脱位的重要骨性标志 ②正常情况下，肘关节伸直时三点在一直线上；屈肘时三点则形成等边三角形	屈曲、内收、内旋、短缩畸形，臀部可触及股骨头

备注：杜加试验阳性是病人患侧手掌搭在对侧肩上，患侧肘部不能紧贴胸壁。或肘部紧贴胸壁，手掌不能搭在对侧肩上。

3. 关节脱位的护理

措施	主要内容
疼痛护理	伤后24小时之内冷敷，减轻肿胀疼痛，之后热敷促进吸收、减少肌肉痉挛疼痛
患肢护理	患肢抬高，以利于静脉回流，减轻肿胀。固定牢固并保持功能位或必要的位置
功能锻炼	复位固定后开始功能锻炼，防止关节僵硬和肌肉萎缩
髋关节脱位可导致股骨头坏死，切忌伤后3个月之内患肢负重	

第六节 断肢再植

护理

制动及抬高	再植肢体略高于心脏水平，利于静脉回流，但又要避免影响血供

续表

局部皮温测量	如皮温突然下降3℃以上，警惕静脉栓塞（术后10日内，每1～2小时测量1次）	
注意血管危象（易发生在术后72小时内）	动脉危象	皮肤苍白、皮温降低、指腹塌陷、毛细血管充盈时间延长（＞2秒）、动脉搏动减弱或消失，提示动脉痉挛或栓塞，即动脉危象
	静脉危象	皮色暗紫、皮温下降、指腹肿胀及毛细血管充盈时间缩短（＜1秒）、动脉搏动存在，提示静脉回流受阻
预防感染	术后1～2周，室温20～25℃，湿度50%～60%，限制探视	
用药护理	抗凝剂及扩血管药；镇痛镇静剂	
功能锻炼	循序渐进、主动锻炼为主	

高频考点速记

1. 属于骨折早期并发症的是休克、血管损伤、神经损伤、内脏损伤、感染、脂肪栓塞、骨筋膜室综合征。

2. 8岁患儿，胫骨中段骨折。拆除石膏绷带后发现小腿肌萎缩，膝关节屈伸范围减小。应考虑关节僵硬。

3. 患者，女，65岁。晨练时跌倒，右手掌撑地后腕部剧烈疼痛伴活动受限，遂来院就诊。查体：右腕部明显肿胀畸形，活动受限。侧面观腕关节呈“银叉样”畸形，正面观呈“枪刺样”畸形。最可能的诊断是Colles骨折。

4. 患者，男，20岁。右小腿中下段闭合性骨折24小时后出现肿胀。局部皮下淤血，足趾呈屈曲状，活动受限。可能的并发症是骨筋膜室综合征。

5. 骨筋膜室综合征的主要治疗措施是彻底切开筋膜减压。

6. 脊髓半切征指损伤平面以下同侧肢体的运动和深感觉丧失，对侧肢体的痛觉和温度觉丧失。

7. 截瘫患者由于自主运动、感觉和两便功能受损，在护理过程中应注意预防呼吸道并发症、泌尿道并发症、皮肤压疮、体温异常、腹胀便秘等，并注意功能锻炼。

8．截瘫患者预防皮肤压疮的关键是间歇性解除压迫，防治方法是床褥平整、保持皮肤清洁、应用气垫或分区充气床垫、定时翻身，每2～3小时1次，24小时不间断。对骨突起部位进行局部50%乙醇擦洗和按摩。

9．患者，男，25岁。车祸伤致骨盆骨折后7小时，患者出现小腹压痛及腹肌紧张，伴排尿困难，导尿试验可以顺利插入膀胱，注入200ml液体后抽出量明显减少，最有可能的诊断是膀胱破裂。

10．骨折和脱位共有的特殊体征是畸形。

11．患者，女，30岁。左手腕受伤不慎离断，断肢的保存方法是干燥，包裹，4℃左右冷藏。

12．对离断的肢体现场不做无菌处理，严禁冲洗、浸泡、涂药，尽快用无菌或清洁敷料包裹离断的肢体，并立即干燥冷藏保存。应将包裹好的断肢放入清洁的塑料袋内，再将其放入有盖的容器中，周围放冰块，保持在4℃左右。注意避免离断肢体直接与冰块接触发生冻伤，同时防止离断肢体直接与冰水接触使组织细胞水肿。

第四十二章　常见骨关节感染病人的护理

必备考点精编

第一节　骨髓炎

1．急性血源性骨髓炎的临床表现和护理措施

临床表现	①好发于胫骨、股骨、肱骨等长骨的干骺端 ②多见于儿童 ③寒战、高热（39℃以上）等全身症状重 ④患处持续性剧痛及深压痛，患肢活动受限
护理措施	①抬高并制动患肢，以利于淋巴和静脉回流，减轻肿胀 ②引流护理：滴入瓶高于床面60～70cm，引流瓶低于床面50cm，术后第1日快速滴入，以后维持50～60滴/分

2．慢性骨髓炎的临床表现和护理措施

临床表现	多由急性骨髓炎迁延而来
	①静止期：患肢增粗、畸形、窦道周围皮肤色素沉着 ②急性发作期：患肢红肿疼痛、压痛明显，暂时闭合的窦道破溃，流出臭味脓液或小死骨片。伴有全身感染中毒
护理	术前患肢抬高制动，注意防止畸形和病理性骨折。窦道加强换药，术后及时换药，观察引流液的量及性质，保持引流管通畅

第二节　化脓性关节炎

临床表现和护理措施

好发部位	髋关节和膝关节（多病体弱的小儿）
临床表现	①寒战高热，体温可达39℃以上 ②病变关节处疼痛剧烈，功能障碍，拒绝活动和检查 ③膝关节化脓性炎症：浮髌试验阳性
护理要点	①休息制动：急性期适当休息、抬高患肢，保持患肢功能位 ②控制感染：遵医嘱早期应用抗生素；关节腔内注入抗生素；表浅关节可行关节腔灌洗（每日滴注2000～3000ml，直至引流液清澈）；深在大关节可行切开引流术。注意保持创面清洁和引流通畅，关节腔灌洗停止滴注后，再继续引流几日，无引流液后拔管 ③功能锻炼：防止长期制动导致的肌萎缩、减轻关节粘连

第三节　骨与关节结核

1. 概述　骨关节结核为结核病的一部分，可简单理解为结核病+关节病变，表现为低热、盗汗、食欲不振、消瘦、贫血等+关节疼痛、肿胀、畸形、功能障碍、寒性脓肿及窦道。

2. 常见骨关节结核

脊柱结核	特点	骨关节结核病发病率最高，腰椎最多见
	临床表现	结核中毒症状+局部疼痛（可有放射痛）+特殊姿势（腰椎结核出现拾物试验阳性；颈椎结核病人常以双手托腮）+脊椎畸形+寒性脓肿和窦道+瘫痪（严重并发症）
膝关节结核	特点	发病率占第2位，以儿童及青少年多见
	临床表现	①低热、盗汗等结核中毒症状、寒性脓肿和窦道 ②膝部疼痛、肿胀、屈曲挛缩、短缩畸形，呈“鹤膝”（细细的下肢，加上肿胀粗大的膝关节）状

续表

髋关节结核	特点	儿童多见，单侧居多，以滑膜结核多见
	临床表现	①低热、盗汗等结核中毒症状、寒性脓肿和窦道 ②患侧髋部疼痛，活动加重，休息减轻，重者跛行。疼痛向膝部放射，患儿常有夜啼，并诉膝痛，很易误诊
	体征	病理性脱位，髋关节呈屈曲、内收、内旋。“4”字试验（检查髋部的屈曲、外展、外旋运动）、托马斯征（Thomas征）（检查髋关节有无屈曲畸形）阳性

小结：骨关节结核的判断常依据：午后低热、盗汗+寒性脓肿和窦道+受累关节表现。

3. 护理

术前	术前用抗结核药至少2周
术后	继续用抗结核药最少3～6个月
术后并发症的护理	①预防截瘫：脊柱结核术后最重要。搬动病人或翻身时，保持身体动作一致（轴线翻身，每2～3小时1次，24小时不间断），颈椎有专人牵引保护 ②关节僵硬：指导锻炼，协助瘫痪病人锻炼，按摩肌肉、关节，被动活动要适量 ③气胸：胸椎结核手术可引起气胸，气胸者吸氧、行胸腔闭式引流 ④石膏综合征

高频考点速记

关于急性骨髓炎的叙述正确的是多见于10岁以下儿童；发病部位多为胫骨、股骨、肱骨等长骨的干骺端；起病急，可出现寒战高热、全身中毒症状，患儿可烦躁、惊厥，严重时可休克或昏迷，患肢有持续性疼痛及深压痛；术后闭式灌洗引流时，前12～24小时内应快速滴入，以后减慢至50～60滴/分，逐渐减量，直至引流液澄清。

第四十三章　骨肿瘤病人的护理

必备考点精编

第一节　概　述

临床表现和护理措施

临床表现	疼痛和压痛（恶性剧烈）；肿块和肿胀（恶性肿胀明显）；功能障碍和压迫症状；病理性骨折和脱位；转移表现	
护理措施	术前	①下肢手术病人在术前2周开始股四头肌收缩练习 ②术前3日开始备皮 ③骶尾部手术前3日开始服肠道抗菌药 ④术前日晚和术日晨清洁灌肠
	术后	术后卧位首先取决于麻醉，之后一般患肢抬高：膝部术后膝关节屈曲15°，踝关节屈90°。髋关节外展中立或内旋位

第二节　常见骨肿瘤

分类和临床表现

骨软骨瘤	多数无症状，无意中发现骨性肿块
骨巨细胞瘤	局部疼痛、肿胀，包块压之有乒乓球样感觉
骨肉瘤	疼痛持续加重至剧痛难忍；病理性骨折；皮温高、静脉怒张、震颤和血管杂音

第四十四章　腰腿痛及颈肩痛病人的护理

必备考点精编

第一节　腰椎间盘突出症

临床表现和护理措施

临床表现	症状	①腰痛（最多见）及坐骨神经痛（放射痛，多从下腰部向臀、下肢、足背或足外侧放射） ②马尾神经受压（中央型腰椎间盘突出可致双侧大腿、小腿、足跟后侧及会阴部迟钝，大、小便功能障碍）
	体征	①腰部活动受限，以前屈受限最明显；压痛和叩击痛；直腿抬高试验及加强试验阳性；注意：要与血栓闭塞性脉管炎的肢体抬高试验区分 ②感觉、腱反射异常，肌力下降；腰椎侧凸（髓核突出于神经根内侧时，腰椎凸向健侧；髓核突出于外侧时，腰椎凸向患侧） ③神经系统表现：主要表现为感觉减退、肌力下降和腱反射减弱或消失
护理措施	非手术治疗及手术前护理	绝对卧硬板床休息，抬高床头20°，膝关节屈曲，放松背部肌肉。保持有效牵引。避免弯腰、长期站立或上举重物
	术后护理	①术后平卧24小时，期间禁翻身（压迫止血）；持续卧床1～3周，搬运时采用3人搬运法 ②引流管一般24～48小时后取出 ③并发症的预防：术后1周开始腰肌和臀肌等长收缩锻炼，以防肌肉萎缩；为防止神经根粘连，应协助病人做直腿抬高活动

第二节　颈椎病

1. 分型及临床表现

分型	特点	临床表现
神经根型	最常见	颈、肩部疼痛，颈部僵硬，可向上肢放射，上肢麻木、感觉过敏，放电样窜痛，肌力下降等；臂丛神经牵拉试验及压头试验阳性
脊髓型	最严重	四肢无力，握力减退，踩棉花样感觉，足尖拖地等；严重时出现上运动神经元损伤表现（四肢反射亢进、肌张力增加，躯体有感觉障碍平面）
椎动脉型	最突然	颈性眩晕（椎-基底动脉供血不足所致），头痛，突然摔倒等
交感神经型	最复杂	神经官能症（头痛、头晕、耳鸣、听力下降、视物模糊、上睑下垂、面部麻木无汗、心律失常）

2. 护理措施

<table>
<tr><td>非手术治疗的护理</td><td colspan="2">配合非手术治疗进行相应的护理，如牵引的护理、理疗的护理等</td></tr>
<tr><td>手术前护理</td><td colspan="2">①指导练习手术卧位、手术部位体位练习：颈部前屈、后伸、侧屈、侧转
②前路手术者，手术前2～3天练习推移气管训练，以适应术中牵拉气管和食管；后路手术者进行俯卧训练</td></tr>
<tr><td rowspan="3">手术后护理</td><td rowspan="3">观察伤口出血</td><td>术后出血：形成血肿压迫气管</td></tr>
<tr><td>表现：颈部肿胀、呼吸困难、面部青紫</td></tr>
<tr><td>处理：迅速拆除缝线，去除血肿；无改善时，立即行气管切开。术后常规床旁置气管切开包</td></tr>
</table>

续表

<table>
<tr><td rowspan="10">手术后护理</td><td rowspan="4">观察呼吸变化（尤其前路手术）</td><td colspan="2">表现：呼吸困难是前路手术最严重的并发症，多数发生在术后1～3日内</td></tr>
<tr><td colspan="2">病因：前路手术术中牵拉气管，如术前训练不够、术中牵拉过度或时间过长，可使气管黏膜水肿，导致呼吸不畅，严重的可引起呼吸困难</td></tr>
<tr><td colspan="2">处理：一旦出现呼吸困难，立即做好气管切开手术的准备</td></tr>
<tr><td colspan="2">防治喉头水肿：术后2～3天给予雾化吸入，每日1～2次</td></tr>
<tr><td>颈部制动</td><td colspan="2">①前路手术都行植骨固定椎体融合，制动十分重要
②术后搬运：用围领固定颈部，并由专人护送
③回病房：取平卧位，维持颈部梢前屈位，颈肩部两侧用沙袋固定，制动头颈部
④咳嗽、喷嚏时：用手轻按颈前部
⑤术后1周：颈围固定颈部，摇高床头坐起，也可行头颈胸石膏或支架固定，以后逐渐下床</td></tr>
<tr><td rowspan="5">并发症的护理</td><td>颈深部血肿</td><td>密切观察，及时处理</td></tr>
<tr><td rowspan="2">植骨滑脱</td><td>表现：呼吸困难，面部发绀，尤其在颈部活动后突然发生</td></tr>
<tr><td>处理：立即通知医生，做好气管切开及再送手术室的准备</td></tr>
<tr><td rowspan="2">呼吸困难</td><td>特点：前路手术最严重的并发症，多数发生在术后1~3日内</td></tr>
<tr><td>病因：由出血的血肿、气管黏膜水肿或植骨块滑脱引起</td></tr>
</table>

高频考点速记

1. 直腿抬高试验阳性时，患者下肢抬高的度数是60° 以内。

2. 患者经CT证实腰椎间盘突出于神经根的外侧，其腰椎功能性改变是凸向患侧。

3．腰椎间盘突出症患者的临床表现包括腰痛、坐骨神经痛、马尾神经受压（可出现会阴部感觉迟钝）、腰椎侧凸、腰部活动受限、腰椎棘突压痛与叩击痛、直腿抬高试验和加强试验阳性及神经系统表现。临床表现不包括拾物试验阳性，拾物试验阳性见于脊柱结核。

4．患者，男，50岁。1周前抬重物后腰痛，可放射至右下肢，腰部活动受限。体检：腰僵直，屈伸受限，直腿抬高50°，加强试验阳性，膝踝反射正常，趾背伸力减弱。患者受累的神经根是第5腰椎；患者目前最主要的处理措施是绝对卧硬板床休息。

5．患者，女，53岁。因“腰椎间盘突出”拟行“腰椎间盘突出物摘除术”，非手术治疗及术前的护理措施是绝对卧硬板床休息，可减轻对神经的压迫，缓解疼痛，卧床3周后可戴腰围下床活动。

6．腰椎间盘突出症保守治疗时应绝对卧硬板床休息，卧位宜取抬高床头20°，膝关节屈曲，放松背部肌肉，以增加舒适感，缓解腰肌负重。

7．压头试验阳性体征见于神经根型颈椎病。

8．头痛可不明显、四肢麻木无力、双手持物困难、走路如踩棉花，最可能的诊断为脊髓型颈椎病。

9．随病情加重，可发生自上而下的上运动神经元性瘫痪见于脊髓型颈椎病。

10．以眩晕为主要症状的颈椎病属于椎动脉型。

11．患者眩晕、视物障碍、耳鸣、耳聋、恶心、呕吐、猝倒，最可能的诊断为复合型颈椎病。

12．关于颈椎病前路手术的护理措施，术后最严重的并发症是呼吸困难，多发生于术后1至3天。常见原因是切口内出血压迫气管，喉头水肿，术中损伤脊髓或移植骨块松动、脱落压迫气管。

第三篇 妇产科护理学

第一章 妊娠期妇女的护理

必备考点精编

第一节 妊娠诊断

1. 妊娠时间 妊娠全过程从末次月经第一日开始计算，平均280日，40周。

2. 妊娠分期

<table>
<tr><td rowspan="5">早期妊娠（13周末前）</td><td rowspan="5">临床表现</td><td>停经</td><td>最早、最重要的症状</td></tr>
<tr><td>早孕反应</td><td>停经6周左右出现，12周左右消失。乏力、嗜睡、恶心、晨起呕吐</td></tr>
<tr><td>尿频</td><td>妊娠12周左右消失；由于增大的子宫在盆腔内压迫膀胱所致</td></tr>
<tr><td>乳房变化</td><td>乳头增大，着色加深；乳晕周围皮脂腺增生出现深褐色结节，称蒙氏结节</td></tr>
<tr><td>妇科检查</td><td>停经6～8周双合诊检查子宫峡部极软，感觉宫颈与宫体之间似不相连，称黑加征。妊娠12周时可在耻骨联合上方触及子宫</td></tr>
<tr><td rowspan="2">中期妊娠（14～27周末）；晚期妊娠（妊娠28周及其后）</td><td>症状</td><td colspan="2">有早期妊娠经过，子宫明显增大，可觉胎动、可触及胎体、听诊有胎心</td></tr>
<tr><td>子宫增大</td><td colspan="2">手测宫底高度或尺测耻上子宫底高度，可以估计胎儿大小及孕周</td></tr>
</table>

续表

中期妊娠（14～27周末）；晚期妊娠（妊娠28周及其后）	胎动	孕妇于妊娠18～20周时开始自觉胎动，每小时约3～5次
	胎心音	妊娠18～20周用普通听诊仪在孕妇腹壁上可听到胎心音，呈双音，第一音和第二音相接近，似钟表"滴答"声，速度较快，110～160次/分

3. 不同妊娠周数的子宫底高度及子宫长度

妊娠周数	妊娠月份	手测宫底高度	尺测耻上子宫长度（cm）
12周末	3个月末	耻骨联合上2～3横指	—
16周末	4个月末	脐耻之间	—
20周末	5个月末	脐下1横指	18（15.3～21.4）
24周末	6个月末	脐上1横指	24（22.0～25.1）
28周末	7个月末	脐上3横指	26（22.4～29.0）
32周末	8个月末	脐与剑突之间	29（25.3～32.0）
36周末	9个月末	剑突下2横指	32（29.8～34.5）
40周末	10个月末	脐与剑突之间或略高	33（30.0～35.3）

注：妊娠周数与子宫底高度口诀：3月联合上23、脐耻脐下脐上1、脐3脐突剑下2。

第二节　妊娠期常见症状及其护理

常见症状及护理

常见症状	特点	护理重点
恶心、呕吐	早孕反应（50%孕妇在妊娠6周左右出现；12周左右消失）	避免空腹，少量多餐；两餐之间进食液体；食用清淡食物，避免油炸、难以消化或特殊气味的食物；给予精神鼓励和支持。如妊娠12周以后仍继续呕吐，甚至影响孕妇营养时，应考虑妊娠剧吐的可能，需住院治疗

续表

常见症状	特点	护理重点
尿频、尿急	初3个月及末3个月明显（属正常生理变化）	若因压迫引起，无任何感染征象，可给予解释，不必处理，产后可逐渐消失
白带增多	属正常生理变化，但应排除真菌、滴虫、淋菌、衣原体等感染	保持外阴部清洁，每日清洗外阴或经常洗澡，严禁阴道冲洗
下肢水肿	妊娠后期出现踝部及小腿下半部轻度水肿，休息后消退（正常现象）	左侧卧位，下肢垫高15°，避免长时间地站或坐、行走，适当限制盐的摄入，但不必限制水分
下肢、外阴静脉曲张	若下肢明显凹陷性水肿或经休息后不消退者，应警惕妊娠期高血压疾病的发生	避免两腿交叉或长时间站立行走，时常抬高下肢；穿弹力裤或弹力袜，避免穿妨碍血液回流的紧身衣裤；会阴部有静脉曲张者，可于臀下垫枕，抬高髋部休息
便秘	妊娠期间肠蠕动及肠张力减弱，巨大子宫及胎先露部的压迫，孕妇运动量减少，容易发生便秘	每日定时排便，多吃含纤维素多的新鲜蔬菜和水果，增加每日饮水量，注意适当的活动。不可随便使用大便软化剂或轻泻剂
下肢肌肉痉挛	缺钙的表现，发生于小腿腓肠肌，妊娠后期多见，常在夜间发作	嘱孕妇背屈肢体或站直前倾，或局部热敷按摩，避免腿部疲劳、受凉，伸腿时避免脚趾尖伸向前，走路时脚跟先着地，必要时遵医嘱口服钙剂
仰卧位低血压综合征	妊娠末期，孕妇若较长时间取仰卧姿势，由于增大的妊娠子宫压迫下腔静脉，使回心血量及心排出量骤然减少，出现低血压	左侧卧位，使下腔静脉血流通畅，血压迅即恢复正常
贫血	血容量增加导致血液稀释，出现生理性贫血	妊娠后半期对铁需求量增多，适当增加含铁食物，如动物肝脏、瘦肉、蛋黄、豆类等。补充铁剂时，用温水或水果汁送服，且应在餐后20分钟服用，以减轻对胃肠道的刺激

续表

常见症状	特点	护理重点
失眠	—	每日坚持户外活动，如散步。睡前用梳子梳头、温水洗脚或喝热牛奶等

高频考点速记

1．某孕妇，25岁。孕1产0，孕8周，早孕出现较重的呕吐。皮肤黏膜苍白，毛发干燥无光泽，活动无力，易头晕。实验室检查：血红蛋白70g/L，血细胞比容0.15，血清铁60 μmol/L。补充铁剂的同时服维生素C及稀盐酸可促进铁的吸收。

2．关于妊娠期妇女的健康指导：妊娠初3个月及末3个月尿频不需处理。

3．为了改善子宫胎盘血循环，孕妇卧床休息时一般采取的卧位是左侧卧位。

4．妊娠最早出现且最重要的症状是停经。

第二章 分娩期妇女的护理

必备考点精编

第一节 正常分娩妇女的护理

一、第一产程妇女的观察和护理

（一）临床表现

规律宫缩	产程开始时，宫缩间歇期5～6分钟，持续30秒；宫口开全（10cm）后，宫缩间歇期仅1分钟或稍长，持续60秒或以上	
宫颈扩张	潜伏期	从临产规律宫缩至宫颈扩张3cm，约8小时，初产妇≤20小时，经产妇≤14小时
	活跃期	宫口开大3cm至宫口开全，约4小时，最大时限8小时
胎头下降程度	决定能否经阴道分娩的重要项目	
胎膜破裂（简称破膜）	当羊膜腔内压力增加到一定程度时，胎膜自然破裂，促进产程进展。破膜多发生于宫口近开全时	

（二）护理措施

1. 一般护理 待产妇于临产后入院，当发生特殊情况如胎膜早破、阴道流血量多等，应紧急入院。

（1）应提供安静无刺激性的环境。

（2）给予待产妇心理上的支持。

（3）做好健康教育：自我监测胎儿安危最适宜的方法是胎动计数。

（4）监测生命体征：如体温>37.5℃，脉搏>100次/分，应通知医生进行治疗。血压应每4～6小时测1次，若血压≥140/90mmHg，警惕抽搐的发生。

（5）观察并发症的征象：如有头晕、眼花、头痛、呕吐、上腹部痛，子宫收缩异常，待产妇烦躁不安、呼吸困难等应引起高度重视。注意阴道流血量，若阴道流血为鲜红色、量大于月经量，应及时与医生联系以除外前置胎盘或胎盘早剥等情况发生。

（6）备皮：初产妇常规行外阴备皮。

（7）活动：宫缩不强且未破膜的待产妇可在室内走动，可有助于加速产程进展。如有并发症的待产妇，如阴道流血多、头晕、眼花等自觉症状，应取左侧卧位。

（8）注意破膜时间：破膜后应立即卧床，听胎心音，行肛诊，注意观察有无脐带脱垂征象，记录破膜时间，羊水量及性状，破膜时间＞12小时尚未分娩者，应用抗生素，预防感染。如胎儿头位，羊水混有胎粪呈黄绿色，表示胎儿宫内缺氧，应积极处理。

（9）饮食：少量多次进食高热量、易消化食物，并注意补充水分，以保证精力和体力充沛。

（10）预防尿潴留：临产后护理人员应每2～4小时提醒待产妇排尿1次，以防止膀胱过度膨胀影响胎先露下降及子宫收缩，延长产程。

2. 产程护理

（1）产程图：产程图以临产时间（h）为横坐标，以宫颈扩张度（cm）为纵坐标在左侧，胎头下降程度在右侧，画出宫颈扩张和胎头下降的曲线。

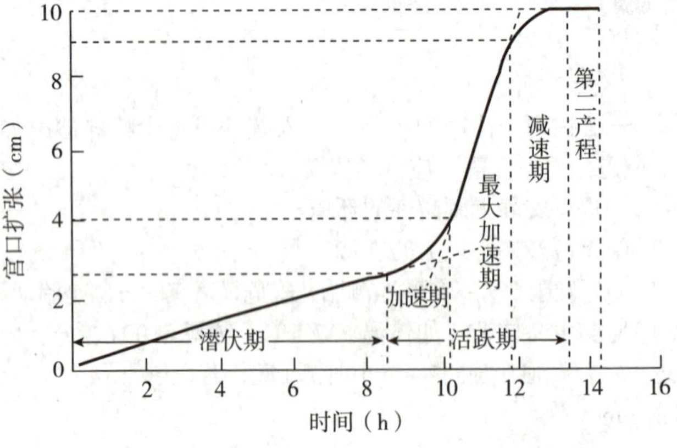

（2）勤听胎心音：正常胎心率为110～160次/分；临产后，应每隔1小时在宫缩间歇时听取胎心音1次，每次听1分钟并记录。宫缩紧时应每30分钟听取1次。

注意：胎心率下降久不恢复、胎心不规律、胎心＞160次/分或＜120次/分、晚期减速→胎儿窘迫→吸氧、左侧卧位→通知医生。枕先露的胎心音在待产妇的脐下听到，如胎头已衔接，在接近骨盆的边缘处可听到。臀位一般在脐上或者平脐处听到。

（3）观察子宫收缩：助产人员将一手手掌放于待产妇腹壁上，宫缩时宫体部隆起变硬，间歇期松弛变软。

（4）阴道检查：适用于肛查时胎先露不明、宫口扩张及胎头下降不明、怀疑有脐带先露或脐带脱垂、轻度头盆不称经试产4～6小时产程进展缓慢者。在严密消毒外阴后进行，检查者戴无菌手套，能直接摸清胎头，触清矢状缝及囟门确定胎位、宫口扩张程度。

初产妇宫口开全至10cm，经产妇宫口开大3～4cm且宫缩好，可护送至产房准备接生。

二、第二产程妇女的观察和护理

（一）临床表现

宫缩持续时间长，间歇时间短，产力最强。宫口开全后，仍未破膜，常影响胎头下降，应行人工破膜。

胎头拨露：胎头于宫缩时暴露于阴道口，当宫缩间歇时又缩回阴道内。

胎头着冠：在宫缩间歇时，胎头也不再回缩，此时胎头双顶径已越过骨盆出口。

（二）护理措施

1. 产房准备　设施大致和手术室相似，并备有母婴的抢救设备和药品。

2. 指导待产妇正确使用腹压　是第二产程的首要护理目标。

严密观察待产妇的一般情况，测血压，听胎心音。

待产妇一般采取半坐卧位，双腿屈曲，双脚置于脚蹬上，待产妇双手握住产床边把手。在宫缩间歇时，待产妇应尽量放松，安静休息。

3. 胎儿监护　每5～10分钟听胎心1次，有条件时可使用胎心监护仪。

4. 消毒外阴　用10%消毒肥皂水或碘伏，消毒外阴2遍。

5. 接生准备　备好新生儿睡床，打开热辐射开放暖箱，打开产包，备好无菌生理盐水，新生儿吸痰器，如为初产妇应准备会阴侧切包及局麻药品。

6. 胎头娩出　会阴水肿、会阴过紧缺乏弹力、耻骨弓过低、胎儿过大、胎儿娩出过速等容易造成会阴撕裂，因此接生者要掌握好胎头娩出的时机。保护会阴的同时协助胎头俯屈，使胎头以最小径线，最好在宫缩间歇时，嘱产妇稍向下屏气，使胎头缓慢娩出，可预防会阴撕裂。

会阴过紧或胎头过大，估计分娩时会阴撕裂不可避免者，或母儿有病理情况急需结束分娩者，应行会阴切开术。

（1）胎头娩出后，清理呼吸道：用手自鼻向下颌将羊水、黏液等挤出，协助胎头复位和外旋转。

（2）胎肩娩出（先下压前肩娩出，后向上娩出后肩）：防止损伤臂丛神经。

（3）吸出口腔、鼻腔内的羊水及黏液（防止发生吸入性肺炎）。

（4）测量出血量。

7. 脐带处理　距脐根0.5～1.0cm处用脐带夹结扎脐带，或用粗丝线分别在距脐根0.5cm、1.0cm处结扎2遍，注意用力适当，必须扎紧，以防脐带出血。于线上0.5cm处剪断脐带，挤净断面上的脐血，用20%高锰酸钾或2.5%碘酊及75%乙醇消毒脐带断面，注意高锰酸钾不可触及新生儿皮肤，以免皮肤烧伤。

三、第三产程妇女的观察及护理

（一）胎盘剥离

定义	胎儿娩出后，产妇顿感轻松，子宫底降至平脐，宫缩暂停几分钟后又重出现。因胎儿娩出后子宫腔容积突然明显缩小，胎盘与子宫壁发生错位而剥离排出	
征象	①宫体变硬呈球形、宫底升高达脐上 ②阴道口外露的一段脐带自行延长 ③阴道少量流血 ④轻压子宫下段时，宫体上升而外露的脐带不再回缩	
排出方式	胎儿面娩出式	多见，胎盘从中央开始向周围剥离，有少许出血
	母体面娩出式	少见，胎盘从边缘开始向中央剥离，出血较多，伴随胎盘碎片存留

（二）护理措施

1. 协助胎盘娩出　当确定胎盘完整剥离，在宫缩时用左手握住子宫底轻压子宫，嘱产妇稍向下用力，同时右手轻轻牵拉脐带，协助胎盘娩出。胎盘娩出后，按摩子宫刺激收缩以减少出血。

切忌在胎盘尚未完全剥离之前，用手按揉、下压子宫底或牵拉脐带，以免引起胎盘部分剥离而出血或拉断脐带，甚至造成子宫内翻。

如排除膀胱充盈，胎儿娩出后15~30分钟给宫缩剂后胎盘仍不排出，可经脐静脉注入40℃生理盐水200~500ml，利用膨胀绒毛和温热的刺激，促使胎盘剥离。如经上述处理仍无效者，在严格执行无菌技术操作下行手取胎盘术。

2. 检查胎盘胎膜　将胎盘铺平，仔细检查胎盘、胎膜是否完整，注意有无胎盘小叶缺损，血管有无断裂，及时发现副胎盘。若发现有残留胎盘和胎膜时，应在无菌操作下伸手入宫腔取出残留组织。

3. 检查软产道　胎盘娩出后应仔细检查会阴、小阴唇内侧、尿道口周围、阴道及宫颈有无裂开。如有裂伤，应立即缝合。缝合前应用无菌生理盐水冲洗伤口，预防伤口感染。

4. **预防产后出血**　胎儿娩出后，遵医嘱注射缩宫素。

5. **新生儿即时护理**

（1）阿普加（Apgar）评分：5项体征（出生后1分钟时的心率、呼吸、肌张力、喉反射及皮肤颜色）；3个等级（8～10分：正常新生儿；4～7分：轻度窒息；0～3分：重度窒息）

（2）新生儿保暖：新生儿出生后，应立即给予保暖，以预防体热散失过速。用毛巾将新生儿身上的血迹，黏液擦掉，胎脂部位可用消毒花生油棉球拭去，尤其是皮肤皱褶处。动作要轻、快，注意保暖，可在辐射开放台上进行操作。

（3）早开奶：在出生30分钟至1小时内，通过婴儿吸吮母亲的乳房，可刺激垂体释放催乳素及缩宫素，促使早下奶并可预防产后出血，同时也建立了母婴情感的交流。

（4）眼睛护理：出生后用眼药水滴双眼，以预防经过产道时新生儿眼睛受感染。

（5）新生儿测量体重、身长，右手腕系上写有母亲姓名和病历号的手腕条，将婴儿右脚底纹印在婴儿病历上。

6. **产后即时护理**　分娩后继续在产房内观察2小时。因为此阶段产妇易发生并发症，最常见的是产后出血。每15～30分钟测量1次血压、脉搏，询问产妇有无头晕、乏力等。

（1）阴道流血不多，但宫缩欠佳，子宫底上升表示子宫腔内有积血，应挤压子宫底排出积血，同时按摩子宫，给予宫缩剂。

（2）注意膀胱是否过胀，必要时导尿，以免影响子宫收缩。

（3）产妇自觉肛门坠胀感，应警惕有会阴阴道血肿，应行肛门检查以便确诊。

高频考点速记

1. 患者，女，32岁。妊娠33周，突感有较多液体自阴道流出，胎心70～80次/分，阴道检查有条索状物脱出宫颈2cm。其胎心异常的最可能原因为脐带脱垂。

2. 经产妇，3年前自然分娩一男婴，体重3700g，无难产史，现孕40周，2小时前开始规律宫缩，检查：宫缩持续40～50秒，间歇期2～3分钟，胎心率130次/分，头先露，宫口开4cm。此时最恰当的处理是急送产房准备分娩。

3. 产妇临产后，助产士应每2～4小时嘱其排尿1次，其目的是避免膀胱充盈影响宫缩。

4. 一孕妇，28岁。孕1产0，孕40周，破水4小时来院就诊，查体：血压110/75mmHg，胎头高浮，胎心100次/分。恰当的措施是用平车推送患者入产房，即行阴道检查。

5. 产妇，32岁。G1P0，孕40周，因临产由急诊收入产房，护士为其做产科检查、宫缩规律，宫口开大10cm，胎心140次/分。该产妇已进入第二产程，应协助产妇上产床做好接生准备。

6. 新生儿生理性黄疸持续1周左右。

7. 初产妇，剖宫产后第6天顺利出院，护士交代其产后复查时间是产后6周。

第三章　产褥期妇女的护理

必备考点精编

第一节　产褥期母体变化

一、产褥期妇女的生理调适

1. 产褥期的定义　从胎盘娩出至产妇全身各器官除乳腺外恢复至未孕状态所需的一段时期，一般为6周。

2. 生殖系统

(1)子宫：产褥期子宫变化最大，胎盘娩出后的子宫逐渐恢复至未孕状态的过程，称子宫复旧。

子宫体肌纤维缩复	产后第1天宫底平脐，以后每日下降1～2cm，于产后1周子宫缩小至约妊娠12周大小，产后10日，子宫降至盆腔内，腹部检查测不到子宫底，产后6周恢复到正常未孕期大小
子宫内膜再生	约产后3周，宫腔表面可为新生的子宫内膜覆盖；胎盘附着部位全部修复需至产后6周
子宫颈	产后2～3天，宫口仍能通过二指。产后1周，子宫颈外形及子宫颈内口完全恢复至非孕状态；产后4周完全恢复至正常状态

(2)阴道及外阴：产褥期阴道腔逐渐缩小，阴道壁肌张力逐渐恢复；分娩后外阴有轻度水肿(产后2～3日后自行消退)；轻度撕裂伤或会阴侧切缝合(可在3～4日内愈合)。

(3)盆底组织：产褥期如能坚持产后运动，盆底肌肉可恢复至接近孕前状态，否则极少能恢复原状。

3. 内分泌系统　分娩后雌激素、孕激素水平急剧下降，至产后1周时已降至未孕时水平。胎盘生乳素于产后6小时不再被测出。

不哺乳产妇一般于产后6～10周恢复月经，哺乳产妇平均在产后4～6个月恢复排卵。产后较晚恢复月经者，首次月经来潮常有排卵，故哺乳妇女在月经恢复前也有受孕的可能。

4. 乳房　主要是泌乳，垂体催乳素是泌乳的基础，但乳汁分泌在很大程度上取决于哺乳时的吸吮刺激。吸吮动作还可反射性引起神经垂体释放缩宫素，即缩宫素反射。缩宫素可以使子宫收缩，预防产后出血。因此，婴儿频繁吸吮乳头是保持不断泌乳的关键，并有利于生殖器官的恢复。母乳是婴儿理想的天然食品。

初乳	产后7日内，乳汁因富含胡萝卜素，呈浑浊淡黄色液体，含有丰富的蛋白质，尤其是球蛋白较多，使婴儿在出生后的一定时期具有防御感染的能力。初乳中脂肪及乳糖含量少，易于消化吸收，并有泻胎粪的作用
过渡乳	产后7～14日乳房开始分泌过渡乳，蛋白质含量逐渐减少，脂肪和乳糖含量逐渐增加
成熟乳	产后14日以后乳房分泌成熟乳，呈白色

5. 腹壁　妊娠期出现的下腹正中线色素沉着，于产褥期逐渐消退，原有的紫红色妊娠纹变为白色，成为永久性的白色妊娠纹。

6. 血液及循环系统　血容量于分娩后2～3周可恢复至未孕状态。产后72小时内，由于子宫收缩，胎盘循环停止，大量血液从子宫进入体循环，以及组织间液的回吸收，使回心血量增加15%～25%，原有心脏病的产妇易发生心力衰竭。

产褥早期血液仍处于高凝状态，有利于胎盘剥离面形成血栓，减少产后出血。

7. 泌尿系统　产后1周尿量明显增加。在分娩过程中，膀胱因过分受压，导致膀胱黏膜充血、水肿，肌张力降低，加之产后外阴伤口疼痛、不习惯卧床排尿、产后疲乏等原因，容易发生尿潴留。妊娠期发生的肾盂及输尿管生理性扩张，约需产后2～8周恢复正常。

8. 消化系统　产后1～2日内产妇常感口渴，喜进汤食，但食欲欠佳，胃肠肌张力蠕动减弱，约需2周恢复正常。产后因卧床时间长，缺乏运动，腹直肌及盆底肌肉松弛，加之肠蠕动减弱，易发生便秘。

二、产褥期妇女的心理调适三个时期

依赖期	产后1～3日
依赖-独立期	产后3～14日
独立期	产后2周～1个月

第二节　产褥期妇女的护理

一、临床表现

生命体征	①产后体温多数在正常范围内，有些产妇产后24小时内略升高，但不超过38℃；产后脉搏在正常范围内，略缓慢；血压一般无变化，产后呼吸深而慢（胸腹式呼吸） ②泌乳热：未母乳喂养的产妇，通常于产后3～4日因乳房血管、淋巴管极度充盈可有发热，体温高达38.5～39℃，一般仅持续数小时，最多不超过16小时，体温即下降，不属病态
褥汗	早期皮肤排泄功能旺盛，大量出汗，以睡眠和初醒时明显，1周内自行好转，不属病态
产后宫缩痛	产褥早期因宫缩引起下腹部阵发性剧烈疼痛（经产妇明显）称产后宫缩痛。一般持续2～3日后会自行消失
子宫复旧	胎盘娩出后，子宫圆而硬，宫底在脐下一横指；产后第1日略上升至平脐，以后每日下降1～2cm，至产后10日子宫降入骨盆腔内
会阴	产后会阴可有轻度水肿，一般于产后2～3日自行消退，若有会阴侧切伤口或撕裂修补者，会阴处常有疼痛

续表

<table>
<tr><td rowspan="5">恶露</td><td>定义</td><td colspan="2">产后随子宫蜕膜脱落，含有血液、坏死蜕膜等组织经阴道排出，称恶露</td></tr>
<tr><td>特点</td><td colspan="2">正常恶露有血腥味，但无臭味，持续4～6周；若子宫复旧不全或腔内残留胎盘、大量胎膜或合并感染时，恶露增多，血性恶露持续时间长并有臭味</td></tr>
<tr><td rowspan="3">分类</td><td>血性恶露</td><td>含大量血液，色鲜红，量多，持续3～4日</td></tr>
<tr><td>浆液恶露</td><td>因含多量浆液而得名，有少量血液、较多的坏死蜕膜组织、宫颈黏液及细菌，持续10日左右</td></tr>
<tr><td>白色恶露</td><td>因色泽较白而得名，含大量白细胞、坏死蜕膜组织、表皮细胞及细菌，持续3周干净</td></tr>
</table>

二、护理措施

1. 一般护理　提供良好的环境，保持空气新鲜。

（1）注意个人卫生：做好个人卫生，勤换衣裤、会阴垫及床单。

（2）休息与活动：产后12小时内以卧床休息为主，若生命体征平稳，可逐渐增加活动量。保证充分的休息和睡眠，活动时间和范围应逐渐增加，2周后可从事少量家务活动，避免蹲或站立太久，提重物和重体力劳动等，以免导致子宫脱垂。

（3）生命体征：产后24小时内应密切观察血压、脉搏、体温、呼吸的变化。体温≥38℃及时通知医生；一般产后应每日测量体温、脉搏、血压、呼吸1次。

（4）饮食：正常分娩后稍事休息，产妇即可进食易消化的半流质饮食，以后可根据产妇具体情况进普食，应营养丰富，易于消化，少量多餐，汤汁类可促进乳汁分泌。

乳母较正常妇女每日增加热能500kcal，增加蛋白20g，注意多食优质蛋白，如蛋、奶、鱼、瘦肉及大豆制品。乳母应限制辛辣、刺激食品及酒类。乳母不可随意用药，需经医生准许方可使用。

2. 生殖器官的观察与护理

子宫收缩	产后2小时内，易发生产后出血。严密观察宫缩及恶露情况，每30分钟检查1次，共4次。如子宫底上升，子宫体变软，可能有子宫腔积血，应按摩子宫以刺激子宫收缩，排除血块，预防产后出血。每日在同一时间测量子宫底高度，检查前先排空膀胱，观察子宫复旧情况
恶露	有组织物从阴道排出时，应保留并送病理检查。疑有感染时，应查血象，做阴道拭子细菌培养及药物敏感实验，同时应注意体温和脉搏的变化
会阴护理	每日用1：5000稀释络合碘溶液冲洗外阴2次，每次冲洗前应先排空小便，掌握由上至下的冲洗原则，动作要轻柔，勿使冲洗水进入阴道，以免引起感染，并保持会阴部清洁干燥
	会阴水肿→50%硫酸镁湿热敷
	侧切伤口→产妇应采取健侧卧位，勤换会阴垫，以减少恶露流进会阴伤口。产后3～5日拆线，拆线前应排便，拆线后1周内避免下蹲，以防伤口裂开
	伤口感染→拆线引流、扩创处理
	伤口局部有硬结或分泌物→分娩后7～10日可温水坐浴（禁忌证：恶露量多且颜色鲜红）

3. **尿潴留和便秘的处理**　因充盈的膀胱可影响子宫收缩，故产后4～6小时应排尿。

产后6～8小时产妇仍不能自行排尿，子宫底上升达脐以上，或在子宫底下方触及一囊性肿块，表明有尿潴留。处理：协助产妇坐起或下床小便、用温开水冲洗外阴、或听流水声诱导排尿反射，也可按摩膀胱或针刺三阴交、关元、气海等穴位，以上措施无效时，应导尿并留置导尿管，开放引流24～48小时。

产后产妇应多饮水，多食蔬菜类及水果，尽早下床运动，以防便秘发生。

4. **乳房护理**　产妇应穿大小适宜的胸罩，每次哺乳前，产妇应洗净双手，用湿毛巾擦净乳房。哺乳后，竖直抱婴儿，轻拍背

1～2分钟，排出胃内空气防溢奶。

产妇因各种原因不能哺乳时，应及时退奶。分娩第2日肌内注射己烯雌酚，已泌乳者可外敷芒硝，也可用生麦芽水煎当茶饮，或维生素B_6 200mg口服，每日3次，共5～7天。

5. 产褥期保健操　产后第2日开始进行产后锻炼，可促进子宫复旧，增强肌肉张力，恢复器官功能，防止子宫脱垂；可促进血液循环，预防血栓性静脉炎；促进肠道蠕动，增进食欲及预防便秘。

6. 性生活指导　一般产褥期期间恶露尚未干净时，不宜性生活，以免引起感染。应在产后6周（42天）检查完毕，生殖器官已复原的情况下，恢复性生活。

排卵可在月经未复潮前即先恢复，故应采取避孕措施。一般正常分娩者产后3个月，剖宫产者产后6个月可放宫内节育器。

7. 产后复查　分娩后6周进行产后复查。

8. 做好心理护理。

9. 出院指导　产妇在出院前1日，护士应认真评估其身体状况，以及她是否具备护理婴儿的知识及技能，是否具备自我护理的能力，若有疑问应及时给予指导。告诉产妇随访的时间，确保母婴在产后42日到医院随访。

第三节　母乳喂养

一、纯母乳喂养与母婴同室

1. 纯母乳喂养　婴儿从出生至产后4～6个月，除给母乳外不给婴儿其他食品及饮料，包括水（除药品、维生素、矿物质滴剂外），称为纯母乳喂养。

2. 母婴同室　产后母婴24小时在一起，母婴分离不应超过1小时。

二、护理措施

1. 宣教　讲解婴儿的营养需求，母乳喂养的好处。

2. 产前乳房护理　妊娠7个月后用湿毛巾擦洗乳头，每日1次，不要损伤皮肤，不能用肥皂和乙醇。产前经常擦洗乳头，能使乳头、乳晕皮肤坚韧，可预防哺乳时乳头疼痛和皲裂，流产及早产先兆的孕妇应禁止刺激乳头。

3. 做好心理护理。

4. 母乳喂养的技巧指导

（1）母亲的体位：采取坐位或卧位，母亲的手指贴靠在乳房下的胸壁上，拇指轻压乳房上部，使婴儿容易含接。注意托乳房的手不要太靠近乳头处，示指支撑着乳房基底部。婴儿的头与身体呈一直线，脸对着乳房，鼻子对着乳头，婴儿身体紧贴母亲。

（2）婴儿含接姿势：婴儿的下颌接触到乳房，让乳头和大部分乳晕都含在婴儿口内，下唇外翻，婴儿嘴下方露的乳晕比上方少。

5. 乳头皲裂的护理

原因	婴儿含接姿势不良
症状较轻	先喂健侧乳房，再喂患侧。喂奶结束时，母亲用示指轻轻向下按压婴儿下颌，避免在口腔负压情况下拉出乳头而引起局部疼痛或皮肤损伤
拒乳	将乳汁挤出，收集在消毒容器内，用小勺喂哺婴儿，每3小时1次，直至好转
哺乳后	挤出数滴奶涂于皲裂的乳头、乳晕上，将乳房暴露在新鲜的空气中，使乳头干燥，有利于伤口愈合

6. 乳房肿胀的护理

原因	产后开奶时间晚，婴儿含接姿势不良，未做到按需哺乳
预防	分娩后马上吸吮，确保正确的含接姿势，做到充分有效地吸吮，鼓励按需哺乳
处理（人工挤奶）	如果婴儿能吸吮应采取正确的含接姿势频繁喂养，若婴儿无法吸吮时应将乳汁挤出喂哺婴儿，挤奶前先刺激射乳反射。可采用热敷、按摩、拍打等方法，母亲应精神放松，然后再用手或吸奶器将乳汁挤出，每次挤奶时间一般为20～30分钟

续表

人工挤奶方法	①彻底洗净双手，将已消毒的容器靠近乳房 ②拇指及示指放在乳晕上，其他手指托着乳房。用拇指及示指向胸壁方向轻轻下压，不可压得太深，否则将引起乳腺导管阻塞 ③压力应作用于乳晕下方的乳窦，反复一压一放，乳汁会流出甚至喷出 ④挤压乳晕时手指不能滑动或做摩擦动作，应依各个方向挤压乳晕，使每个乳窦的乳汁都被挤出 ⑤一侧乳房至少挤压3～5分钟，待乳汁少了，就可挤另一侧乳房

7. **乳腺炎护理** 轻度炎症时，喂奶前热敷乳房4～6分钟并按摩乳房，由乳房外侧向乳头方向环行按摩。喂奶时先喂患侧，因饥饿时的婴儿吸吮力最强，有利于吸通乳腺管。同时按摩患侧乳房，充分吸空乳汁，并增加喂奶的次数。

8. **平坦或凹陷乳头的护理** 采取正确的喂奶体位，用手刺激乳头、手动吸奶器或空针筒抽吸乳头将乳头竖立起来，有利于婴儿含接。

高频考点速记

1. 产褥期变化最大的器官是子宫。

2. 正常产褥期的时间为产后6周；除胎盘附着处外，子宫腔表面内膜修复所需的时间为产后3周；产后子宫进入盆腔，在腹部摸不到宫底的时间为产后10天。

3. 胎盘附着部位的子宫内膜完全修复需到产后6周。

4. 妊娠期孕妇循环血量于孕32～34周显著增加，恢复至正常水平的时间：产后2～6周。

5. 产后乳汁分泌量主要取决于新生儿的吸吮刺激。

6. 未母乳喂养或未做及时有效的母乳喂养的产妇，通常可于产后3～4天因乳房血管、淋巴管极度充盈可有发热，称为泌乳热。

7. 造成乳头皲裂的主要原因是婴儿含接姿势不良。

8. 患者，女，28岁。足月顺产一男婴，产后半个月，产妇寒战，高热，右乳红肿热痛，局部压痛，诊断为乳腺炎。不必要的措施是绝对卧床。

第四章　新生儿保健

必备考点精编

第一节　正常新生儿的生理解剖特点与护理

1. 新生儿的护理措施

体温控制	①刚出生的新生儿应注意保暖，尤其是头部。需将新生儿包裹好，并且用包布将头部包住，再进行新生儿与母亲的皮肤接触和早开奶。在换尿布和沐浴时动作应迅速 ②室温一般为24～26℃，湿度为50%～60%。若室温过高或婴儿盖被太厚，加之婴儿入量少，排泄多，会出现新生儿脱水热，体温可高达39℃左右。此时，应立即喂糖水，并减少盖被，使体温降至正常
预防低血糖	出生后应立即进行哺乳；怀疑新生儿入量不足时，应检测其血糖值变化，若血糖值低于35～40mg/dl，应立即加喂。早期发现低血糖的现象，可预防中枢神经系统受损的发生
密切观察黄疸情况	鼓励母乳喂养，初乳有轻度排泄的作用，可减轻黄疸的发生。护理人员应观察黄疸的程度、皮肤颜色，了解胆红素值的变化
预防吸入性合并症	每次喂食后拍背，促使其胃内气体排出；采取右侧卧位
预防感染	婴儿衣物、食具，应专人专用，每次接触新生儿时应洗手，护理操作时要摘掉戒指、手镯等饰物。有呼吸道感染、腹泻、开放性伤口、皮肤病、疱疹的人员不能接触新生儿
观察大小便	①消化不良时，大便呈黄绿色、稀薄状、次数多且粪水分开；进食不足时，大便呈绿色量少、次数多 ②肠道感染时，大便次数多、溏薄或水样，或带黏液、脓性，粪便腥臭

2. 预防感染

新生儿沐浴	①室温：26～28℃ ②水温：40℃左右 ③时间：喂奶后1小时，防止婴儿呕吐 ④顺序：眼睛、面部、颈部、身体、生殖器部位 ⑤注意事项：沐浴时适当支托头颈部和四肢，用拇指与中指分别压住婴儿两侧的耳郭，避免洗澡水进入婴儿耳道，选择对婴儿皮肤无刺激的皂液。若新生儿皮肤红斑多，应用清水洗澡，减少皂液对皮肤的刺激
脐带护理	原则是保持脐带清洁、干燥。用75%乙醇棉签从脐带根部以环形的方式向外涂抹，直径为5cm大小，脐带不要包扎。一般脐带在出生后7日左右自然脱落，脱落后仍需脐部护理2日。要观察脐带有无出血、发红和异味
臀红	是尿液及粪便长时间的刺激所致。处理方法是每次大小便后用温水洗净，适当暴露患部，用烤灯疗法。照射时以保持皮肤温热为适宜的距离，谨防烫伤。另外，要勤换尿布，氧化锌软膏涂抹患部
免疫接种	①卡介苗：出生后12～24小时后接种 ②乙肝疫苗：第1针在出生后24小时内接种（暂缓接种：出生体重＜2500g的早产儿、体温＞37.5℃、严重腹泻、呕吐、病危抢救等）。接种前应做好登记工作，注意两种疫苗应在不同手臂接种。护理人员应向母亲讲明接种的目的、接种后的注意事项、复诊的时间、地点等

第二节　婴儿抚触

护理措施

目的	①促进胃泌素和胰岛素的释放，加快新生儿对食物的消化、吸收，促进新生儿体重增长 ②促进新生儿神经系统的发育，增加其应激能力 ③稳定情绪，减少哭闹，增加和改善睡眠 ④促进血液循环及皮肤新陈代谢 ⑤加快免疫系统的完善，提高免疫力 ⑥促进母子感情交流，给婴儿更多的安全感和自信心

续表

注意事项	①抚触时间：出生后24小时开始，沐浴后，两次哺乳之间进行，每次抚触10～15分钟，每日2～3次 ②抚触室温度：28℃以上，全裸时可使用调温的操作台，温度为36℃左右 ③物品准备：婴儿润肤油、毛巾、尿布、衣服等 ④操作中的注意事项：抚触者操作前要洗净双手，用婴儿润肤油揉搓双手温暖，再进行抚触。抚触时可播放柔和的音乐，抚触过程中要与婴儿进行语言和情感交流。抚触时要注意婴儿的反应，如有哭闹、肌张力提高、活动兴奋性增加、肤色出现变化或呕吐等，应立即停止对该部位的抚触，如持续1分钟以上，应完全停止抚触	
手法	头面部	两拇指指腹从眉间向两侧推；两拇指从下颌部中央向两侧以上滑行，使上下唇形成微笑状；一手托头，用另一手的指腹从前额发际抚向脑后，最后示、中指分别在耳后乳突部轻压一下；换手，同法抚触另半部
	胸部	两手分别从胸部的外下方（两侧肋下缘）向对侧上方交叉推进，至两侧肩部，在胸部划一个大的交叉，避开新生儿的乳腺
	腹部	示、中指依次从新生儿的右下腹至上腹向下腹移动，呈顺时针方向划半圆，避开新生儿的脐部和膀胱
	四肢	两手交替抓住婴儿的一侧上肢从上臂至手腕轻轻滑行，然后在滑行的过程中从近端向远端分段挤捏。对侧及双下肢方法相同
	手和足	用拇指指腹从婴儿掌面（脚跟）向手指（脚趾）方向推进，并抚触每个手指（脚趾）
	背部	以脊椎为中分线，双手分别平行放在脊椎两侧，往相反方向重复移动双手；从背部上端开始逐步向下渐至臀部，最后由头顶沿脊椎抚摸至骶部、臀部

高频考点速记

足月新生儿出生后开始进行婴儿抚触的最适宜时间是24小时后。

第五章　胎儿宫内窘迫及新生儿窒息的护理

必备考点精编

第一节　胎儿宫内窘迫的护理

1. 分类及临床表现

分类	发生时期	主要表现
急性胎儿窘迫	分娩期	胎心率加快或减慢；频繁的晚期减速；羊水胎粪污染（分3度：Ⅰ度为浅绿色；Ⅱ度为黄绿色并混浊；Ⅲ度为棕黄色，稠厚），胎儿头皮血pH值下降，出现酸中毒
慢性胎儿窘迫	妊娠末期	胎动减少或消失；NST基线平直；胎儿生长受限、胎盘功能减退等

2. 护理措施

（1）孕妇左侧卧位，间断吸氧。严密监测胎心变化，一般每15分钟听1次胎心或进行胎心监护，注意胎心变化形态。为手术者做好术前准备，如宫口开全、胎先露部已达坐骨棘平面以下3cm者，应尽快助产娩出胎儿，并做好新生儿抢救和复苏的准备。

（2）心理护理。

第二节　新生儿窒息的护理

1. 轻度窒息与重度窒息的鉴别

项目	轻度（青紫）窒息	重度（苍白）窒息
Apgar评分	4～7分	0～3分
皮肤颜色	青紫色	皮肤苍白、口唇暗紫

续表

项目	轻度（青紫）窒息	重度（苍白）窒息
呼吸	表浅或不规律	无呼吸或仅有喘息样微弱呼吸
心跳	规则且有力，心率减慢（80～120次/分）	不规则；心率＜80次/分，且弱
对外界刺激	有反应、喉反射存在	无反应、喉反射消失
肌张力	好、四肢稍屈	松弛
不及时抢救的后果	转为重度窒息	死亡

2. 新生儿窒息的护理措施　配合医生按ABCDE程序进行复苏。

复苏	A:清理呼吸道:首要步骤	①胎头娩出后：用挤压法清除口鼻咽部黏液及羊水 ②胎儿娩出断脐后：用吸痰管吸出新生儿咽部黏液和羊水，也可用气管插管吸取
	B:建立呼吸，增加通气	①无呼吸或心率＜100次/分的新生儿：采用自动充气式气囊进行正压人工呼吸，频率是40～60次/分 ②正压人工呼吸30秒后若心率＜60次/分，应进入下一步骤胸外按压
	C:维持正常循环——胸外按压	①准备：仰卧于硬垫上，颈部轻度仰伸 ②手法：用拇指法或双指法 ③部位：胸骨下1/3部位 ④频率、深度：频率为90次/分，深度为前后胸直径的1/3 ⑤胸外按压：正压人工呼吸=3：1（每分钟90：30）
	D:药物治疗	建立有效静脉通道，保证药物应用。刺激心跳用肾上腺素静脉注射；纠正酸中毒常用5%碳酸氢钠脐静脉缓慢注入；扩容用全血、生理盐水、白蛋白等
	E：评价	①复苏过程中应每30秒评价患儿情况，以确定进一步采取的抢救方法 ②如给氧后心率仍＜80次/分，遵医嘱给予1：10000肾上腺素静脉或脐静脉注射，推药后立即加做胸外心脏按压
保暖	整个抢救过程中必须注意保暖，应在30～32℃的抢救床上进行抢救，维持肛温36.5～37℃；胎儿出生后立即擦干体表的羊水及血迹，减少散热	

续表

复苏后护理	加强新生儿护理，保证呼吸道通畅，密切观察面色、呼吸、心率、体温，预防感染，做好重症记录。窒息的新生儿应延迟哺乳，以静脉补液维持营养
母亲护理	①提供情感支持，刺激子宫收缩，预防产后出血 ②选择适宜的时间告知新生儿情况，抢救时避免大声喧哗，以免加重母亲的思想负担

第六章 妊娠期并发症妇女的护理

必备考点精编

第一节 流 产

临床表现及护理措施

<table>
<tr><th>项目</th><th>先兆流产</th><th>难免流产</th><th>不全流产</th><th>完全流产</th><th>稽留流产</th><th>习惯性流产</th><th>感染性流产</th></tr>
<tr><td>宫颈口（是否开放）</td><td>否</td><td>是</td><td>是（有时关闭）</td><td>否</td><td>否</td><td rowspan="4">连续自然流产3次及以上</td><td rowspan="4">多见于不全流产</td></tr>
<tr><td>子宫大小（相比停经周数）</td><td>相符</td><td>基本相符或略小</td><td>小于</td><td>接近正常大小或略大</td><td>小于</td></tr>
<tr><td>妊娠产物（是否排出）</td><td>否</td><td>尚未</td><td>部分</td><td>是</td><td>否</td></tr>
<tr><td>下腹痛</td><td>无或轻</td><td>加剧</td><td>减轻</td><td>消失</td><td>轻/无</td></tr>
<tr><td>护理</td><td colspan="7">①先兆流产：需卧床休息，禁止性生活，禁用肥皂水灌肠
②遵医嘱给孕妇适量镇静药、孕激素等；妊娠不能再继续者，及时做好终止妊娠的准备；做好手术过程中的护理及观察，使妊娠产物完全排出
③预防感染，稳定其情绪，协助病人度过悲伤期。宫颈内口松弛者应在未妊娠前作宫颈内口松弛修补术，如已妊娠，可在妊娠14～18周时行宫颈环扎术</td></tr>
</table>

第二节　异位妊娠

临床表现和护理

临床表现	症状	①停经、阴道流血（多在停经6～8周后出现不规则阴道流血） ②腹痛（就诊的主要症状）：一侧下腹部隐痛或酸胀痛 ③晕厥与休克（内出血的症状可能与阴道流血量不成比例） ④腹部包块
	体征	贫血貌，下腹压痛、反跳痛明显，出血较多时，叩诊有移动性浊音
护理措施	手术治疗病人的护理	①严密监测病人生命体征，立即建立静脉通路，交叉配血，做好输血准备，配合医生积极纠正休克、补充血容量，并按急诊手术要求做好术前准备 ②加强心理护理
	非手术治疗病人的护理	①密切观察病人生命体征，重视病人的主诉，观察阴道流血量及有无休克早期症状；正确留取血标本，以监测治疗效果。注意阴道流血量与出血量是否成比例 ②病人卧床休息，避免增加腹压，摄取足够的营养，生活护理
	出院指导	保持良好的卫生习惯，勤洗浴、勤换衣，性伴侣稳定。发生盆腔炎后立即彻底治疗，并告诫病人，输卵管妊娠有一定的再发率（10%）及不孕率（50%～60%），因此再次妊娠要及时就医

第三节　妊娠期高血压疾病

1. 临床表现及分类

分类	血压	蛋白尿	表现
妊娠期高血压	妊娠期首次BP≥140/90mmHg，并于产后12周恢复正常	（–）	上腹不适、血小板减少

续表

分类		血压	蛋白尿	表现
子痫前期	轻度	妊娠20周以后 BP≥140/90mmHg	≥0.3g/24h或随机尿蛋白（+）	上腹不适、头痛、视物模糊
	重度	BP≥160/110mmHg	≥2.0g/24h或随机尿蛋白（++），血清肌酐>106μmol/L，血小板<100×10^9/L，血清ALT或AST升高	微血管溶血、持续性头痛或其他脑神经或视觉障碍、上腹部不适
子痫		在子痫前期的基础上抽搐发作，或伴昏迷		
慢性高血压并发子痫前期		高血压孕妇于妊娠20周以前无蛋白尿，孕20周后蛋白尿≥0.3g/24h或妊娠20周后突然出现蛋白尿增加、血压进一步升高，或血小板减少（<100×10^9/L）		
妊娠合并慢性高血压		妊娠前或妊娠20周前血压≥140/90mmHg，但妊娠期无明显加重或妊娠20周后首次诊断高血压并持续到产后12周以后		

2. 护理措施

妊娠期高血压疾病的预防	①加强孕期教育，使孕妇及家属了解妊娠期高血压疾病的知识及其对母儿的危害，从而促使孕妇自觉于妊娠早期开始接受产前检查，并主动坚持定期检查 ②左侧卧位休息，保持心情愉快。护士应指导孕妇合理饮食，减少过量脂肪和盐的摄入，增加蛋白质、维生素以及富含钙、铁、锌的食物，对预防妊娠期高血压疾病有一定的作用。可从20周开始每天补充钙剂1～2g，可降低妊娠期高血压疾病的发生
一般护理	①保证休息：保证充足的睡眠，每日休息不少于10小时。在休息和睡眠时，以左侧卧位为宜，可减轻子宫对腹主动脉、下腔静脉的压迫，使回心血量增加，改善子宫胎盘的血供 ②调整饮食：轻度妊娠期高血压疾病孕妇需摄入足够的蛋白质（100g/d）、蔬菜，补充维生素、铁和钙剂。食盐不必严格控制，但全身水肿者限制食盐入量，每日限盐5g左右 ③密切监护母儿状态：护士应询问孕妇是否出现头痛、视力改变、上腹不适等症状。每日测体重及血压，每日或隔日复查尿蛋白。定期检测血压、胎儿发育状态和胎盘功能 ④间断吸氧：可增加血氧含量，改善全身主要脏器和胎盘的氧供

续表

<table>
<tr><td rowspan="4">用药护理</td><td colspan="3">首选解痉药：硫酸镁</td></tr>
<tr><td colspan="3">用药方法：①肌内注射：25%硫酸镁溶液20ml（5g），臀部深部肌内注射，每日1～2次。②静脉给药：25%硫酸镁溶液20ml+10%葡萄糖20ml，静脉注射，5～10分钟内推注；或25%硫酸镁溶液20ml+5%葡萄糖200ml静脉注射，4次/日，滴注速度以1g/h为宜，不超过2g/h，每日维持用量15～20g</td></tr>
<tr><td colspan="3">毒性反应：中毒现象首先表现为膝腱反射减弱或消失；随后全身肌张力减退及呼吸抑制，严重者心跳可突然停止</td></tr>
<tr><td colspan="3">注意事项：护士在用药前及用药过程中均应监测孕妇血压，同时还应检测膝腱反射必须存在、呼吸不少于16次/分、尿量每24小时不少于600ml，或每小时不少于25ml，并随时准备好10%葡萄糖酸钙注射液，以便及时予以解毒。10%葡萄糖酸钙10ml在静脉推注时宜在3分钟内推完，必要时可每小时重复1次，24小时内不超过8次</td></tr>
<tr><td>子痫病人的护理</td><td colspan="3">①协助医生控制抽搐
②专人护理，防止受伤：保持呼吸道通畅，吸氧。病人取头低侧卧位，防黏液吸入呼吸道或舌头阻塞呼吸道
③减少刺激，避免诱发抽搐：保持绝对安静，单人暗室、避免声、光刺激；治疗和护理操作尽量相对集中，动作轻柔
④严密监护：密切注意生命体征、记出入液量
⑤为终止妊娠做准备：如经治疗，病情得以控制仍未临产者，应在孕妇清醒后24～48小时内引产，或子痫病人经药物控制后2小时，需考虑终止妊娠</td></tr>
<tr><td rowspan="5">妊娠期高血压疾病孕妇的产时及产后护理</td><td rowspan="3">若决定经阴道分娩，需加强各产程护理</td><td>第一产程</td><td>密切监测病人的生命体征、尿量、胎心及宫缩情况以及有无自觉症状</td></tr>
<tr><td>第二产程</td><td>尽量缩短产程，避免产妇用力，初产妇可行会阴侧切并用产钳或胎吸助产</td></tr>
<tr><td>第三产程</td><td>预防产后出血，在胎儿前肩娩出后立即静脉推注缩宫素（禁用麦角新碱），及时娩出胎盘并按摩宫底，观察血压变化</td></tr>
<tr><td colspan="3">开放静脉，测量血压。产后48小时内应至少每4小时观察1次血压</td></tr>
<tr><td colspan="3">继续硫酸镁治疗，加强用药护理。重症病人产后应继续硫酸镁治疗1～2天，产后24小时至5天内仍有发生子痫的可能，故产后48小时内仍应继续硫酸镁的治疗和护理。密切观察子宫复旧情况，以防大量使用硫酸镁产生的宫缩乏力而致产后出血</td></tr>
</table>

续表

健康指导	轻度妊娠期高血压	饮食指导、注意休息，左侧卧位，加强胎儿监护，自数胎动，掌握自觉症状，定期接受产前保护措施
	重度妊娠期高血压	①应使病人掌握、识别不适症状及用药后的不适反应 ②掌握产后的自我护理方法，加强母乳喂养的指导 ③注意家属的健康教育，使孕妇得到心理和生理的支持

第四节 前置胎盘

1. 临床表现

分类	附着部位	初次出血	频率及出血量
完全性（中央性）前置胎盘	宫颈内口（全部覆盖）	早，约在妊娠28周左右	反复，次数频繁；量较多，有时一次大量阴道流血即可使病人陷入休克状态
部分性前置胎盘	宫颈内口（部分覆盖）	介于完全性前置胎盘和边缘性前置胎盘之间	
边缘性前置胎盘	胎盘附着于子宫下段，边缘不超越子宫颈内口	较晚，多于妊娠37～40周或临产后	量较少，贫血程度与出血量成正比

2. 护理措施

需立即终止妊娠者	去枕侧卧位，开放静脉，配血，做好输血准备。在抢救休克的同时，做好术前准备，监测母儿生命体征	
接受期待疗法的孕妇	保证休息，减少刺激	腹部检查时动作要轻柔，禁做阴道检查及肛查
	纠正贫血	除口服硫酸亚铁、输血等措施外，还应加强饮食营养指导，建议孕妇多食高蛋白以及含铁丰富的食物
	监测病情变化	严密观察并记录孕妇生命体征，阴道流血的量、色、时间及一般状况，监测胎儿宫内状态

续表

接受期待疗法的孕妇	预防产后出血和感染	严密观察产妇的生命体征及阴道流血情况；保持会阴部清洁、干燥；胎儿娩出后，及早使用宫缩剂
加强管理和宣教	指导围生期妇女避免吸烟、酗酒等不良行为，避免多次刮宫、引产或宫内感染，防止多产。对妊娠期出血，无论量多少均应就医	

第五节　胎盘早期剥离

1. 临床表现　胎盘早剥的临床特点为妊娠晚期突然发生的持续性腹痛、伴或不伴有阴道流血。

分类	出血	剥离面	时期	腹痛	贫血程度	腹部检查
轻型	外出血为主	不超过胎盘面积的1/3	分娩期	无或轻微	与阴道出血量成正比	子宫软，宫缩有间歇，子宫大小与孕周相符，胎位清，胎心率多正常
重型	内出血和混合性出血为主	超过胎盘面积的1/3	重度妊娠期高血压疾病	突发、持续腹痛；程度与胎盘后积血成正比	与阴道出血量不符	子宫硬如板状，比妊娠周数大，有压痛，子宫底随胎盘后血肿增大而增高

2. 护理措施

（1）纠正休克：开放静脉，积极补充血容量。

（2）严密观察有无凝血功能障碍或急性肾衰竭。

（3）为终止妊娠做准备。

（4）预防产后出血，分娩后及时给予宫缩剂，并配合按摩子宫。

（5）产褥期应加强营养，纠正贫血，防止感染。给予母乳喂养指导。

（6）死产者在分娩后24小时内尽早使用退奶药物。

第六节　早　产

1. 临床表现及诊断依据

临床表现	子宫收缩（主要）。最初为不规则宫缩，伴有少许阴道血性分泌物或流血，可发生胎膜早破，继之可发展为规律宫缩，以后进展与足月临产相似
诊断依据	妊娠晚期者子宫收缩规律（≥4次/20分钟），伴以子宫颈管消退≥75%以及进行性子宫口扩张2cm以上

2. 护理措施

预防早产	做好孕期保健工作，嘱孕妇保持心情平静。避免诱发宫缩的活动。高危孕妇必须多左侧卧床休息，慎做肛查和阴道检查，积极治疗合并症和并发症，子宫颈内口松弛者应于妊娠14～16周做子宫颈内口缝合术
药物治疗护理	抑制宫缩（首要治疗，常用药物：肾上腺素能受体兴奋药、硫酸镁、前列腺素抑制药），同时积极控制感染、治疗合并症和并发症。护理人员应明确药物的作用和用法，并能识别药物的不良反应，并对病人做相应的健康教育
预防新生儿合并症	在保胎过程中，应行胎心监护，教会病人自数胎动。在分娩前按医嘱给孕妇糖皮质激素等（促胎肺成熟）
为分娩做准备	①臀位、横位：剖宫产 ②经阴道分娩者：应考虑尽可能缩短产程，同时充分做好早产儿保暖和复苏的准备；产程中给孕妇吸氧；新生儿出生后，立即结扎脐带

第七节　过期妊娠

护理措施

一般护理	指导孕妇积极休息，鼓励营养摄入
观察病情	进入产程后，鼓励产妇左侧卧位，给予氧气吸入。产程中监护胎心变化，注意破膜时间和羊水的性状。羊水Ⅲ度污染者要求在胎肩娩出前吸净胎儿鼻、咽部黏液

续表

配合治疗	①对于子宫颈条件成熟引产者，可在人工破膜后，发现羊水清亮时，采取密切监护下的经阴道分娩 ②若子宫颈条件不成熟则促使子宫颈成熟 ③若出现了胎盘功能减退征象或胎儿窘迫现象，应立即剖宫产结束分娩 ④积极做好各种手术操作的准备和抢救新生儿的准备工作 ⑤心理支持

第八节　羊水量异常

临床表现及护理措施

项目		羊水量过多	羊水量过少
临床表现		①超过3000ml才出现症状 ②慢性羊水过多：较多见（孕妇子宫大于妊娠月份，腹部膨隆，腹壁皮肤发亮、变薄，检查时胎位不清，胎心遥远或听不到），多发生在妊娠28～32周。易并发妊娠期高血压疾病、胎位不正、早产、胎盘早剥，产后可引起子宫收缩致产后出血 ③急性羊水过多：较少见。多发生在妊娠20～24周。表情痛苦，呼吸困难，不能平卧，甚至出现发绀，下肢及外阴部水肿，静脉曲张	①孕妇于胎动时感觉腹痛，检查时发现宫高、腹围小于同期正常妊娠孕妇，子宫的敏感度较高 ②临产后阵痛剧烈，宫缩不协调，子宫口扩张缓慢，产程延长 ③羊水<300ml
护理措施	一般护理	向孕妇及家属介绍羊水过多的原因及注意事项，低钠饮食，防止便秘。减少增加腹压的活动以防胎膜早破	—
	病情观察	①观察孕妇的生命体征，定期测量宫高、腹围和体重，及时发现并发症 ②观察胎心、胎动及宫缩，及早发现胎儿宫内窘迫及早产征象 ③人工破膜时应密切观察胎心和宫缩，及时发现胎盘早剥和脐带脱垂的征象 ④产后应密切观察子宫收缩及阴道流血情况	观察孕妇的生命体征，定期测量宫高、腹围和体重，判断病情进展

续表

项目		羊水量过多	羊水量过少
护理措施	配合治疗	①腹腔穿刺放羊水时防止速度过快、量过多，一次放羊水量不超过1500ml，放羊水后腹部放置沙袋或加腹带包扎以防血压骤降 ②注意无菌操作	①为合并过期妊娠、胎儿生长受限等需及时终止妊娠者做好阴道助产或剖宫产的准备 ②若羊水过少合并胎膜早破或产程中发现羊水过少，需遵医嘱进行预防性羊膜腔输液，应严格无菌操作 ③羊膜腔灌注是一种安全、经济、有效的治疗方法

高频考点速记

1．难免流产一旦确诊，应采取的正确措施是促使胚胎及胎盘组织完全排出。

2．先兆流产最早出现的症状是少量阴道流血。

3．先兆流产的特点是宫口未开，阴道出血量少于月经量。

4．初产妇，26岁。停经60天，少量阴道流血3天。检查：宫口未开，子宫孕60天大小，HCG（+）。最可能的诊断是先兆流产。

5．患者停经60天，少量阴道流血2天，加重伴阵发性下腹疼痛3小时。妇科查体：宫口开大2cm，胚胎组织堵塞于宫口，子宫略小于孕周。最可能的诊断是难免流产。

6．输卵管妊娠突然破裂时，首先出现的症状是突感一侧下腹部撕裂样疼痛。

7．胎盘早剥的主要症状是突然发生持续性腹痛。

8．李女士停经44天，突然发生剧烈腹痛，伴恶心、呕吐，阴道有少量流血、有排便感。体检：血压70/50mmHg，下腹压痛（+），宫颈举痛（+），下腹部有移动性浊音。最可能诊断为宫外孕。

9. 某孕妇妊娠38周，突感剧烈腹痛伴有少量阴道流血。检查：血压20/14.6kPa（150/110mmHg），子宫似足月大小，硬如木板、有压痛，胎位不清。最大的可能是胎盘早期剥离。

10. 患者，女,33岁。G1P0，孕38周。诊断为妊娠期高血压疾病，子痫前期。突感剧烈腹痛，伴阴道出血而就诊。查体：子宫孕足月大小，质硬、压痛，胎心110次/分。应考虑的诊断是胎盘早期剥离。

第七章　妊娠期合并症妇女的护理

必备考点精编

第一节　心脏病

1．临床表现

<table>
<tr><td>早期心力衰竭</td><td colspan="2">①轻微活动后即有胸闷、心悸、气短
②休息时心率超过110次/分，呼吸＞20次/分
③夜间常因胸闷而需坐起，或需到窗口呼吸新鲜空气
④肺底部出现少量持续性湿啰音，咳嗽后不消失</td></tr>
<tr><td rowspan="2">左心衰
（肺淤血及心排出量降低）</td><td>症状</td><td>①呼吸困难：劳力性呼吸困难（最早）→端坐呼吸、夜间阵发性呼吸困难→心源性哮喘、急性肺水肿（最严重）
②咳嗽、咳痰、咯血（粉红色泡沫样痰：急性左心衰特有）
③疲倦、乏力、头晕、心慌
④少尿及肾功能损害症状</td></tr>
<tr><td>体征</td><td>肺部湿啰音，心脏扩大，肺动脉瓣区第二心音亢进、舒张期奔马律</td></tr>
<tr><td rowspan="2">右心衰
（体循环淤血）</td><td>症状</td><td>腹胀、恶心、呕吐、食欲减退、呼吸困难</td></tr>
<tr><td>体征</td><td>颈静脉怒张；肝-颈静脉回流征（+）（特征性表现）；肝大；水肿</td></tr>
<tr><td>全心衰竭</td><td colspan="2">右心衰竭继发于左心衰竭而形成全心衰竭</td></tr>
</table>

2．护理措施

时期	护理措施
非孕期	对不应妊娠者，指导病人采取有效措施严格避孕

续表

时期	护理措施
妊娠期	①加强孕期保健，重点评估心功能及胎儿宫内情况。心功能在Ⅲ级或以上，有心力衰竭者，均应立即入院治疗；心功能Ⅰ~Ⅱ级者，妊娠36~38周入院待产 ②预防心力衰竭，保证孕妇每天至少10小时的睡眠且中午宜休息2小时，休息时采取左侧卧位或半卧位。指导孕妇应摄入高热量、高维生素、低盐低脂饮食且富含多种微量元素如铁、锌、钙等的食物，少量多餐，多食蔬菜和水果。妊娠16周后，每日食盐量不超过4~5g ③防治诱发心力衰竭的各种因素，如贫血、心律失常、妊娠期高血压疾病、各种感染、尤其是上呼吸道感染等 ④指导孕妇及家属掌握妊娠合并心脏病的相关知识，及时为家人提供信息
分娩期	①严密观察产程进展，左侧卧位，上半身抬高。观察子宫收缩，胎头下降及胎儿宫内情况，识别早期心衰的症状及体征。第一产程每15分钟测生命体征各1次，每30分钟测胎心率1次；第二产程每10分钟测1次上述指标，或持续监护。给予吸氧，观察用药后反应。严格无菌操作，给予抗生素治疗持续至产后1周 ②缩短第二产程，减少产妇体力消耗，宫口开全后需行产钳术或胎头吸引术助产以缩短产程，同时应做好抢救新生儿的各种准备工作 ③预防产后出血。胎儿娩出后，立即在产妇腹部放置沙袋，持续24小时。为防止产后出血过多，可静脉或肌内注射缩宫素（禁用麦角新碱）。遵医嘱输血、输液，仔细调整滴速 ④给予生理及情感支持
产褥期	①产后72小时内严密监测生命体征，应半卧位或左侧卧位，保证休息，镇静，在心功能允许时，鼓励早期下床适度活动 ②心功能Ⅰ~Ⅱ级的产妇可以母乳喂养；Ⅲ级或以上者及时回乳 ③促进亲子关系建立，避免产后抑郁发生 ④不宜再妊娠者在产后1周做绝育术，未做绝育术者应严格避孕
急性心力衰竭的紧急处理	①取半卧位或端坐位，双腿下垂 ②立即用20%~30%乙醇湿化高流量加压吸氧 ③按医嘱用药，如吗啡、快速利尿药、扩血管药（硝普钠、硝酸甘油、酚妥拉明）、强心剂、氨茶碱等 ④一定情况下可用四肢轮流三肢结扎法

第二节　病毒性肝炎

护理措施

加强宣教	重视围生期保健，提倡生殖健康。已患肝炎的育龄妇女原则上不宜妊娠，应避孕。患急性肝炎应于痊愈后半年，最好2年后在医师指导下妊娠
妊娠合并轻型肝炎者、非孕期肝炎病人	①注意增加休息，避免体力劳动。加强营养，增加优质蛋白、高维生素、富含碳水化合物、低脂肪食物的摄入，保持大便通畅。定期产前检查，防止交叉感染 ②阻断乙型肝炎的母婴传播：妊娠中晚期HBV-DNA载量$\geqslant 2\times10^6$IU/ml，在与孕妇和家属充分沟通，知情同意的情况下，在妊娠24～28周开始给予替诺福韦、替比夫定或拉米夫定进行抗病毒治疗，可减少HBV母婴传播。建议于产后3个月停药，停药后可以母乳喂养
妊娠合并重型肝炎者	①需保护肝脏，限制蛋白质的摄入，每日应<0.5g/kg，预防DIC（DIC是妊娠期重症肝炎的主要死因，应进行凝血功能检测）及肾衰竭 ②严密观察有无肝性脑病前驱症状，严禁肥皂水灌肠；并严密监测生命体征，记出入液量，妊娠末期经积极治疗24小时后，以剖宫产结束妊娠 ③注意观察有无出血倾向，产后正确应用缩宫素、止血药，预防产后出血，产前4小时及产后12小时内不宜使用肝素治疗
分娩期	①密切观察产程进展，避免各种不良刺激，防止并发症发生 ②监测凝血功能。于临产前1周开始服用维生素K、维生素C，临产后备新鲜血；缩短第二产程，严格执行操作程序。胎儿娩出后，正确应用缩宫素、止血药，预防产后出血 ③严格执行消毒隔离制度，应用广谱抗生素，预防其他感染性疾病的发生
产褥期	观察子宫收缩及阴道流血情况，加强基础护理，遵医嘱给予对肝脏损害较小的抗生素预防感染
	母乳喂养的注意事项 ①乳汁中HBV-DNA阳性不宜哺乳 ②母血HBsAg、HBeAg及抗-HBc三项阳性及后两项阳性产妇均不宜哺乳 ③新生儿已接受免疫，母亲为携带者（仅HBsAg阳性），建议母乳喂养 ④对不宜哺乳者，可口服生麦芽冲剂或乳房外敷芒硝退乳，不宜使用雌激素退乳 ⑤新生儿出生后6小时内和1个月时各肌内注射1ml的HBIG，出生后24小时内、生后1个月、6个月分别注射乙型肝炎疫苗 ⑥继续保肝治疗，加强休息和营养，指导避孕措施

第三节 糖尿病

护理措施

非孕期	指导糖尿病妇女在妊娠前寻求咨询
妊娠期	①正确控制血糖，预防各种感染，提供心理支持，维护孕妇自尊 ②孕期监测血糖变化，并进行肾功能监测及眼底检查 ③通过B超、胎儿超声心动图、胎动计数、胎心监护、胎盘功能测定等了解胎儿健康状况 ④低盐饮食，多食绿叶蔬菜、豆类、粗谷物、低糖水果等 ⑤适度运动 ⑥孕妇不宜口服降糖药物，而胰岛素是其主要的治疗药物，掌握注射胰岛素的过程
分娩期	①在控制血糖，确保母儿安全的情况下，尽量推迟终止妊娠的时间（38～39周） ②妊娠合并糖尿病本身不是剖宫产指征，如有胎位异常、巨大儿、病情严重需终止妊娠时，常选择剖宫产；胎儿发育正常，宫颈条件较好，则适宜经阴道分娩 ③阴道分娩时，应严密监测血糖、尿糖和尿酮体。鼓励产妇左侧卧位。密切监护胎儿状况。产程时间不超过12小时 ⑤无论新生儿体重大小均按高危儿提供护理。新生儿娩出30分钟后定时滴服25%葡萄糖液防止低血糖，同时预防低血钙、高胆红素血症及呼吸窘迫综合征的发生。多数新生儿在出生后6小时内血糖值可恢复正常 ⑥糖尿病产妇，即使接受胰岛素治疗，哺乳也不会对新生儿产生不良影响
产褥期	①大部分患者在分娩后即不再需要使用胰岛素，仅少数患者仍需胰岛素治疗。胰岛素用量应减少至分娩期前的1/3～1/2，根据产后空腹血糖值调整用量 ②产后6～12周行OGTT检查，若仍异常，可能为产前漏诊糖尿病患者

第四节 贫 血

护理措施

妊娠期	纠正偏食、挑食等不良习惯，建议摄取高铁、高蛋白质及高维生素C食物，多食富含铁的食物，如瘦肉、家禽、动物肝脏及绿叶蔬菜等

续表

妊娠期	铁剂的补充 ①首选口服制剂，同时服维生素C及稀盐酸促进铁的吸收。禁浓茶 ②服用时间：饭后或餐中服用铁剂 ③不良反应：黑便 ④妊娠末期重度缺铁性贫血或口服铁剂胃肠道反应较重者，可采用深部肌内注射法补充铁剂
分娩期	①临产前给止血药维生素K等并备新鲜血 ②严密观察产程，为减少孕妇体力消耗，第二产程酌情给予阴道助产 ③预防产后出血 ④胎儿前肩娩出时，遵医嘱给予宫缩剂
产褥期	①密切观察子宫收缩及阴道流血，继续应用抗生素预防和控制感染，补充铁剂，纠正贫血 ②对于因重度贫血不宜哺乳者，采取正确的退乳方法，如口服生麦芽冲剂或芒硝外敷乳房 ③提供家庭支持，增加休息和营养，避免疲劳

高频考点速记

1．初产妇，27岁。36周妊娠合并先天性心脏病，心功能Ⅱ级。终止妊娠后，可继续哺乳。

2．孕妇，34岁。初次怀孕，孕16周发现心慌、气短，经检查发现心功能属于Ⅱ级。经过增加产前检查次数、严密监测孕期等，目前孕37周，自然临产。该产妇最好是左侧半卧位，住院观察2周。

3．妊娠合并病毒性肝炎的潜在并发症是肝性脑病。

4．患者，女，30岁。怀孕后被诊断为妊娠合并糖尿病，新生儿出生后加用糖水，防止新生儿低血糖。

5．妊娠合并心脏病，产褥期的健康指导是心功能Ⅱ级或以下可母乳喂养。

第八章　异常分娩的护理

必备考点精编

第一节　产力异常

一、子宫收缩乏力的临床表现和护理措施

分类	协调性（低张性子宫收缩乏力）	不协调性（高张性子宫收缩乏力）
子宫收缩	节律性、对称性和极性正常；收缩力弱；持续时间短，间歇期长且不规律，宫缩＜2次/10分钟。在收缩的高峰期，子宫体不隆起和变硬，用手指压子宫底部肌壁仍可出现凹陷。 ①原发性宫缩乏力，指产程开始即子宫收缩乏力，子宫口不能如期扩张，胎先露部不能如期下降，产程延长 ②继发性宫缩乏力，指产程开始子宫收缩正常，在产程进行到某一阶段（多在活跃期或第二产程）子宫收缩力较弱，产程进展缓慢，甚至停滞	宫缩极性倒置，子宫下段强于宫底部，宫缩间歇期子宫壁不能完全松弛，属无效宫缩；产妇自觉宫缩强，下腹部持续疼痛、拒按，烦躁不安，严重者出现胎儿宫内窘迫
产程曲线异常	潜伏期异常：从临产规律宫缩开始至活跃期起点（4～6cm）称为潜伏期。初产妇＞20小时、经产妇＞14小时称为潜伏期延长	
	活跃期异常：包括活跃期延长和活跃期停滞。 ①活跃期延长：从活跃期起点（4～6cm）至宫颈口开全称为活跃期。活跃期宫颈口扩张速度＜0.5cm/h称为活跃期延长 ②活跃期停滞：当破膜后宫颈口扩张≥6cm后，若宫缩正常，宫颈口停止扩张≥4小时；若宫缩欠佳，宫颈口停止扩张≥6小时称为活跃期停滞	

续表

分类	协调性（低张性子宫收缩乏力）	不协调性（高张性子宫收缩乏力）
产程曲线异常	第二产程异常：包括胎头下降延缓、胎头下降停滞和第二产程延长。 ①胎头下降延缓：第二产程初产妇胎头先露下降速度<1cm/h，经产妇<2cm/h ②胎头下降停滞：第二产程胎头先露停留在原处不下降>2小时，称为胎头下降停滞 ③第二产程延长：初产妇>3小时，经产妇>2小时（硬膜外麻醉镇痛分娩时，初产妇>4小时，经产妇>3小时），产程无进展（胎头下降和旋转），称为第二产程延长	
对母儿的影响	①对产妇的影响：产程长，产妇体力消耗、疲乏无力、易引起产后出血 ②对胎儿的影响：容易发生胎儿窘迫，甚至胎死宫内	
护理措施	明显头盆不称→剖宫产，做好术前准备 估计可经阴道分娩者做好以下护理 第一产程的护理 ①改善全身情况：保证休息；补充营养、水分、电解质；保持膀胱和直肠的空虚状态。自然排尿有困难者可先行诱导法，无效时应予导尿 ②加强子宫收缩：经上述处理无效，且无头盆不称、胎位异常和骨盆狭窄，无胎儿窘迫，无剖宫产史，则按医嘱加强子宫收缩：针刺穴位、刺激乳头、人工破膜及缩宫素静脉滴注 ③剖宫产术的准备：试产2~4小时产程仍无进展，或出现胎儿宫内窘迫，产妇体力衰竭等，立即行剖宫产的术前准备 第二产程的护理：做好阴道助产和抢救新生儿的准备。若第二产程出现子宫收缩乏力时，在无头盆不称的前提下，也应加强子宫收缩，给予缩宫素静脉滴注，促进产程进展 第三产程的护理：预防产后出血及感染；凡破膜时间超过12小时，总产程超过24小时，肛查或阴道助产操作多者，按医嘱应用抗生素预防感染。密切观察子宫收缩、阴道流血情况及生命体征的各项指标	①按医嘱给予哌替啶100mg或吗啡10~15mg肌内注射，确保产妇充分休息 ②若宫缩仍不协调或伴胎儿窘迫、头盆不称等，应及时通知医师，并做好剖宫产术和抢救新生儿的准备

二、子宫收缩过强的临床表现和护理措施

分类	协调性	不协调性
子宫收缩	①节律性、对称性和极性正常 ②宫缩力过强、过频（10分钟内有5次或以上的宫缩且持续达60秒或更长时间，宫腔压力≥60mmHg）	①强直性子宫收缩：由于外界因素所引起子宫颈口以上部分的子宫肌层出现强直性痉挛性收缩，宫缩间歇期短或无间歇，产妇烦躁不安、持续腹痛，拒按。胎方位触诊不清，胎心音听不清有时可在脐下或平脐处见一环状凹陷，即病理性缩复环 ②子宫痉挛性狭窄环：指子宫壁某部肌肉在外因下呈痉挛性不协调性子宫收缩所形成的环状狭窄，持续不放松，称子宫痉挛性狭窄环。此环特点是不随宫缩上升，阴道检查可触及狭窄环
产程	急产：总产程＜3小时结束分娩；多见于经产妇	
对母儿的影响	①对产妇的影响：软产道损伤、子宫破裂、产褥感染、产后出血、手术产机会增多 ②对胎儿的影响：胎儿窘迫、新生儿窒息甚至胎死宫内，新生儿颅内出血及感染，若坠地可致骨折、外伤等	
护理措施	①预防宫缩过强对母儿的损伤：经常巡视孕妇，一旦发生临产先兆，卧床休息，最好左侧卧位。鼓励产妇做深呼吸，提供背部按摩，嘱其不要向下屏气，以减慢分娩过程 ②密切观察宫缩与产程进展 ③分娩期及新生儿的处理：分娩时尽可能做会阴侧切术。新生儿按医嘱给维生素K_1肌内注射，预防颅内出血 ④产后护理：观察子宫复旧、会阴伤口、阴道流血、生命体征等情况，向产妇进行健康教育及出院指导	

第二节　产道异常

1. 产程处理过程的护理

项目	护理措施
明显头盆不称	不能从阴道分娩者，按医嘱做好剖宫产术的术前准备与护理

续表

项目	护理措施
轻度头盆不称	严密监护下可以试产，护理要点如下 ①专人守护，保证良好的产力。少肛查，禁灌肠。试产过程一般不用镇静、镇痛药 ②密切观察：胎儿情况及产程进展情况，注意有无脐带脱垂；试产2～4小时，胎头仍未入盆，并伴胎儿窘迫者，则应停止试产，通知医师并做好剖宫产术的术前准备 ③注意子宫破裂的先兆，发现异常，立即停止试产，及时通知医师处理
中骨盆狭窄	①若子宫颈口已开全，胎头双顶径达坐骨棘水平或更低，遵医嘱做好胎头吸引、产钳等阴道助产术及抢救新生儿的准备 ②若胎头未达坐骨棘水平，或出现胎儿窘迫征象，做好剖宫产术的术前准备
骨盆出口狭窄	①阴道分娩：出口横径+后矢状径≥15cm ②不宜试产。阴道助产和剖宫产的术前准备：出口横径+后矢状径＜15cm
其他	给予心理支持

2. 预防产后出血和感染

（1）胎儿娩出后，及时注射宫缩剂。

（2）按医嘱使用抗生素，保持外阴清洁，每日冲（擦）洗会阴2次，使用消毒会阴垫。

（3）胎先露长时间压迫阴道或出现血尿时，及时留置导尿管8～12日，必须保证导尿管通畅，防止发生生殖道瘘。定期更换引流袋，防止感染。

3. 新生儿护理　胎头在产道压迫时间过长或经手术助产的新生儿，应按产伤处理，严密观察颅内出血或其他损伤症状。

第三节　胎位、胎儿发育异常

1. 持续性枕后位、枕横位的临床表现　在分娩过程中，胎头以枕后位或枕横位衔接，表现为临产后胎头衔接较晚及俯屈不良，由于胎先露部不易紧贴子宫下段及子宫颈内口，常导致协调性子宫乏力及头盆不称等。枕后位时，因枕骨持续位于骨盆后方压迫直肠，产妇自觉肛门坠胀及排便感，致使宫口尚未开全时过早使用腹压，容易导致子宫颈前唇水肿和产妇疲劳，影响产程进展。

持续性枕后位、枕横位常致活跃期晚期及第二产程延长。

2. 臀先露的临床表现　孕妇常感觉肋下或上腹部有圆而硬的胎头，由于胎臀不能紧贴子宫下段及子宫颈，常导致子宫收缩乏力，产程延长，手术产机会增多。

3. 胎儿发育异常的临床表现

<table>
<tr><td>巨大儿</td><td colspan="2">妊娠期子宫增大较快，妊娠后期孕妇可出现呼吸困难，自觉腹部及肋两侧胀痛等症状。常引起头盆不称、肩难产、软产道损伤、新生儿产伤等不良后果</td></tr>
<tr><td rowspan="2">胎儿畸形</td><td>脑积水</td><td>颅腔内、脑室内外有大量脑脊液（500～3000ml）潴留，使头颅体积增大，头周径大于50cm，颅缝明显增宽，囟门增大，称为脑积水。临床表现为明显头盆不称，跨耻征阳性，如不及时处理，可导致子宫破裂</td></tr>
<tr><td>其他</td><td>连体儿可经B超确诊。此外，胎儿颈、胸、腹等处发育异常或发生肿瘤，使局部体积增大致难产，通常于第二产程出现胎先露下降受阻，经阴道检查时被发现</td></tr>
</table>

第九章 分娩期并发症妇女的护理

必备考点精编

第一节 胎膜早破

临床表现和护理措施

临床表现	症状	孕妇突感有较多液体自阴道流出，继而少量间断性排出。当咳嗽、打喷嚏、负重等腹压增加时，羊水即流出
	体征	行阴道检查，触不到羊膜囊，上推胎儿先露部可见到流液量增多
	并发症	早产、感染和脐带脱垂
护理措施	住院待产	胎先露部未衔接者绝对卧床休息，侧卧位，抬高臀部，以防脐带脱垂造成胎儿缺氧或宫内窘迫。避免不必要的肛诊与阴道检查
	密切观察	定时观察并记录羊水性状、颜色、气味等；一般于胎膜破裂后12小时即给抗生素预防感染发生
	外阴护理	放置吸水性好的消毒会阴垫于外阴，勤换会阴垫，保持清洁干燥；每日用1∶5000稀释络合碘溶液棉球擦洗会阴部2次
	健康教育	使孕妇重视妊娠期卫生保健，积极预防和治疗下生殖道感染；妊娠后期禁止性交，避免负重及腹部受压；子宫颈内口松弛者，应卧床休息，并于妊娠14~16周行子宫颈环扎术，环扎部位应尽量靠近子宫颈内口水平
	掌握终止妊娠指征	

第二节 产后出血

1. 临床表现

症状	阴道流血量过多，产妇面色苍白、出冷汗，呼吸急促，甚至烦躁不安，很快转入昏迷状态。软产道损伤造成阴道壁血肿的产妇会有尿频或肛门坠胀感，且有排尿疼痛
体征	①子宫收缩乏力性及胎盘因素所致出血者：子宫轮廓不清，触不到子宫底，按摩后子宫收缩变硬，停止按摩又变软，按摩子宫时阴道有大量流血 ②血液积存或胎盘已剥离而滞留于子宫腔内者：子宫底可升高 ③软产道裂伤或凝血功能障碍所致的出血：腹部检查宫缩较好，轮廓较清晰

2. 失血性休克的护理

（1）及早补充血容量；对失血多，甚至休克者应输血，以补充同等血量为原则。

（2）保持环境安静，平卧、吸氧、保暖。

（3）严密观察并详细记录病人的意识状态、皮肤颜色、血压、脉搏、呼吸及尿量。

（4）观察子宫收缩情况，有无压痛，恶露量、色、气味是否正常。

（5）观察会阴伤口情况及严格会阴护理；遵医嘱给予抗生素防治感染。

（6）多进营养丰富、易消化、富含铁、蛋白质、维生素的食物，注意少食多餐。

第三节 羊水栓塞

1. 临床表现

症状	大多发病突然，开始出现烦躁不安、寒战、恶心、呕吐、气急等，继而出现呛咳、呼吸困难、发绀，迅速出现循环衰竭，进入休克或昏迷状态，严重者迅速死亡
体征	心率增快、肺部听诊湿啰音。全身皮肤黏膜有出血点及瘀斑；阴道流血不止；切口渗血不凝等

2. 护理措施

(1)陪伴病人，密切观察病情，发现异常情况，及时正确处理。

(2)监测产程进展、宫缩强度与胎儿情况、出血量、凝血情况，记录病人的生命体征。

(3)提供心理支持。

第四节　先兆子宫破裂和子宫破裂

1. 临床表现

项目	先兆子宫破裂	子宫破裂
症状	出现病理性缩复环、下腹部压痛、胎心率异常及血尿，胎下降受阻，收缩加强。烦躁，剧疼，表情极其痛苦、呼吸急促、脉搏加快；出现胎儿宫内窘迫	突然下腹部撕裂样剧痛后疼痛缓解，宫缩停止，稍感舒适后即出现休克体征
体征	子宫强直收缩，下段压痛明显，胎心先快后慢	全腹压痛，反跳痛，叩及移动性浊音，腹壁下可清楚扪及胎体，子宫缩小位于胎儿侧边，胎心、胎动消失。阴道出血量可多可少；阴道检查：宫颈缩小，先露部上升，可扪及宫壁裂口

2. 护理　预防子宫破裂，若无子女，2年后可再怀孕。

高频考点速记

1. 胎膜早破不会引起的并发症是泌尿系感染。

2. 妊娠34周发生胎膜早破，胎心140次/分，应立即卧床休息，抬高臀部。

3. 产妇，26岁。孕期常规检查无异常，第二产程破膜后突然咳嗽、烦躁、呼吸困难，随即昏迷，血压50/30mmHg，出现休克。该产妇可能发生了羊水栓塞。

4. 出现病理性缩复环需立即进行剖宫产术。

第十章　产后并发症妇女的护理

必备考点精编

第一节　产褥感染

临床表现及护理措施

临床表现	急性生殖器炎症	如外阴、阴道、宫颈炎、急性子宫内膜炎、子宫肌炎等
	血栓性静脉炎	①盆腔内血栓性静脉炎：来自胎盘剥离处的感染性栓子，常为单侧性 ②下肢血栓性静脉炎：出现"股白肿"，下肢水肿、皮肤发白和疼痛等
	脓毒血症及败血症	脓肿；栓塞；感染性休克（寒战、高热、脉细数、血压下降、呼吸急促、尿量减少）
	急性盆腔腹膜炎及弥漫性腹膜炎、急性盆腔结缔组织炎、急性输卵管炎	
护理措施	①体位：半卧位或抬高床头（促进恶露引流，局限炎症，防止感染扩散） ②做好病情观察与记录，避免院内感染。对病人出现高热、疼痛、呕吐时按症状进行护理，解除或减轻病人的不适。鼓励和帮助产妇做好会阴部护理，及时更换会阴垫 ③保证产妇获得充足休息和睡眠；给予高蛋白、高热量、高维生素饮食；保证足够的液体摄入 ④准确执行医嘱，配合做好脓肿引流术、清宫术、后穹窿穿刺术的准备及护理 ⑤做好心理护理、健康教育与出院指导	

第二节　晚期产后出血

临床表现及护理措施

<table>
<tr><td rowspan="6">临床表现</td><td>胎盘、胎膜残留（最常见）</td><td colspan="2">多发生在产后10天左右。恶露持续时间延长，反复出血或突然大量流血；检查发现子宫复旧不全，子宫颈口松弛，有时可触及残留组织</td></tr>
<tr><td>蜕膜残留</td><td colspan="2">蜕膜剥离不全，长时间残留，影响子宫复旧，继发内膜炎症。子宫腔刮出物病理检查可见坏死蜕膜，混以纤维素、玻璃样变的蜕膜细胞和红细胞，但不见绒毛</td></tr>
<tr><td>子宫胎盘附着面复旧不良</td><td colspan="2">多发生在产后2周左右，突然大量阴道流血，检查发现子宫大而软，子宫口松弛，阴道及子宫颈口有血块堵塞</td></tr>
<tr><td>剖宫产术后子宫切口裂开</td><td colspan="2">由于切口感染、横切口位置选择过低或过高、缝合技术不当等原因引起切口愈合不良，术后2～3周，出现大量阴道流血，甚至引起休克</td></tr>
<tr><td>感染</td><td colspan="2">以子宫内膜炎为多见</td></tr>
<tr><td>肿瘤</td><td colspan="2">产后滋养细胞肿瘤、子宫黏膜下肌瘤等</td></tr>
<tr><td rowspan="4">护理措施</td><td rowspan="3">预防</td><td>术前预防</td><td>剖宫产时做到合理选择切口，避免子宫下段横切口两侧角部撕裂及合理缝合</td></tr>
<tr><td>产后检查</td><td>仔细检查胎盘、胎膜，如有残缺，应及时取出</td></tr>
<tr><td>预防感染</td><td>抗生素预防感染，无菌操作</td></tr>
<tr><td>失血性休克病人的护理</td><td colspan="2">提供安静的环境，保证舒适和休息。严密观察出血征象，皮肤颜色、血压、脉搏、子宫复旧情况，有无压痛等。遵医嘱使用抗生素，遵医嘱进行输血</td></tr>
</table>

第三节　产后心理障碍

类型及临床表现

类型	时间	临床表现
产后沮丧	产后3～4日出现，5～14日为高峰期，可持续数天至2～3周	情绪不稳定、易哭、情绪低落，感觉孤独、焦虑、疲劳、易忘、失眠等

续表

类型	时间	临床表现
产后抑郁	产后2周发病，4～6周逐渐明显	疲劳、注意力不集中、失眠、乏力、对事物缺乏兴趣、社会退缩行为、自责、自罪，重者可有伤害婴儿或自我伤害的行为
产后精神病	起病急骤	症状多种多样且不典型者较多。出现症状的频率依次为行为紊乱、乱语、幻觉、自杀行为、思维散漫、兴奋躁动、关系妄想、情绪低落、情感不适、缄默少语、消极观念、意识障碍、情绪高涨、自罪自责等

高频考点速记

1．产褥感染的临床表现包括：急性外阴炎、阴道炎、宫颈炎；急性子宫内膜炎、子宫肌炎；急性盆腔结缔组织炎、急性输卵管炎；急性盆腔腹膜炎及弥漫性腹膜炎；血栓性静脉炎；脓毒血症及败血症。

2．产后督促产妇排尿的时间应为产后4～6小时。

3．产妇发生产褥感染时，应采取的最佳体位是半卧位。

4．蜕膜残留时，子宫腔刮出物病理检查可见坏死蜕膜，混以纤维素、玻璃样变的蜕膜细胞和红细胞，但不见绒毛。

5．产后抑郁一般发生在产后2周内。

6．产妇产后沮丧主要表现为情绪的改变：情绪不稳定、易哭、情绪失落、感觉孤独、焦虑、疲劳、睡眠不好。

7．产妇产后出现情绪低落、心情压抑、悲伤、发脾气等情况提示患者为产后抑郁。产后沮丧不需要特别治疗，给予心理卫生保健指导与护理，但重症产后抑郁或精神病病人需住院给予抗抑郁、抗精神分裂等治疗。

第十一章　女性生殖系统炎症病人的护理

必备考点精编

第一节　外阴部炎症

临床表现及护理措施

项目	非特异性外阴炎	前庭大腺炎
症状	外阴皮肤黏膜瘙痒、疼痛、灼热	急性期，大阴唇下1/3处疼痛、肿胀，严重时走路受限
体征	局部充血、肿胀、糜烂，有抓痕，局部红肿、湿疹，偶见溃疡，皮肤黏膜粗糙增厚、皲裂或呈棕色改变	局部可见皮肤红肿、发热、压痛明显。当脓肿形成时触之有波动感，脓肿直径可达3~6cm。脓肿可自行破溃，引流良好者，炎症消退而自愈；如引流不畅，炎症可持续不退或反复发作
护理	局部可用0.1%聚维酮碘液或1：5000高锰酸钾溶液坐浴，水温41~43℃，每日1~2次，每次15~30分钟，如有破溃可涂抗生素软膏。月经期避免坐浴；老年病人注意水温，防止烫伤	急性期卧床休息；注意外阴清洁卫生；切开引流术和造口术后要引流，每日换药；用1：5000氯己定棉球擦洗外阴，每日2次；观察伤口有无红、肿及引流物性质

第二节 阴道炎症

临床表现及护理措施

项目	滴虫阴道炎	外阴阴道假丝酵母菌病	萎缩性阴道炎
症状	①分泌物典型特点为稀薄泡沫状，瘙痒部位在阴道口和外阴，局部灼热、疼痛、性交痛，如有尿道口感染可有尿频、尿痛甚至血尿 ②阴道毛滴虫能吞噬精子并能阻碍乳酸生成，影响精子在阴道内生存造成不孕	①外阴、阴道奇痒，坐卧不宁，可有尿痛、尿频、性交痛 ②阴道分泌物典型特点为干酪样白带或豆渣样白带	白带增多，分泌物稀薄，呈淡黄色，伴严重感染时白带可呈脓性，有臭味。黏膜有表浅溃疡时，分泌物可为血性，有的病人可有点滴出血，可伴外阴瘙痒、灼热、尿频、尿痛、尿失禁症状
体征	检查时可见阴道黏膜充血，严重时有散在的出血点。有时可见后穹窿有呈黄绿色或脓性液性泡沫状分泌物	小阴唇内侧、阴道黏膜红肿并附着白色块状薄膜，容易剥离，下面为糜烂及溃疡。外阴可见红斑、水肿，皮肤有抓痕	阴道检查可见阴道皱襞消失，上皮菲薄，黏膜出血，表面可有散在小出血点或片状出血点，严重时可形成表浅溃疡
护理措施	①做好卫生宣传，积极开展普查普治 ②保持外阴清洁、干燥，避免搔抓外阴以免皮肤破损，避免交叉感染 ③指导病人用药的方法，口服甲硝唑可有食欲减退、恶心、呕吐、头痛、皮疹、白细胞减少等不良反应，一旦发现应停药 ④治疗期间禁止性生活	①加强健康教育，积极治疗糖尿病，正确使用抗生素、雌激素 ②每日清洗外阴、更换内裤。切忌搔抓。内裤应煮沸消毒 ③阴道灌洗，注意药液浓度和治疗时间，温度一般40℃ ④孕妇要积极治疗，否则阴道分娩时新生儿易被传染患鹅口疮	①对围绝经期、老年妇女进行健康教育 ②指导病人或家属阴道灌洗、上药方法，注意操作前先洗净双手、消毒器具。局部治疗时药物应置于阴道深部

续表

项目	滴虫阴道炎	外阴阴道假丝酵母菌病	萎缩性阴道炎
护理措施	⑤甲硝唑能通过乳汁排泄，哺乳期妇女在用药期间及用药后24小时内不宜哺乳 ⑥嘱病人坚持治疗及随访，直至症状消失 ⑦已婚者还应检查男方是否有生殖器滴虫病，前列腺液有无滴虫，若为阳性同时治疗	⑤假丝酵母菌阴道炎常在月经前复发，治疗后应在月经前复查白带。对复发病例应检查原因 ⑥对有症状的性伴侣应同时进行治疗，无症状者无需治疗	③保持外阴清洁，穿棉织内裤，减少刺激
复查治愈	①每次月经干净后复查1次 ②连续3个月经周期均是阴性为治愈	月经前复查白带	—

细菌性阴道炎有臭味或鱼腥味。

第三节　子宫颈炎症

1. 子宫颈炎症

临床表现	①主要症状为阴道分泌物增多，多数呈乳白色黏液状，也可为淡黄色脓性；可有腰骶部疼痛，下坠感 ②检查可见子宫颈有不同程度的糜烂、囊肿、肥大或息肉
护理措施	（1）一般护理：①保持外阴清洁、干燥。②针对病原体选择有效抗生素。③定期进行妇科检查，及时发现病情及时治疗 （2）物理治疗注意事项：①治疗前常规做宫颈刮片行细胞学检查。②有急性生殖系统炎症者列为禁忌。③治疗时间选择在月经干净后3~7天内进行。④术后应每日清洗外阴2次，保持外阴清洁。⑤术后禁盆浴、性生活和阴道冲洗8周。⑥一般于2次月经干净后3~7天复查 （3）行宫颈息肉手术后要做病理检查 （4）子宫颈管炎病人阴道冲洗后将栓剂置于子宫颈管内，以保证疗效

2. 盆腔炎症

项目		急性子宫颈炎	慢性子宫颈炎
临床表现	症状	①下腹疼痛，呈持续性，活动后加重，发热，阴道分泌物增多 ②腹膜炎时可出现恶心、呕吐、腹胀、腹泻 ③月经期发病可使经量增多、经期延长 ④膀胱刺激症状、直肠刺激症状、腹膜刺激症状	①全身症状多不明显，有时可有低热，全身不适，易疲劳 ②慢性盆腔痛：下腹坠痛、腰痛、肛门坠胀、月经期或性交后症状加重，也可有月经失调、痛经或经期延长 ③不孕及异位妊娠：由于输卵管阻塞而致
	体征	子宫颈举痛，子宫体略大、压痛、活动受限，输卵管增粗并有压痛，如为输卵管卵巢囊肿可触及包块	子宫常后位，活动受限，粘连固定，输卵管炎可在子宫一侧或两侧触到增厚的输卵管呈条索状，输卵管卵巢积水或囊肿可摸到囊性肿物
护理措施		①病人需卧床休息，取半卧位。给予高热量、高蛋白、高维生素流质、半流质饮食 ②给予床边隔离。尽量避免不必要的妇科检查以免炎症扩散 ③体温过高应给予物理降温。腹胀时可胃肠减压，并观察恶心、呕吐及腹胀的情况。发现腹痛加剧、寒战、高热、恶心、呕吐、腹部拒按时，考虑有脓肿破裂，应通知医生 ④遵医嘱准确给予抗生素治疗并注意变态反应 ⑤心理支持和健康教育	

第四节　尖锐湿疣

临床表现和护理措施

临床表现	潜伏期	3周至8个月，平均3个月，以20～29岁年轻妇女居多
	部位	外阴、大阴唇、阴道、子宫颈、尿道口、肛门周围
	表现	局部瘙痒烧灼痛，可见微小散在的乳头状疣，质软，粉红色或污灰色，可互相融合形成鸡冠状，顶端可有角化和感染溃烂。触之易出血，有腥臭脓性分泌物

续表

护理措施	①进行性知识教育，提高防病意识 ②注意消毒隔离，消毒，保持外阴清洁，避免不洁性交及交叉感染。治疗期间禁止性生活 ③妊娠妇女为避免传染给胎儿，可考虑剖宫产 ④该病预后好，治愈率高，易复发，要坚持治疗

第五节　淋　病

临床表现和护理措施

临床表现	①潜伏期平均3～5日，初期局限于下生殖道，如累及上生殖道，病理分为急性和慢性两种 ②急性淋病：最早症状为尿痛、尿频、排尿困难，白带增多呈脓性。外阴红肿、烧灼，子宫颈感染时子宫颈充血、水肿、有脓性分泌物 ③慢性淋病：表现为慢性尿道炎、慢性宫颈炎、输卵管积水。淋菌可长期潜伏在尿道旁腺、前庭大腺深处反复发作。急性淋病未治疗或治疗不彻底可转为慢性
护理措施	①防止交叉感染：病人的内裤、浴盆、毛巾应煮沸消毒5～10分钟，病人所接触的物品及器具用1%苯酚溶液浸泡 ②性伴侣检查淋菌，阳性者一并治疗。严禁性交 ③急性病人要卧床休息，执行严格的隔离技术 ④治疗结束后连续3次检查淋菌阴性方能确定为治愈 ⑤孕妇护理：淋病高发区，孕妇需做淋菌筛查，淋菌阳性者应及时治疗 ⑥妊娠期淋菌感染症状较轻，治疗及时常可继续妊娠至足月

第六节　梅　毒

临床表现和护理措施

临床表现	潜伏期	约2～4周
	早期	主要表现为皮肤黏膜损害
	晚期	侵犯心血管、神经系统等重要脏器，造成劳动力丧失甚至死亡。根据梅毒的症状、体征和发展经过，一般分为3期

续表

临床表现	对胎儿及婴幼儿的影响	一、二期梅毒孕妇的传染性最强，可引起妊娠16周后流产、早产、死胎、死产。先天梅毒儿占死胎的30%左右。若胎儿幸存，先天梅毒儿病情较重。晚期先天梅毒多出现在2岁以后，表现为楔状齿、鞍鼻、间质性角膜炎、骨膜炎等，病死率及致残率均明显升高
护理措施	①心理护理，帮助其建立治愈的信心 ②治疗期间应禁止性生活，坚持治疗及随访 ③预防间接传播，如接吻、哺乳、输血、衣裤、被褥、浴具 ④做好孕期筛查，孕期保健	

第七节　获得性免疫缺陷综合征

临床表现及护理措施

临床表现	①该病潜伏期长达3个月至5年，患病后死亡率高。易感高危人群包括同性恋者、静脉药瘾者、接受输血者、血友病病人、病人的异性性伴侣等 ②早期无明显症状或有原因不明的颈淋巴结、腋淋巴结肿大。发病后表现全身性进行性病变至衰竭死亡
护理措施	①对HIV感染的妊娠妇女，由于HIV感染对胎儿、新生儿的高度危害性，应讲清危害劝告其终止妊娠 ②对胎膜早破者积极使用抗生素。感染孕妇可出现血小板减少，因此，应预防产妇出血 ③产后禁止哺乳 ④健康教育

高频考点速记

1．滴虫阴道炎治疗后月经干净后复查白带，阴性后应再巩固治疗一个疗程，并于每次月经干净后复查白带，连续3次为阴性方为治愈。

2．阴道分泌物呈灰黄色、稀薄泡沫状，伴外阴及阴道瘙痒，可见于滴虫阴道炎。

3. 滴虫阴道炎的典型阴道分泌物呈稀薄泡浓状。

4. 外阴阴道白色假丝酵母菌病的典型阴道分泌物的典型特点为干酪样白带或豆渣样白带。

5. 患者，女，34岁。1周来觉得外阴瘙痒，有豆渣样白带。查体：阴道黏膜红肿，附有白色膜状物，易剥离。引起该病的病原体为白色假丝酵母菌。

6. 白带臭味或鱼腥味提示细菌性阴道病。

7. 慢性子宫颈炎的主要症状是阴道分泌物增多。

8. 慢性盆腔炎术后第1天，患者宜取的体位为半卧位。

9. 急性淋病的阴道分泌物多呈脓性。

第十二章　月经失调病人的护理

必备考点精编

第一节　功能失调性子宫出血

1. 临床表现

分类		临床表现	基础体温（测定排卵）	宫颈黏液结晶检查
无排卵性	青春期	不规则子宫出血（月经周期紊乱，经期长短不一，出血量不规则）	始终处于较低水平，呈单相型	经前出现羊齿植物叶状结晶
	绝经过渡期			
有排卵性	黄体功能不足	月经周期缩短，不孕或在孕早期流产	双相型，黄体期短	无结晶
	子宫内膜不规则脱落	月经周期正常，经期延长，常达9～10日，出血量多	双相型，但下降缓慢	

2. 护理措施

一般护理	①卧床休息，给予心理支持 ②鼓励病人多食高蛋白、高维生素及含铁量高的食物 ③按医嘱准确用药。做好局部清洁卫生，勤换会阴垫和内裤 ④禁止用未经严格消毒的器械或手套进入阴道做检查或治疗操作 ⑤禁止盆浴，可淋浴或擦浴，禁止性生活
大出血的护理病人	①病人绝对卧床休息，取平卧位或仰卧位。协助生活护理，防止病人因体弱引起外伤 ②配合医师的止血措施，做好手术止血准备，如刮宫术 ③做好给氧、输液及输血准备 ④严密观察与感染有关的症状体征，监测白细胞计数和分类 ⑤观察并记录病人的生命体征及意识状态，尤其要准确记录出入液量

续表

健康指导	①按时按量服用性激素，不得随意漏服、停服；药物减量在止血后开始，3天减量1次，首次不超过原剂量的1/3，直到维持量；按服药后发生撤退性出血事件确定维持量服用时间 ②大剂量应用雌激素时宜在睡前服用，长期用药者，注意肝功能监测 ③用雄激素时，每个月总量不超过300mg，以免引起男性化，青春期妇女避免使用

第二节 闭 经

闭经的护理 ①心理护理。②针对病因积极治疗诱发闭经的原发疾病，指导合理用药。讲清各项检查的目的及病人需配合的事项，以免延误检查。

第三节 痛 经

临床表现及护理措施

临床表现	①主要症状：下腹疼痛。疼痛最早出现于经前12小时，月经第1日最剧烈，阵发性痉挛性疼痛，持续时间长短不一，多于2~3日后缓解。严重者疼痛可放射到外阴、肛门、腰骶部、大腿内侧 ②伴发症状：恶心、呕吐、腹痛、腹泻、头晕、乏力等，甚至可有四肢厥冷、面色苍白、出冷汗等 ③原发性痛经常见于青少年期，多在月经初潮的1~2年内发病 ④该病妇科检查时无异常发现
护理措施	①避免精神刺激或过度疲劳，腹部热敷和进食热的饮料有助于缓解疼痛，提供心理支持 ②对症治疗，症状严重者按医嘱给予镇痛药、镇静药

第四节 围绝经期综合征

临床表现

1. 月经紊乱（常见） ①月经频发；②月经稀发；③不规则子

宫出血；④闭经。

2. **血管舒缩症状**　潮热，夜间或应激状态易促发。

3. **心血管疾病**　绝经后妇女易发生动脉粥样硬化、心肌梗死、高血压和脑出血。

4. **泌尿生殖道症状**　常有尿失禁，排尿困难，反复发作的尿路感染，阴道发干，性交困难，反复发作的阴道炎。

5. **骨质疏松**　与雌激素下降有关，可能引起骨骼压缩，使体格变小，严重者导致骨折。

6. **精神、神经症状**　表现为忧郁、多疑、激动易怒、情绪低落，不能自我控制。同时还出现注意力不集中，记忆力减退，行动迟缓、失眠等。

高频考点速记

1. 患者，女，16岁。青春期功能性子宫出血，医生给予性激素调整月经周期。护士给患者进行健康指导是按时、按量服用性激素。

2. 患者，女，15岁。月经来潮1年，周期不规则，2～3个月行经1次，经期8～10天，经量多，无经期疼痛，呈贫血貌，应首先考虑为无排卵性功血。

3. 患者年轻女性，经期腹痛剧烈，月经周期、子宫及阴道分泌物均无病变，考虑为痛经。

第十三章　妊娠滋养细胞疾病病人的护理

必备考点精编

第一节　葡萄胎

1. 临床表现

停经史	100%的病人有停经史
阴道流血	是最常见的症状。多数患者在停经12周左右发生不规则阴道流血
卵巢黄素化囊肿	产生大量绒毛膜促性腺激素，双侧或一侧卵巢呈多发性囊肿改变，若发生扭转，可出现急性腹痛，葡萄胎清除后可自行消退
腹痛	黄素化囊肿急性扭转可为急腹痛
咯血	少数有咯血的症状出现，在葡萄胎排出后多能自然消失
其他	子宫异常增大、变软，妊娠呕吐及可能出现妊娠期高血压疾病

2. 护理措施

病情观察	严密观察病人腹痛及阴道流血情况，生命体征变化，并做好护理记录
清宫术的护理	①一经诊断立即清宫，为防止术中大出血，术前建立静脉通路，备血，做好抢救措施 ②术前协助病人排空膀胱，术中严密观察病人一般情况，测量血压、脉搏，防止出血性休克发生 ③术后将刮出组织送病理检查，同时注意观察阴道流血及腹痛情况
预防性化疗的护理	部分病人需要进行预防化化疗，按妇科肿瘤化疗病人护理

第二节　侵蚀性葡萄胎

1. **病史**　病人均有葡萄胎的病史，一般发生在葡萄胎清除术后6个月以内。

2. **阴道流血**　最常见。多发生在葡萄胎排出后，阴道不规则流血。

3. **转移部位**　肺（最常见），其次是阴道、子宫旁，脑转移较少见。出现肺转移时，病人往往有咯血。

第三节　绒毛膜癌

1. **临床表现**

项目	特点
病史	葡萄胎、流产或足月产后
阴道流血	产后、流产后阴道持续不规则流血，量多少不定
盆腔包块及内出血、腹痛	因增大子宫或阔韧带内血肿形成或增大的黄素化囊肿，病人往往有下腹部包块
转移灶症状	最常见的转移部位为肺，病人可有咯血、胸痛及憋气等。最主要的死亡原因是脑转移

2. **护理措施**

项目		护理要点
滋养细胞肺转移	密切观察病情	有无咳嗽、咯血、胸闷、胸痛等症状，遵医嘱给予镇静药
	吸氧	呼吸困难的病人可间断给予吸氧，取半坐卧位，有利于呼吸及排痰
	病室环境	单间、专人护理，病室内保持空气新鲜，暗化光线，抽搐的病人应安置围挡，防止发生意外

续表

项目		护理要点
滋养细胞脑转移	病情观察	脑转移提示病情已进入晚期，病人可出现因瘤栓引起的一过性症状，如猝然摔倒、一过性肢体失灵、失语、失明等约数分钟或数小时可恢复。亦可引起颅压增高，或瘤体破裂引起颅内出血，护士应随时观察病人病情变化，认真倾听病人的主诉，及时发现病情变化及时进行抢救
	严格准确记录出入液量	总入量应限制在2000～3000ml/d，尽量控制脑转移病人钠的摄入量。应用脱水药物时，应根据药物的特性掌握好输入速度
	脑转移抽搐的护理	去枕平卧，头偏向一侧，立即用开口器，取下义齿，定时吸痰，大小便失禁者给予保留尿管长期开放，定时翻身拍背，并做好口腔及皮肤护理，防止肺部并发症及压疮的发生
滋养细胞阴道转移		①尽早化疗 ②以卧床休息为主，活动时勿用力过猛过重，以免因摩擦引起结节破溃出血 ③减少一切增加腹压的因素 ④饮食：保证热量及蛋白质的需要，同时要粗细搭配及保证维生素的供给 ⑤做好大出血抢救的各种准备，严密观察病情变化 ⑥避免不必要的阴道检查及盆腔检查：如必须检查要先做指检，动作要轻柔，防止碰破结节引起出血。严禁行阴道冲洗
随访		①随访5年，第1年每月1次，1年后每3个月1次直至3年，以后每年1次 ②内容：HCG定量测定；询问月经是否规则，有无转移灶症状。随访期间严格避孕

第四节　化疗病人的护理

1. 化疗病人的不良反应

造血功能障碍（骨髓抑制）	是最常见、最严重的不良反应；主要表现为外周血液中的白细胞及血小板计数的下降。白细胞和血小板的减少一般均能自然恢复，且有一定规律

续表

消化道反应	食欲减退、恶心、呕吐	由化学药物刺激中枢－催吐化学感受器所致，药物刺激胃肠黏膜，主要表现为用药几日后开始出现症状，且逐渐加重
	消化道溃疡	多发生在用药后5~6日，一般至停药1周左右逐渐愈合，常用的化疗药物中以甲氨蝶呤、放线菌素D、氮芥发生溃疡
	腹痛、腹泻	化疗药物刺激肠蠕动、损伤胃肠黏膜而引起腹痛、腹泻
皮肤、黏膜的损伤	皮肤反应	干燥、色素沉着、皮疹、全身瘙痒，严重者可出现剥脱性皮炎
	毛发脱落	对化疗药物敏感
	组织坏死	放线菌素D、长春新碱、阿霉素、氮芥，不慎注入皮下可引起组织损伤、溃烂
肝、肾功能的损伤及其他	—	

2. 常见不良反应对应的化疗药品

不良反应	化疗药品
骨髓抑制	均有（最常见）
食欲减退、恶心、呕吐	均有
肾衰竭	顺铂；甲氨蝶呤
出血性膀胱炎	环磷酰胺
心功能损伤	阿霉素、紫杉醇
肺功能损伤、肺纤维化	平阳霉素、依托泊苷
周围神经毒性	长春新碱

3. 护理措施

（1）化疗前准备

护士的培训	①护士应熟练掌握化疗的基础知识 ②护士在操作的过程中，应严格执行无菌技术原则和三查八对制度。三查：操作前、操作时、操作后；八对：床号、姓名、药名、剂量、时间、浓度、用法、有效期 ③做好化疗防护工作。有条件的应使用生物安全柜配制化疗药物
病人的准备	心理护理、体重测量。测量体重的方法：首先核准磅秤，宜在清晨，空腹、排空大小便后，只穿贴身衣裤，不穿鞋，由护士测量，必要时需两人核对

（2）化疗中的护理

①根据医嘱严格三查八对，正确溶解和稀释药物，并做到现配现用。

②注意保护血管，从远端开始，有计划地穿刺；同时熟练静脉穿刺技术，提高成功率。

③加强巡视，保证化疗药物准确、按时输入。

（3）化疗不良反应的护理

造血系统的护理	白细胞减少	①保持环境的清洁，每日要定时通风，减少病室内人员流动，必要时对病人实行保护性隔离（白细胞计数低于1.0×10^9/L）；定期进行病室空气培养 ②病情的观察：病人的白细胞计数下降，每日应监测3～4次体温，若体温超过38.5℃时，及时做细菌培养；给予降温；注意易发生感染部位有无炎症反应 ③营养支持：增加蛋白质、维生素类食物的摄入，增强机体的抵抗能力 ④卫生指导：保持口腔、外阴的清洁，勤洗澡及更换内衣裤，注意保暖，避免感冒 ⑤严格遵守无菌技术原则，避免医源性感染 ⑥必要时遵医嘱给予抗生素、升白细胞药物

续表

造血系统的护理	血小板降低	①病情观察：面色及生命体征的变化，及早发现因血小板计数下降引起的出血。显性出血易被发现，表现为牙龈出血、鼻出血、阴道流血、尿血、便血。隐性出血不易被发现，表现为皮下出血、内脏出血、颅内出血 ②根据病情适当限制病人的活动。有颅内出血或其他内脏出血倾向的病人，应绝对卧床休息 ③嘱病人改掉不良习惯，如抠鼻、咬指甲等，用软毛刷刷牙，不要使用牙签剔牙，防止牙龈出血，严重者有必要禁止刷牙，用盐水、硼酸水漱口或给予口腔护理 ④忌食辛辣、坚硬粗糙的食物；多喝水、吃新鲜水果及蔬菜，避免病人出现便秘，防止因用力排便引起肠黏膜损伤和潜在性的颅压升高发生脑出血 ⑤进行各种治疗操作时动作轻柔，尽量避免肌肉、静脉注射，慎用止血带，注射后使用棉球压迫穿刺部位至无出血为止
消化系统的护理	食欲减退、恶心、呕吐	①饮食清淡易消化，少食多餐 ②及时清理呕吐物，详细记录病人的呕吐量，协助病人漱口；心理疏导 ③遵医嘱给予镇静、止吐药物，必要时给予静脉营养输注
	口腔溃疡	①保持口腔清洁，给予口腔护理：1%过氧化氢溶液漱口→长棉签蘸1.5%过氧化氢溶液擦洗口腔黏膜溃疡处→生理盐水高压冲洗→用棉签蘸干→将口腔溃疡散涂于溃疡处 ②进食前用0.03%的丁卡因喷口腔及咽部止痛 ③饮食以较清淡、质软、无刺激性食物为主，急性期以流食少渣为主 ④鼓励病人多咀嚼，多说话，以利唾液（内含溶菌酶）的分泌

续表

消化系统的护理	腹痛、腹泻	①详细记录病人每天的大便次数，并观察其量、性质及颜色 ②化疗过程中病人出现腹泻，立即停止化疗药的使用，及时留取大便送细菌培养 ③饮食指导：不吃不洁、生冷、油腻的食物，养成良好的饮食卫生习惯。鼓励病人多饮用酸奶等含乳酸菌类的饮料。急性期的病人宜禁食，恢复期可进流食 ④对疑似假膜性肠炎的病人，应及时进行床边隔离。对所有污染粪便均要用石灰水搅拌20分钟后再处理
皮肤黏膜损害的护理		①保护血管，防止药物外渗，出现外渗现象，应马上给予处理 ②有计划、合理地使用血管 ③使用化疗药物时，应在静脉穿刺成功后，再输注化疗药物
药物外渗的护理		①立即停药 ②局部采取封闭治疗：一方面局限药物，以免其对周围组织继续的损害；另一方面减轻病人的疼痛。封闭治疗方法：使用0.4%普鲁卡因（2%普鲁卡因：0.9%氯化钠溶液=1∶4），外渗表皮打起一皮丘，覆盖或超过药物外渗范围 ③给予冰袋冷敷药物外渗部位，并嘱病人局部24小时不可接触热物
脱发的护理		①护士应帮助病人正确面对自身形象的改变 ②协助病人选择假发、围巾、帽子等装饰物，以增进病人的自尊

续表

肾功能损害的护理	①通过静脉给予大量液体，且严格控制输液速度；同时鼓励病人多饮水，多吃一些利尿食物，如西瓜、冬瓜、黄瓜等。以保证肾脏的持续灌注，保证尿量 ②详细记录24小时出入液量 ③注意观察病人有无泌尿系统症状，是否有排尿困难，出现问题应及时通知医生 ④遵医嘱及时给予解救药：硫代硫酸钠：与顺铂竞争占领肾脏的受体，从而使顺铂的毒性减轻，但其作用亦减轻，所以硫代硫酸钠与顺铂应用于不同的途径；碳酸氢钠：使体液呈碱性，甲氨蝶呤不易结晶，易从肾脏排泄

高频考点速记

1. 停经12周出现阴道不规则流血，且血中伴有水泡物，妇科检查时两侧附件的囊肿改变（卵巢黄素化囊肿）、高血压及子宫大于实际孕周的表现，考虑最可能为葡萄胎。

2. 葡萄胎清宫术后随访时间至少为1年。

3. 患者，女，27岁。已婚未育，葡萄胎清宫术后准备出院，护士告知患者应随访2年，2年内不应妊娠，推荐首选的避孕方法为阴茎套。

4. 侵蚀性葡萄胎患者若发生阴道转移时，典型的体征为阴道黏膜紫蓝色结节。

5. 绒毛膜癌患者如果出现胸闷、憋气，可能发生肺转移。

6. 绒毛膜癌患者最常见的转移部位是肺。

第十四章　妇科腹部手术病人的护理

必备考点精编

第一节　妇科腹部手术病人的一般护理

<table>
<tr><td>手术种类</td><td colspan="3">①按手术急缓程度：择期手术、限期手术和急诊手术
②按手术范围区分：剖宫产探查手术、附件切除术、子宫次全切除术、全子宫及双侧附件切除术、子宫根治术、剖宫产术</td></tr>
<tr><td rowspan="2">手术前准备</td><td>术前指导</td><td colspan="2">①胸式呼吸：教病人学会胸式呼吸，老年病人还应学习咳嗽和排痰，预防坠积性肺炎
②应对术后疼痛：指导病人如何应对术后的疼痛，如何使用自控式镇痛泵，减少或避免并发症的发生
③鼓励术后早期活动（避免下肢静脉血栓形成）
④术前指导病人在床上练习使用便器</td></tr>
<tr><td>术前准备</td><td>术前一日</td><td>①皮肤准备：腹部皮肤备皮范围是上起剑突下缘，下至两大腿上1/3，左右到腋中线，剃去阴毛。脐部用液体石蜡棉签（或碘附棉签）清洁后再用乙醇棉签擦拭
②试验：采血做血型及交叉配血试验；做普鲁卡因、青霉素等药物过敏试验
③阴道准备：术前1日冲洗阴道2次；第2次冲洗后在子宫颈口及阴道穹窿部涂甲紫，手术切除宫颈标记。行次全子宫切除术、卵巢囊肿剔除术及子宫肌瘤剔除术时不需要涂甲紫。阴道流血及未婚者不做阴道冲洗
④胃肠道准备：清洁肠道，可口服20%甘露醇250ml+生理盐水250ml导泻，也可用1%肥皂水灌肠，服药或洗肠后护士注意观察病人的反应，如服药后8小时左右病人仍无排便，应给予1%肥皂水洗肠1次</td></tr>
</table>

续表

<table>
<tr><td>手术前准备</td><td>术前准备</td><td>手术前晚及手术当日清晨</td><td>①术前8小时禁食，术前4小时严格禁水。清洁灌肠至排泄物中无粪渣。卵巢癌肠道准备从术前3日开始：术前3日进半流食，口服20%的甘露醇250ml+生理盐水250ml，每日1次。术前2日病人进流食。术前1日禁食，静脉补液，继续口服庆大霉素及甘露醇，并行清洁洗肠。手术当日清晨清洁灌肠，至排泄物中无粪渣
②测量生命体征，注意有无月经来潮、上呼吸道感染
③术前晚8点，按医嘱给予镇静催眠药
④膀胱准备：手术前为病人留置尿管
⑤床单位准备：铺好麻醉床，床上备有床垫，备好血压表、听诊器、沙袋、弯盘、吸氧用物、引流瓶等，必要时准备胃肠减压器等
⑥其他：术前了解病人有无药物过敏史。取下义齿、发卡及首饰等，遵医嘱给予术前药物，核对病人姓名、床号、手术带药及手术名称，将病人及病历交给手术室接手术人员</td></tr>
<tr><td>手术日护理</td><td colspan="3">①接待病人，了解术中情况，检查骶尾部皮肤受压情况，对使用电击板的病人应察看与电击板接触的皮肤情况
②体位：全麻病人：取去枕平卧位，头偏向一侧，防止呕吐物进入气管；硬膜外麻醉病人：去枕平卧6～8小时，腰麻病人去枕平卧12～24小时，防止术后头痛，如无特殊情况，术后次日晨取半卧位
③术后即时护理：测量生命体征，检查静脉输液通路、腹部伤口及麻醉穿刺部位敷料有无渗血、阴道有无流血、尿管是否通畅及尿液的量和性质、全身皮肤情况，观察引流管是否通畅、引流液的性状及量，接好引流管及引流瓶。腹部压沙袋6小时，防止出血</td></tr>
<tr><td rowspan="2">手术后护理</td><td colspan="2">生命体征（24小时内）监测</td><td>及时测量并准确记录。全麻未清醒的病人还应注意观察瞳孔、意识及神经反射</td></tr>
<tr><td colspan="2">尿量</td><td>①颜色：鲜红色，考虑有可能损伤输尿管或膀胱
②尿量：至少每小时在50ml以上，如尿量过少，应检查导尿管是否堵塞、脱落、打折、被压，排除上述原因后，考虑病人是否入量不足或有内出血休克的可能，及时通知医生及早处理
③拔管：常规术后第1日晨拔除尿管
④妇科恶性肿瘤及阴道手术病人依据病情留置导尿管：每日测量体温3～4次，每日冲洗会阴并更换尿袋。在拔除尿管的前1～2日，将尿管夹闭定时开放，一般3～4小时开放1次，夜间应持续开放以训练和恢复膀胱功能</td></tr>
</table>

续表

手术后护理	引流管的观察和护理	①保持引流管适宜的长度和通畅，观察引流液的性质及量 ②术后24小时内若引流液每小时大于100ml并为鲜红色时，应考虑有内出血 ③引流管及引流瓶应每日更换并严格无菌操作，每日冲洗会阴2次，同时每日测体温3次，以及早发现感染征兆 ④病人同时有多支引流时，引流管上要有标记并分别记录，切忌混淆 ⑤引流液为脓性且病人体温升高，则考虑有感染 ⑥引流量逐渐增加，色淡黄时，要分析是否有漏尿 ⑦24小时引流液小于10ml且病人体温正常可考虑拔除引流管
	术后止痛	术后24小时内可用哌替啶50mg+异丙嗪25mg肌内注射，也可应用病人自控止痛泵
	术后恶心、呕吐及腹胀的观察和护理	①病人头偏向一侧，嘴边接好弯盘，及时清理呕吐物，清洁口腔，保持床单干净整齐。严重的呕吐要通知医生给予药物治疗 ②术后腹胀是由于肠管暂时麻痹而使过多气体积于肠腔而又不能从肛门排出造成。要劝慰病人不要呻吟、抽泣，未排气之前不要食用奶制品及甜食，以免增加肠内积气 ③鼓励、帮助病人早期活动，以促进肠蠕动恢复，防止肠粘连。术后48小时可恢复正常肠蠕动，一经排气，腹胀可减轻
	饮食护理	①术后6～8小时：流质饮食，忌食牛奶及甜食 ②肛门排气后：半流食；排便后：普食 ③胃肠减压的病人：禁食 ④术后病人注意加强营养，增加蛋白质及维生素的摄入，促进伤口愈合
	拆线	术后7日拆线，年老、体弱或过度肥胖者伤口愈合的难度较大，应延长拆线时间或间断拆线

续表

手术后护理	出院指导	①饮食：高蛋白、高热量、高维生素的饮食，逐步增加食量，多吃新鲜蔬菜和水果 ②休息与活动：术后多休息，有足够的睡眠，逐渐增加活动时间及活动量，活动量的大小应以病人的耐受力而定，应尽力而行 ③症状观察：注意伤口愈合情况。全子宫切除术后7～14日，阴道可有少量粉红色分泌物，这是阴道残端肠线溶化所致，为正常现象，不需处理。如阴道出血量多如月经量，应及时就诊。伤口拆线后可淋浴 ④禁止性生活及盆浴：全子宫切除（术后3个月内）；子宫肌瘤剔除术、卵巢囊肿剔除术、宫外孕手术（术后1个月内）。妇科手术病人出院后应在1个月至1个半月来医院复查

第二节　宫颈癌

1. 临床表现

症状	早期常无症状，随病情发展出现	①阴道流血：早期表现为接触性出血，性交后或妇科检查后出血 ②阴道排液：阴道排液增多，为白色或血色，稀薄如水或米汤样，有腥臭
	晚期癌的症状	①病变累及骨盆壁、闭孔神经、腰骶神经，可出现腰骶部或坐骨神经疼痛 ②病灶压迫输尿管或直肠，可出现尿频、尿急、肛门坠胀等 ③病变广泛者，可因静脉、淋巴回流受阻致输尿管积水、尿毒症。长期疾病消耗可出现恶病质
体征	①外生型癌可见向外突出的赘生物，触之易出血 ②内生型癌则表现为宫颈肥大、质硬、子宫颈管膨大如桶状，子宫颈表面光滑或有浅表溃疡 ③晚期癌组织脱落后形成凹陷性溃疡，整个子宫颈可被空洞替代，并覆有坏死组织，有恶臭 ④癌肿浸润阴道时，可见到阴道壁有赘生物。浸润盆腔时，妇科检查可扪及冰冻骨盆	

2. 护理措施

饮食	给予营养丰富、清淡、易消化饮食，多食新鲜蔬菜和水果	
手术前、后	术前阴道准备，术后生命体征、伤口及引流管的观察，疼痛的护理	
晚期病人对症护理	并发大出血	及时报告医生，配合抢救，以明胶海绵及纱布条填塞阴道，压迫止血
	有大量米汤样或恶臭脓样阴道排液	1∶5000高锰酸钾溶液擦洗阴道。擦洗时动作应轻柔
	持续性腰骶部痛或腰腿痛	适当选用镇痛药
	有贫血、感染、消瘦、发热等恶病质表现	加强护理，预防肺炎、口腔感染、压疮等并发症，按医嘱行支持疗法和抗生素治疗
健康宣教	①注意保持外生殖器卫生，积极防治阴道或子宫颈的炎症，预防病毒感染 ②定期进行普查，每1～2年普查1次，30岁以上妇女应定期参加子宫颈癌普查 ③术后半年内禁止性生活 ④随访：第1个月进行第1次随访，以后每2～3个月复查1次。第2年每3～6个月复查1次。3～5年后，每半年复查1次。从第6年开始每年复查1次。出现不适症状应立即就诊，随访内容包括术后检查：血常规和胸部X线检查	

第三节　子宫肌瘤

临床表现及护理措施

临床表现	症状	多数患者无症状，其临床症状取决于肌瘤的部位、有无变性 ①月经改变：最常见的症状，主要表现为经量增多、经期延长，严重时可致贫血 ②腹痛、腰酸、下腹坠胀。当浆膜下肌瘤发生蒂扭转时出现急性腹痛。肌瘤红色变性时，腹痛剧烈且伴发热 ③白带增多、压迫症状、不孕、继发性贫血等
	体征	腹部肿块（浆膜下肌瘤者：可扪及蒂与子宫相连的质地较硬的球状物；黏膜下肌瘤：子宫多均匀增大；肌瘤发生感染：表层有炎性物覆盖或溃疡形成）

续表

护理措施	饮食	高蛋白、高维生素、含铁量丰富，忌烟酒，忌食辛辣，少食多餐，适当活动
	症状护理	观察生命体征变化，有无面色苍白、脉搏细数等症状；阴道出血时保留会阴垫以估计出血量和性质，大出血时及时和医师联系；腹部有肿块时观察肿块大小和症状，浆膜下子宫肌瘤蒂扭转可出现急性腹痛，立即住院观察处理
	协助检查	如血常规、凝血功能检查，检测血型，交叉配血，以备急用
	用药护理	服用铁剂的注意事项
护理措施	出院指导	①加强营养，适当活动，月经期间应多休息，避免疲劳 ②讲清楚药物作用、给药途径、用药时间和剂量、药物不良反应的表现和处理方法。嘱病人按时复查 ③全子宫切除的病人术后可有少量暗红色阴道流血，血量逐渐减少，若术后7～8天出现阴道流血，多为阴道残端肠线吸收所致。出血量不多者暂观察；出血较多者可以用明胶海绵压迫止血或缝合残端。术后1个月应到医院随访，检查伤口愈合情况

第四节　子宫内膜癌

临床表现及护理措施

临床表现	阴道流血	典型症状：绝经后出现阴道流血；未绝经者表现为经量增多、经期延长或经间期出血
	阴道排液	增多，浆液血性白带
	疼痛	晚期癌肿压迫神经引起下腹部和腰骶部疼痛，宫腔积脓时出现下腹部胀痛和痉挛性疼痛
	全身症状	贫血、消瘦、发热、衰竭等恶病质表现
	体征	早期妇科检查无明显异常，病情发展，子宫逐渐增大，质稍软。晚期偶见癌组织自子宫颈口脱出，质脆，触之易出血

续表

护理措施	治疗护理	对于采用不同治疗方法的病人，实施相应的护理措施
	随访指导	绝大多数子宫内膜癌的病人复发时间在3年以内。治疗结束后继续定期随访，监测异常情况，及早发现复发灶，及早处理
	健康宣教及心理支持	

第五节 卵巢肿瘤

1. 临床表现

症状	良性卵巢肿瘤	发展缓慢。早期多无症状，常不被发觉。当肿瘤增大至中等大小时，病人可扪及肿块，并有腹胀感
	肿块较大	妇科检查可触及囊性或实性之球形肿瘤，表面光滑，蒂长者活动良好。肿瘤继续增大：尿频、便秘、气急、心悸等压迫症状
	恶性卵巢肿瘤	早期常无症状，一旦出现腹胀症状或发现腹部肿块时疾病已至晚期。晚期时肿瘤广泛转移，病人可有腹痛、腰痛或下腹疼痛。末期病人出现明显消瘦、贫血、水肿、衰竭等恶病质表现
体征	妇科检查可触及子宫一侧或两侧的卵巢囊性、实质性或半实性包块，表面光滑，活动，与周围组织无粘连，或肿块表面高低不平，与周围组织有粘连，固定不动，可有腹水	

2. 并发症

卵巢肿瘤并发蒂扭转	是妇科常见的急症。当病人突然转身或连续旋转时，肿瘤由于偏向于身体一侧而发生蒂扭转，表现为一侧下腹痛加剧，或一侧下腹痛伴恶心呕吐甚至休克
卵巢肿瘤破裂	①分外伤性及自发性2种 ②表现：轻度或剧烈腹痛、恶心呕吐、出血性休克和腹膜炎
卵巢肿瘤感染	常见于肿瘤蒂扭转和肿瘤破裂。表现为高热、腹痛、肿块、腹部压痛、肌紧张及白细胞计数升高等腹膜炎征象
恶变	肿瘤迅速生长，尤其是双侧时，应考虑有恶变可能，诊断后应尽早手术

3. 护理措施

常规护理	心理疏导；手术治疗；放化疗对症护理等
随访	术后1年内，每月1次；术后1～2年，每3个月1次；术后3～5年，每4~6个月1次；术后5年以上，每年1次。卵巢非赘生性肿瘤直径＜5cm时，3～6个月复查1次

第六节　子宫内膜异位症

临床表现及护理措施

临床表现	症状	①继发性渐进性痛经；月经失调；不孕、自然流产率增加；性交痛 ②其他：与月经周期相关的腹痛、腹泻、便秘；尿频、尿痛；恶心、呕吐、肛门坠胀
	体征	①典型的表现为子宫后倾固定，子宫直肠陷凹、子宫骶韧带触及痛性结节 ②卵巢子宫内膜异位囊肿时，在一侧或双侧附件扪及与子宫相连的活动度差的囊性包块，有轻压痛 ③若病变累及直肠阴道隔时，阴道后穹窿处，扪及甚至可直接看到局部隆起的紫蓝色斑点或结节
护理措施	一般护理	缓解疼痛；生活、心理护理
	病情观察	观察病情、意识、面色，监测生命体征，伤口及阴道情况
	手术护理	按妇科手术护理常规护理
	健康宣教	月经期避免剧烈运动，避免性交、妇科检查、盆腔手术操作。尽量避免多次的子宫腔手术操作。培养良好的生活习惯，禁止酗酒

高频考点速记

1. 全子宫切除术术前宫颈需要涂甲紫，一是做标记，二是消毒。

2. 妇科腹部手术备皮范围是上至剑突，下至两大腿上1/3，两侧至腋中线包括会阴部。

3．子宫颈癌的早期症状是接触性出血。

4．子宫颈癌术后随访时间是5年以上。

5．患者，女，35岁。单位体检可疑子宫肌瘤，到医院就诊。妇科检查：子宫处可扪及有蒂并与子宫相连的球状物，质地较硬。此患者的子宫肌瘤最可能是浆膜下肌瘤。

6．浆膜下肌瘤者可扪及有蒂与子宫相连的质地较硬的球状物。

7．患者，女，29岁。婚后4年，性生活正常，未避孕，未孕，月经正常。经检查男方精液正常，女方宫颈糜烂，B超检查子宫黏膜下肌瘤，双附件正常，基础体温双向，该患者不孕的原因可能是子宫肌瘤。

8．患者中年妇女，出现子宫增大、质硬、凹凸不平，月经量多、月经周期缩短，首先考虑是子宫肌瘤。

9．子宫内膜异位症典型的临床表现是继发性痛经且呈进行性加重。

第十五章　外阴、阴道手术病人的护理

必备考点精编

第一节　外阴、阴道手术病人的一般护理

护理措施

<table>
<tr><td rowspan="3">术前准备</td><td>皮肤准备</td><td colspan="2">术前1日进行，范围上至耻骨联合上10cm，两侧至腋中线，下至外阴部、肛门周围、臀部及大腿内侧上1/3</td></tr>
<tr><td>阴道准备</td><td colspan="2">术前3日行阴道冲洗或坐浴，每日2次，常用1：5000高锰酸钾、0.2‰碘伏等溶液；术晨用消毒液对阴道消毒</td></tr>
<tr><td>肠道准备</td><td colspan="2">同腹部手术涉及肠道者</td></tr>
<tr><td rowspan="6">术后护理</td><td rowspan="3">体位</td><td>处女膜闭锁及有子宫的先天性无阴道病人</td><td>半卧位，利于经血的流出</td></tr>
<tr><td>外阴根治术后的病人</td><td>平卧位，双腿屈膝外展，膝下垫软枕，以减轻腹股沟及外阴部的张力，有利于切口的愈合</td></tr>
<tr><td>行阴道前后壁修补术或盆底修补术后的病人</td><td>平卧位为宜，禁止半卧位，降低外阴、阴道张力，促进切口的愈合</td></tr>
<tr><td>疼痛护理</td><td colspan="2">更换体位、应用自控镇痛泵、按医嘱及时给予镇痛药物等，及时、准确地评价止痛效果</td></tr>
<tr><td>切口护理</td><td colspan="2">观察切口有无渗血、红肿热痛等炎性反应征象；并仔细观察切口周围皮肤的颜色、温度、湿度以及有无皮肤或皮下组织坏死等</td></tr>
<tr><td>保持外阴清洁干燥</td><td colspan="2">外阴擦洗2次/日，观察阴道分泌物的量、性质、颜色及有无异常气味。手术后3日行外阴烤灯</td></tr>
</table>

续表

术后护理	保持大小便通畅	外阴、阴道手术一般留置尿管2～10日，应注意保持尿管的通畅。为防止大便对切口的污染及排便时对切口的牵拉，术后5日大便为宜。术后第5日开始遵医嘱给予缓泻剂，使大便软化，避免排便困难
	出院指导	保持外阴部的清洁，避免增加腹压的动作；逐渐增加活动量，避免重体力劳动；出院1个月、3个月到门诊复查，切口完全愈合后可恢复性生活；休息过程中，如有切口异常应及时就诊

第二节 外阴癌

临床表现及护理措施

临床表现	症状	外阴瘙痒（最常见），表现为结节肿物或疼痛、溃疡或少量出血。肿瘤侵犯直肠或尿道时，产生尿频、尿急、尿痛、血尿、便秘、便血等症状	
	体征	①早期：表皮出现突起小结、肿块或局部变白，呈菜花状。组织溃烂、流出脓性或血性分泌物 ②继发感染：红、肿、痛 ③淋巴转移：腹股沟淋巴结肿大、质硬	
护理措施	术前护理	术前准备	全面检查，积极治疗内科疾病。特别要纠正血糖，防止影响术后伤口愈合
		皮肤准备	术前3～5日给予1：5000高锰酸钾溶液坐浴，每日2次，保持外阴清洁；外阴及双侧腹股沟备皮
		肠道、阴道准备	同妇科阴道、外阴手术前准备
		尿道准备	去手术室前排尿，将导尿管带至手术室
	术后护理	术前护理	按硬膜外麻醉或全麻护理常规，保持病人平卧位。严密观察生命体征
		伤口护理	①手术后外阴及腹股沟伤口加压包扎24小时，压沙袋4～8小时，观察伤口敷料有无渗血。保持局部清洁，每日用0.2‰碘伏溶液擦洗2次，大便后及时擦洗外阴部 ②手术伤口愈合不良时，用1：5000高锰酸钾溶液坐浴，每日2次

续表

护理措施	术后护理	尿管护理	保持通畅；多饮水，观察尿的颜色、性质及量。一般5～7日后拔除尿管；拔尿管前2日训练膀胱，拔除尿管后注意观察病人排尿情况
		保持局部干燥	手术后第2日即用支架支起盖被，以利通风；外阴擦洗后用冷风吹伤口，每次20分钟，同时观察伤口愈合情况
		饮食	外阴癌术后1日进流食，术后2日进半流食，以后根据病情改为普食
	健康指导	①保持外阴清洁干燥 ②给予高热量、高蛋白、高维生素饮食，加强营养，促进机体康复 ③坚持放化疗，按时随诊 ④出现各种不适（如发现外阴部的硬结、肿物）及时就诊，不要随意抠抓	

第三节　外阴、阴道创伤

1. 临床表现

项目	特点	
症状	疼痛（主要症状）	疼痛程度可轻可重，随着局部肿块的逐渐增大，疼痛也越来越严重，甚至出现疼痛性休克
	局部肿胀	由创伤后的水肿或血肿引起，是常见的临床表现
	外出血	局部组织损伤，血管破裂所致
	其他	由于疼痛，病人常出现坐卧不安，行走困难；出血量多时，可有头晕、乏力、心慌、出汗等症状；合并感染时可有发热和局部红、肿、热、痛等
体征	①外阴皮肤、皮下组织或阴道有明显裂口及活动性出血 ②形成外阴血肿时，可见外阴部有紫蓝色块状物突起，压痛明显 ③伤及膀胱、尿道，可有尿液自阴道流出 ④伤及直肠，可见直肠黏膜外翻等 ⑤出血多者，可出现失血性休克或贫血的表现	

2. 护理措施

项目	特点
预防和纠正休克	立即建立静脉通道，做好输液、输血准备，及时给予止血药物；密切观察病人的生命体征及尿量的变化，并准确记录；使用镇痛药物止痛；做好手术准备
心理护理	给予病人心理支持
保守治疗病人的护理	及时给予止血、镇痛药物；嘱病人采取正确的体位，避免血肿受压；24小时内冷敷；降低局部神经敏感性和血流速度，减轻病人的疼痛及不适感。24小时以后可行热敷或外阴部烤灯，促进水肿或血肿的吸收；每日行外阴冲洗3次，大便后及时清洁外阴
术后护理	外阴、阴道创伤手术后阴道常填塞纱条或外阴加压包扎，积极止痛；阴道纱条取出或外阴包扎松懈后应密切观察伤口有无出血，病人有无进行性疼痛加重或阴道、肛门坠胀等再次形成血肿的症状

第四节 子宫脱垂

1. 临床表现

项目	分级		特点
症状	轻度		病人一般无自觉症状。Ⅱ、Ⅲ度病人主诉有外阴“肿物”脱出，行动不便，轻者卧床后“肿物消失”，重者“肿物”一直存在，不可还纳
	中度以上		不同程度的腰骶部酸痛或下坠感，久站或劳累后明显，卧床休息后可缓解
	重度		常伴有直肠、膀胱膨出，出现排便、排尿困难
体征	Ⅰ度	轻型	子宫颈外口距处女膜缘＜4cm，未达处女膜缘
		重型	子宫颈已达处女膜缘，阴道口可见子宫颈
	Ⅱ度	轻型	子宫颈脱出阴道口，子宫体仍在阴道内
		重型	部分子宫体脱出阴道口
	Ⅲ度		子宫颈及子宫体全部脱出阴道口外

2. 护理措施

项目	内容
心理护理	给予病人心理支持
日常护理	①及早就医，及时将脱出物回纳，避免过久的摩擦。病情重，不能回纳者需卧床休息，减少下地活动次数、时间 ②保持外阴部的清洁、干燥，禁止使用酸性或碱性等刺激性药液。若出现溃疡需遵医嘱于冲洗后涂抹溃疡油；有感染时，需遵医嘱使用抗生素 ③冲洗后嘱病人更换干净的棉制紧内裤，或用清洁的卫生带、丁字带，它们可有效地支托下垂的子宫，避免或减少摩擦 ④选择吸水性、透气性均佳的卫生用品 ⑤进食高蛋白、高维生素的饮食，促进溃疡面愈合，增加机体抵抗力
子宫托的使用	选择合适的型号、详细学会放置的方法、保持子宫托及阴道的清洁。子宫托应每天早上放入阴道，睡前取出消毒后备用。上托后，分别于第1、3、6个月时到医院检查1次，以后每3～6个月到医院检查1次
手术护理	同妇科外阴阴道手术护理
术后注意事项	①病人术后需休息，不能从事重体力劳动、举重物、长时间站立、行走，预防咳嗽及便秘等使腹压增加的活动。一般休息3个月，出院后1、3个月进行复查 ②术后要坚持做肛提肌的锻炼，使松弛的盆底组织逐渐恢复张力
预防措施	①医护人员提高助产技术 ②治疗使腹压增加的慢性疾病，如咳嗽、便秘等。避免长时间站立、行走、久蹲 ③锻炼盆底肌肉：每日用力收缩放松盆底肌肉2～3次，每次10～15分钟 ④实行计划生育，避免多孕、多胎。更年期及绝经期的妇女在妇科内分泌医生的指导下使用激素替代疗法，并定期复查 ⑤注意饮食结构，保证营养物质及粗纤维的摄入，防止便秘

第五节　尿　瘘

临床表现和护理措施

<table>
<tr><td>临床表现</td><td colspan="2">漏尿（无自主排尿）；外阴皮炎（尿液长期刺激所致）；尿路感染；闭经（可能与精神创伤有关）</td></tr>
<tr><td rowspan="5">护理措施</td><td>体位</td><td>对有些妇科手术后所致的小瘘孔，给予保留尿管，根据瘘孔的位置采用正确的体位，使小瘘孔自行愈合。一般采用使瘘孔高于尿液液面的位置</td></tr>
<tr><td>保证入量</td><td>多饮水，一般每日入量不要少于3000ml，必要时按医嘱静脉输液</td></tr>
<tr><td>术前准备</td><td>①按医嘱使用抗生素治疗。协助病人每日用低浓度的消毒液坐浴，常用1∶5000高锰酸钾和0.02%碘伏溶液
②局部湿疹的病人，坐浴后进行红外线照射，然后涂氧化锌软膏，使局部干燥
③老年妇女和闭经者遵医嘱术前一周开始服用雌激素，或阴道局部应用含雌激素的软膏，以促进术后阴道上皮生长，有利于伤口愈合</td></tr>
<tr><td>术后护理</td><td>①膀胱阴道瘘中瘘孔在膀胱后底部者，应取俯卧位
②瘘孔在侧面者应健侧卧位，使瘘孔居于高位，减少尿液对修补伤口处的浸泡
③保留尿管者，注意防止尿管脱落，保持其通畅。一般情况尿管要保留10～14日
④术后要加强盆底肌肉的锻炼，避免增加腹压</td></tr>
<tr><td>健康教育</td><td>①按医嘱服药；如出现咳嗽、便秘等积极治疗；如再次出现漏尿及时到医院就诊
②保持外阴清洁干燥，出院3个月内禁止性生活及重体力劳动
③进食高蛋白、高维生素、高纤维素、低脂的饮食，注意粗细粮的搭配
④心理护理</td></tr>
</table>

简单记忆方法：膀胱注入试剂后从阴道的棉球变蓝就是膀胱阴道瘘，没变蓝就不是膀胱的问题而是输尿管的问题。

高频考点速记

1. 某产妇，28岁。分娩后第2天，会阴侧切伤口水肿明显。应该用50%硫酸镁湿热敷。

2. 会阴切开缝合术后的患者应采取健侧卧位，避免患侧卧位。

第十六章　不孕症妇女的护理

必备考点精编

第一节　不孕症

护理措施

1．向妇女解释诊断性检查可能引起的不适。

2．指导服药。

3．教会妇女提高妊娠率的技巧。

（1）保持健康状态，如戒烟、酒，注重营养、减轻压力、增强体质。

（2）在性交前、中、后勿使用阴道润滑剂或进行阴道灌洗，不要在性交后立即如厕，而应该卧床，并抬高臀部，持续20～30分钟，以使精子进入子宫颈；选择适当的日期性交，注意性交次数适当，可以在排卵期增加性交次数。

4．帮助妇女分析和比较几种人工辅助生殖技术。

第二节　辅助生殖技术及护理

1．并发症

<table>
<tr><td rowspan="3">卵巢过度刺激综合征（OHSS）</td><td>定义</td><td colspan="2">是一种由于诱发促排卵所引起的医源性并发症。症状发生于注射HCG后7～10天</td></tr>
<tr><td rowspan="2">分期</td><td>轻度</td><td>腹胀，卵巢增大</td></tr>
<tr><td>中度</td><td>明显下腹胀痛，明显腹水，少量胸腔积液，双侧卵巢明显增大</td></tr>
</table>

续表

卵巢过度刺激综合征（OHSS）	分期	重度	腹胀痛加剧，腹水明显增多，胸腔积液、呼吸困难，卵巢直径≥12cm，严重者可出现急性肾衰竭、血栓形成及成人呼吸窘迫综合征，甚至死亡
多胎妊娠	由于促排卵药物应用及多个胚胎移植引起。多胎妊娠增加母体孕产期并发症，增加围生儿的病死率		
流产和宫外孕	体外受精和胚胎移植（IVF-ET）的流产率较高，宫外孕发生率为3%		

2. 护理措施

病情观察	中重度OHSS住院病人每4小时测量生命体征，记录出入液量，每天测量体重和腹围
	注意识别继发于OHSS的严重并发症如卵巢破裂或蒂扭转、肝功能损害、肾功能损害甚至衰竭、血栓形成、成人呼吸窘迫综合征等
三胎及以上妊娠者	早期进行选择性胚胎减灭术，加强产前检查的监护，提前住院观察，足月后尽早终止妊娠
预防措施	预防自然流产；合理用药；避免多胎妊娠；充分补充黄体功能；移植前行胚胎染色体分析，防止异常胚胎的种植；预防相关疾病

高频考点速记

患者，女，33岁。因卵巢功能障碍给予辅助生育治疗。使用促排卵药物后出现下腹胀痛、腹水、胸水，B超示卵巢明显增大。该患者首先考虑卵巢过度刺激综合征。

第十七章 计划生育妇女的护理

必备考点精编

第一节 避孕方法及护理

宫内节育器（IUD）：是我国育龄妇女主要避孕措施，具有安全、有效、简便、经济、可逆性的特点。

放置术	术前准备	手术器械；敷料；受术者测试体温正常后，排空膀胱
	术后健康指导	①术后休息3日；1周内避免重体力劳动；2周内禁性生活及盆浴；3个月内月经期或大便时注意有无节育器脱落 ②复查：术后1个月、3个月、6个月、1年各复查1次，以后每年复查1次 ③注意保持外阴清洁；如出现腹痛、发热、出血量大于月经量，持续时间大于7日应随时就诊
取出术	护理要点	术后休息1日，禁止性生活和盆浴2周
不良反应	出血	休息、补充铁剂、严密注意出血的量和持续时间外，劝告病人严格按医嘱用药，经上述处理仍无效，应更换节育器或采用其他方法
	腰酸腹胀	轻症不需处理，重症可休息或按医嘱给予解痉药物；更换合适的节育器
并发症	感染	由无菌操作不严格引起，应用抗生素积极治疗并取出节育器
	嵌顿	立即住院取出
	异位	多因操作不当，发生率低，危害极大
脱落	多发生在放置IUD1年内，尤其3个月内，常在经期脱落。因此，放器1年内应定期随访	
带器妊娠	处理	当确诊带器妊娠时，需人工流产终止妊娠

第二节 终止妊娠方法及护理

一、早期终止妊娠方法及护理

1. 术前准备

人工流产负压吸引术（孕6～10周以内）	受术者排空膀胱，取膀胱截石位。常规消毒外阴、阴道，铺消毒洞巾
人工流产钳刮术（妊娠11～14周）	因胎儿较大需采用钳刮及吸管方法终止妊娠，需住院手术，为保证钳刮术顺利进行，应先做扩张子宫颈准备

2. 并发症及防治

子宫穿孔	定义	多见于哺乳期子宫、瘢痕子宫、过度屈曲、畸形子宫
	表现	下腹部撕裂样疼痛，术者探测宫腔有“无底”感觉
	处理	立即停止手术→立即给予缩宫素和抗生素→清宫或立即入院准备剖腹探查
人工流产综合征	原因	宫体、宫颈受机械性刺激导致迷走神经兴奋、冠状动脉痉挛、心脏传导功能障碍所致
	表现	术时或术后出现心动过缓、心律不齐、血压下降、面色苍白、出汗、胸闷、昏厥抽搐
	处理	一旦出现心率缓慢，遵医嘱静脉注射阿托品0.5～1mg，即可缓解症状
吸宫不全	原因	见于子宫体过度屈曲、术者技术不熟练
	表现	术后阴道流血超过10日，血量过多，或流血暂停后又有多量出血者
	处理	B超确诊后服用抗生素3日再行清宫术。刮出物送病理检查，术后继续抗感染治疗

续表

漏吸	定义	已确诊宫内妊娠，但术时未吸到胎盘或胎盘绒毛
	原因	与孕周过小、子宫过度屈曲、子宫畸形（双子宫）及术者操作技术不熟练等有关
	处理	复查子宫及位置，重新探测子宫腔后行吸引术，如仍未见胚胎组织，应将吸出物送病理检查以排除异位妊娠
术中出血	多见于钳刮术中，因妊娠月份较大，妊娠组织不能迅速排出而影响子宫收缩所致。术中扩张子宫颈后，在子宫颈注射缩宫素促使子宫收缩，同时尽快钳取或吸出妊娠物	
术后感染	表现	体温升高、下腹疼痛、白带混浊或不规则阴道流血，子宫或附件区有压痛
	原因	吸宫不全或流产后过早恢复性生活；开始感染为子宫内膜炎，以后扩散到子宫肌层、附件、腹膜，严重时导致败血症
	处理	需卧床休息，全身支持疗法，积极抗感染
栓塞	胎盘剥离，血窦开放，羊水进入母体，其有形成分在肺内形成栓子。表现为肺动脉高压致心力衰竭，循环呼吸衰竭及休克、出血及衰竭	

3. 护理要点

术前	做好术前准备，物品、器械严格消毒
术中	遵医嘱给药物治疗，严密观察受术者一般情况，如面色、脉率、出汗，对精神紧张者要安慰病人建立信心
术后	①术后在观察室休息1～2小时，注意观察腹痛及阴道流血情况 ②嘱受术者保持外阴清洁，1个月内禁止盆浴、性生活 ③吸宫术后休息3周；钳刮术后休息4周；有腹痛或出血多者，应随时就诊 ④指导夫妇双方采用安全可靠的避孕措施

二、中期终止妊娠的方法及护理

项目	依沙吖啶引产	水囊引产
术前准备	①准备物品 ②孕妇准备：身心评估：严格掌握适应证及禁忌证；B超行胎盘定位及穿刺点定位；术前3日禁止性生活，每日冲洗阴道1次或上药	用阴茎套制备水囊；排空囊内空气后将导尿管末端扎紧，高压消毒后备用
术中注意事项	①给药量：50～100mg，不要超过100mg ②浓度：不能超过0.4% ③溢血或针管抽出血液：应向深部进针或向后退针 ④严格无菌	①放置时不得触碰阴道壁，放置后尽量卧床休息 ②水囊引产失败后，取出水囊，无异常者休息72小时改用其他方法 ③如出现发热、寒战，应及时取出水囊
护理要点	①心理护理 ②观察孕妇（呼吸、循环） ③严密观察并记录宫缩；卧床休息 ④产道损伤（检查软产道及胎盘；常规作清宫术） ⑤退乳（产后即刻） ⑥术后6周内禁止性交及盆浴 ⑦给药5日后仍未临产者即为引产失败	基本内容同依沙吖啶引产。在水囊中注入无菌生理盐水，并加入数滴亚甲蓝以利识别羊水或注入液

三、流产方法比较

流产方法		施术时间
人工流产术	负压吸引术	孕6～10周之内
	钳刮术	孕11～14周
药物流产		妊娠7周内，确诊排除宫外孕
引产		妊娠13周至不足28周等

第三节 女性绝育方法及护理

女性绝育方法及护理

项目	经腹输卵管结扎术	经腹腔镜输卵管绝育术
术前准备	①详细询问病史，进行全面评估 ②按腹部手术要求准备皮肤，做普鲁卡因皮试 ③生命体征，排空膀胱	术前晚用肥皂水灌肠，术前6小时禁食水，进手术室前排空膀胱，术时取头低仰卧位，其余同经腹输卵管结扎术
麻醉方式	局部浸润麻醉或其他麻醉	局麻或全麻
术后并发症	①出血、血肿；②感染；③脏器损伤；④绝育后再孕、异位妊娠	
护理措施	①做好术前准备 ②术后密切观察体温、脉搏及有无腹痛等 ③保持伤口敷料干燥，清洁，以免感染 ④鼓励早日下床活动 ⑤术后休息3～4周，禁止性生活1个月	术后需静卧数小时后下床活动；严密观察手术者体温、是否有腹痛，腹腔内出血或脏器损伤的征象

高频考点速记

1. 放置宫内节育器的注意事项：患者如出现腹痛、发热、出血大于月经量且持续时间大于7日应随时就诊。患者术后休息3日；1周内避免重体力劳动；2周内禁性生活及盆浴。术后第1个月、3个月、6个月及1年各复查1次，以后每年复查1次。

2. 人工流产术中，受术者感到下腹撕裂样疼痛，术者探测宫腔有“无底”感，考虑为子宫穿孔。

3. 人工流产术后2周仍有较多阴道流血，应考虑为吸宫不全。

4. 人工流产术中，受术者出现面色苍白、出汗、心率缓慢，应考虑为人工流产综合征。

第十八章 妇产科常用护理技术

必备考点精编

1. 会阴擦洗/冲洗、会阴热敷及阴道灌洗的比较

会阴擦洗/冲洗	①擦洗动作轻稳，擦洗顺序清楚 ②在擦洗时应注意观察会阴伤口有无红肿及分泌物的情况，如发现异常应向医生汇报，配合处理 ③对留置导尿管的病人，应注意保持尿管通畅，避免脱落、扭曲和受压 ④每擦洗1个病人后护理人员应清洁双手，并注意将伤口感染者安排在最后擦洗，防止交叉感染 ⑤擦洗溶液温度应适中，冬天注意保暖 ⑥会阴擦洗每日2次，大便后应及时擦洗
会阴湿热敷	①温度：一般为41～46℃，防止烫伤 ②面积：一般为病损范围的2倍
阴道灌洗	①灌洗溶液41~43℃；灌洗筒与床沿的距离不超过70cm ②禁忌证：月经期、妊娠期、产后或人工流产术后子宫颈内口未闭者、阴道流血者、子宫颈癌病人有活动性出血者 ③产后10日后或妇产科手术2周后合并有阴道分泌物混浊、有臭味、阴道伤口愈合不良、黏膜感染坏死等情况时，采用低位阴道灌洗，灌洗筒距床面的高度一般不超过30cm

2. 会阴用药护理要点

避免感染	①月经期或阴道流血者应停止阴道上药，避免引起逆行感染 ②上药期间禁止性生活

续表

用药护理	①阴道壁上非腐蚀性药物时，应转动阴道窥器，将药物均匀地涂布于阴道四壁 ②应用腐蚀性药物时，要注意保护阴道壁及正常子宫颈组织。上药前将棉球或纱布垫于阴道后壁及后穹窿部，蘸取的药液不宜过多，涂药后，用棉球吸干并如数取出棉球和纱布 ③未婚女性上药时不可使用阴道窥器，可用长棉签涂 ④子宫颈棉球上药者，放药完毕切记嘱病人按时取出阴道内的棉球 ⑤阴道、子宫颈局部上药一般每日1次，7～10次为1个疗程

高频考点速记

1．一般情况下可做阴道灌洗的时期是排卵期。

2．会阴热敷治疗时，热敷面积一般是病损范围的2倍大小。

3．女性，30岁。自然分娩一女婴，产后2日护士发现会阴侧切伤口红肿，局部湿热敷宜选择的溶液是50%硫酸镁。

第十九章　妇产科诊疗及手术病人的护理

必备考点精编

第一节　阴道及宫颈细胞学检查

护理措施

术前护理	做好解释，用物准备齐全，所用器具必须消毒、干燥，不要粘有任何化学药品或润滑剂，并协助病人摆好体位
术中护理	①取标本时，动作轻、稳、准，以免损伤组织，引起出血 ②涂片不宜太厚，不可来回涂抹以防细胞破坏 ③涂毕的玻片应做好标记，立即固定在95%乙醇中，至少15分钟 ④向病人讲解巴氏分级的临床意义，及时将病理报告反馈医生，以免延误治疗

第二节　子宫颈活体组织检查

护理措施

术前护理	向病人讲解（目的、过程、禁忌证）
术中护理	注明钳取部位，标本瓶注明标记、取材部位；陪伴病人，给予心理支持
术后护理	24小时后自行取出棉球，如出血多，应及时就诊；保持外阴清洁，避免性生活和盆浴1个月，防止感染

第三节　诊断性刮宫术

护理措施

术前护理	①做好解释。备好固定标本的小瓶，填好病理检查单 ②术前5日禁性生活 ③出血、子宫穿孔、感染是主要并发症
术中护理	密切观察病人情况，协助医生仔细观察刮出组织后，放入装有固定液的小瓶内，并做好标记立即送病理科检查
术后护理	①严密观察病人有无腹痛和阴道流血情况，如无异常，1小时后让病人回家休息 ②保持外阴清洁、禁止性生活和盆浴2周，1周后来医院复查并了解病理结果

第四节　输卵管畅通术

护理措施

术前护理	①手术时间一般选在月经干净后3～7日；术前3天禁止性生活 ②器械须严格消毒，用物完备，导管通畅。通水所用的生理盐水应适当加温 ③对输卵管碘油造影术者，术前应询问病人过敏史，做好碘过敏试验 ④解释通畅术的目的、步骤及配合要求
术中护理	①通畅术过程中，宫颈导管必须紧贴宫颈，以免漏气漏液。速度60ml/min，每加压10mmHg稍停，最高压力不可超过200mmHg，以免输卵管损伤、破裂，甚至引起内出血 ②随时了解病人的感受，观察下腹部疼痛的性质、程度，如有异常情况及时处理 ③对需重复试验者，先放出气体，休息片刻再进行，一般重复不超过2次 ④注意观察病人有无过敏症状
术后护理	①对通气术者，由于气体对横膈的刺激，病人可出现胸闷、呼吸困难等，严重者出现休克。所以，术后取头低臀高位，使腹部气体趋向盆腔，减轻刺激后症状可缓解 ②术后按医嘱使用抗生素 ③通畅术后2周内禁止性生活和盆浴

第五节　阴道后穹窿穿刺术

护理要点

1．抽出物如为血液，可静置4～5分钟，血液凝固者为血管内血液，改变穿刺部位、方向或浓度，重新穿刺。若血液不凝固，提示为腹腔内出血。

2．若抽出液为浅红色稀薄液，多为盆腔炎症渗出液。

3．若抽出物为脓液，涂片、染色后显微镜下检查，送细菌培养及药物敏感试验。

第六节　内镜检查术

并发症和护理要点

项目	阴道镜	宫腔镜	腹腔镜
并发症	—	子宫颈裂伤、子宫穿孔、感染等	腹膜外气肿、大出血、膈肌气肿、气栓、脏器损伤、感染
护理要点	①在检查前24小时内不应有性交、阴道检查、冲洗等操作 ②做好解释 ③备齐检查用物，协助医生调整灯光，接通电源。术中配合医生调整光源，及时传递所需用物 ④使用阴道窥器时不蘸润滑剂，以免影响观察 ⑤术后嘱病人休息，标本注明标记，及时送检	①一般选择月经干净5日内进行检查，此时子宫内膜薄，检查时不易出血，子宫镜下图像清晰 ②在术中、术后应密切观察病人的情况 ③术后嘱病人按医嘱使用抗生素3～5日。保持会阴清洁。检查后2周内禁止性交和盆浴	①术后卧床休息半小时 ②严密观察病人的生命体征，脐部伤口情况，鼓励每天下床活动 ③向病人讲解可能因腹腔残留气体而感肩痛及上肢不适等症状会逐渐缓解。2周内禁性交；如有发热、出血、腹痛等应及时到医院就诊 ④遵照医嘱应用抗生素 ⑤按时复查

第七节 会阴切开术

护理措施

术前护理	①会阴切开术缝合前，向产妇及家属说明情况，解释目的和意义，征得产妇及其丈夫的同意 ②关心体贴产妇，给予支持与安慰，消除紧张心理
术中护理	密切观察产程进展，备好会阴切开各种用物，选择最佳时机切开会阴
术后护理	①术后保持会阴清洁、干燥，取健侧卧位，及时更换卫生巾。术后3日内每天外阴冲洗2次 ②注意观察外阴伤口有无渗血、红肿、脓性分泌物及硬结等，如有异常及时通知医生处理；如有外阴伤口肿胀疼痛者可用50%硫酸镁或95%乙醇湿热敷 ③会阴伤口术后3～5日拆线

第八节 胎头吸引术

胎头吸引术的护理和新生儿护理

术中护理	①牵引时间不宜过长，一般20分钟内结束分娩 ②牵引过程中如有滑脱，可重新放置，但一般不超过2次 ③术后注意检查子宫颈和阴道，如有裂伤应及时缝合
新生儿护理	①密切观察新生儿头皮产瘤位置、大小及头皮有无血肿、头皮损伤及颅内出血征象 ②观察新生儿面色、反应、肌张力等，并做好新生儿抢救的准备 ③新生儿静卧24小时，避免搬动，3日以内禁止洗头 ④新生儿处理好后，遵医嘱肌内注射维生素K_1 10mg

第九节 人工剥离胎盘术

护理措施

术中护理	①严密观察产妇一般情况，配合医师尽快完整娩出胎盘、胎膜，及时做好输血准备 ②严格执行无菌操作规程，动作轻柔

续表

术后护理	①术后密切观察子宫收缩和阴道流血情况，对宫缩不良者及时按摩子宫并注射宫缩剂 ②仔细检查胎盘、胎膜是否完整，如胎盘有缺损，根据缺损的多少和子宫收缩、阴道流血情况决定是否清宫，应尽量减少宫腔内操作次数和时间 ③术后注意观察有关发热、阴道分泌物异常等体征，必要时遵医嘱给予抗生素

第十节 产钳术

护理措施

术中护理	①备好产钳助产术所需的器械。观察宫缩和胎心变化，及时给产妇吸氧及补充能量 ②产妇双腿因架于脚架上会出现麻木感和肌痉挛，及时做局部按摩，协助伸展下肢 ③指导孕妇配合宫缩正确使用腹压，协助按压产妇耻骨上方胎头，使俯屈，以利娩出
术后护理	①产后常规检查软产道，并注意子宫收缩、阴道流血及排尿情况 ②检查新生儿有无产伤

第十一节 剖宫产术

护理措施

术前护理	①评估产妇的一般情况，测量生命体征，了解产程进展和胎儿情况 ②向产妇家属讲解剖宫产的必要性、手术过程、麻醉方法、手术方式及术后注意事项 ③按要求备皮和做药物过敏试验，常规留置导尿管，做好输血准备 ④按医嘱给药，听胎心音并记录，配合手术室护士送产妇进手术室
术中护理	①一般为仰卧位 ②观察产妇血压、脉搏、呼吸等生命体征情况，根据情况按医嘱输液、输血

续表

术后护理	①按一般腹部手术常规护理及产褥期产妇的护理 ②产妇回病房后了解手术情况，及时测量血压、脉搏、呼吸；检查输液管、导尿管是否通畅；查看腹部切口敷料是否干燥，有无渗血；并做好记录 ③术后24小时内应密切观察子宫收缩及阴道流血情况，流血多者应遵医嘱给予子宫收缩剂 ④鼓励产妇术后早期活动：防止肺部感染和肠粘连等并发症 ⑤术后留置导尿管24小时，每日擦洗外阴2次，防止逆行感染 ⑥健康教育：包括产后保健操、会阴、乳房、饮食等护理，术后6周内禁止性生活；术后42日复查，落实避孕措施等

第四篇　儿科护理学

第一章　小儿保健

必备考点精编

第一节　小儿营养与喂养

一、婴儿喂养方法

（一）母乳喂养

母乳是婴儿最理想的食品，在出生后1小时内开始按需哺喂。一般健康母亲的乳汁分泌量可满足6个月内婴儿营养的需要。

1. 乳汁成分

阶段乳汁	初乳	产后4天以内的乳汁	量少，免疫球蛋白为主的蛋白质多，加热后易发生凝固；含脂肪较少；维生素、牛磺酸和矿物质等均较丰富
	过渡乳	5～14天的乳汁	总量增多，脂肪含量高，蛋白质及矿物质少
	成熟乳	14天～9个月的乳汁	总量达高峰，蛋白质含量更少
	晚乳	10个月以后的乳汁	量和成分不能满足婴儿需要
乳汁成分	蛋白质	较多的白蛋白和球蛋白，乳清蛋白在婴儿胃内形成细小凝块，有利于消化；较多的必需氨基酸，能促进神经系统和视网膜的发育	
	脂肪	颗粒小，含有脂肪酶，易消化吸收	
	糖类	90%的糖类为乙型乳糖，有利于脑的发育	
	矿物质	含量较低	

续表

乳汁成分	免疫因子	较多，初乳中的分泌型sIgA可保护呼吸道及消化道，防止病原微生物入侵
	酶	较多淀粉酶、乳脂酶等消化酶，有助消化

2. **母乳喂养的优点** ①满足营养需求。②增强免疫。③喂哺方便易行。④促进情感交流。⑤利于母亲恢复，促进子宫收缩。

3. **母乳喂养的护理**

鼓励母乳喂养	宣传母乳喂养的优点，增加哺乳的信心，提高喂养能力
维护乳母健康	—
指导正确哺乳	①开奶时间越早越好，正常新生儿第1次哺乳应在产房开始。产后母婴同室，婴儿裸体置于母亲胸前，同时吸吮乳头，促进乳汁分泌 ②哺喂前先清洁乳头，按摩乳房以刺激泌乳反射 ③母亲取坐位，一手怀抱婴儿，其头、肩部枕于母亲哺乳侧肘弯部；另一手拇指和其余四指分别放在乳房上、下方，手掌托住乳房，将整个乳头和大部分乳晕置入婴儿口中，两侧乳房交替哺乳，一侧乳房排空后再换另一侧 ④喂后将婴儿直立抱起，头部靠在母亲肩上，轻拍其背部，使空气排出，然后保持右侧卧位，以防呕吐 ⑤婴儿满月之前，提倡按需哺乳，随婴儿成长，采取按时喂养。一般2个月以内每3小时喂1次，昼夜7~8次，3~4个月大约6次。每次哺乳时间15~20分钟 ⑥乳母感染HIV、肝炎、结核病，或患有重症心、肾等疾病时不宜哺喂 ⑦指导断奶：婴儿6个月开始引入半固体食物，逐渐减少哺乳次数，增加引入食物的量，继续母乳喂养至24个月龄

（二）人工喂养

以配方奶或其他代乳品完全替代母乳喂养的方法。用于4~6个月以内的婴儿由于各种原因不能进行母乳喂养时。

牛乳	特点	蛋白质含量高，以酪蛋白为主，不易消化
		乳糖含量低于母乳，主要是甲型乳糖，利于大肠埃希菌生长

续表

牛乳	特点	脂肪颗粒大，且缺乏脂肪酶不易消化；不饱和脂肪酸（亚麻酸仅2%）明显低于母乳（8%）
		含矿物质高，增加婴儿肾脏负荷，磷含量高，影响钙的吸收
		含有β乳白蛋白和牛乳清白蛋白，可致过敏、腹泻
		最大缺点：缺乏免疫物质
	改造	①加热 ②加糖：一般每100ml奶中可加蔗糖5～8g ③加水：稀释奶仅用于新生儿，生后不满2周者可采用2∶1奶（2份牛奶加1份水）；以后逐渐过渡到3∶1或4∶1；满月后即可用全奶
配方奶	营养成分接近母乳，但缺乏免疫活性物质和酶。在不能母乳喂养时首选配方奶	

（三）混合喂养

1. 补授法　每次喂母乳后再以乳类或代乳品补充母乳不足。

2. 代授法　乳汁足够，但因特殊原因不能完全承担哺喂，不得不实行部分母乳喂养时，可用代乳品1次或数次代替母乳。

（四）添加辅食

1. 添加时机　一般在每天乳量达800～1000ml或每次哺乳量超过200ml时，应添加辅助食品。

2. 添加原则　由少到多，由稀到稠，由细到粗，逐步过渡到固体食物。

3. 添加顺序

月龄	食物状态	添加辅食	供给营养素
1～3	汁状食物	水果汁、青菜汤、鱼肝油和钙剂	维生素A、维生素C、维生素D和矿物质
4～6	泥状食物	米汤、米糊、粥、蛋黄、豆腐、动物血、菜泥、水果泥	补充能量、动植物蛋白、铁、维生素、纤维素、矿物质

续表

月龄	食物状态	添加辅食	供给营养素
7～9	末状食物	粥、烂面、烤馒头片、饼干、蛋、鱼、肝泥、肉末	补充能量、动植物蛋白、铁、锌、维生素
10～12	碎食物	稠粥、软饭、面条、馒头、豆制品、碎肉、油	补充能量、维生素、蛋白质、矿物质、纤维素

二、儿童、少年膳食安排

年龄阶段	膳食需求
幼儿	食物制作要细、软、碎，易于咀嚼、便于消化，逐渐增加食物品种及花色，并注意养成孩子良好的习惯，定时进餐、不挑食、不吃零食等
学龄前小儿	与成人饮食接近
学龄儿童	食物种类同成人，早餐要保证高营养价值，提倡课间加餐
青春期少年	体格发育进入高峰时期；各种营养素及总能量的需要量增加。女孩因月经来潮，在饮食中应供给足够的铁剂

第二节　预防接种

一、预防接种的准备及注意事项

1. **环境准备**　光线明亮，温度适宜；准备接种及急救物品。

2. **心理准备**　做好解释工作，消除家长和儿童的紧张、恐惧心理；接种不宜空腹进行，以免晕针。

3. **严格掌握禁忌证**　发热者推迟接种。

4. **严格执行免疫程序**　交代接种后的注意事项及处理措施。

5. **严格执行查对制度及无菌操作原则**　接种活疫苗如卡介苗、脊髓灰质炎疫苗、麻腮风疫苗，接种活疫苗时，只用75%乙醇消毒；抽吸后如有剩余药液放置不能超过2小时；接种后剩余活疫苗应烧毁。

6. 不同疫苗的间隔时间 一般接种活疫苗后需隔4周、接种死疫苗后需隔2周，再接种其他活或死疫苗。

7. 其他

（1）2个月以上婴儿接种卡介苗前应做PPD试验，阴性者才能接种。

（2）脊髓灰质炎疫苗冷开水送服，且服用后1小时内禁热饮。

（3）接种麻疹疫苗前1个月及接种后2周避免使用胎盘球蛋白、丙种球蛋白制剂。

二、预防接种的反应及处理

1. 一般反应

反应	发生时间	症状/判断标准
局部反应	数小时至24小时	局部红肿热痛，红晕、淋巴结炎等一般会持续2～3日，红晕直径＜2.5cm为弱反应，2.6～5cm为中等反应，＞5cm为强反应
全身反应	24小时内	不同程度的发热：体温37.5℃左右为弱反应，37.5～38.5℃为中等反应，38.6℃以上为强反应

2. 异常反应

异常	时间	症状/判断标准
过敏性休克	数秒钟～数分钟	烦躁不安、面色苍白、口周青紫、四肢湿冷、呼吸困难、脉细速
晕针	接种时～数分钟	由于各种刺激引起反射性周围血管扩张所致的一过性脑缺血。头晕、心慌、面色苍白、出冷汗、手足冰凉
过敏性皮疹	数小时～数天	荨麻疹
全身感染	接种活菌（疫）苗后	—

3. 禁忌证

（1）患自身免疫性疾病、免疫缺陷者。

（2）有明确过敏史者禁种白喉类毒素、破伤风类毒素、麻疹疫苗（特别是鸡蛋过敏者）、脊髓灰质炎糖丸疫苗（牛奶或奶制品过敏）、乙肝疫苗（酵母过敏或疫苗中任何成分过敏）。

（3）患有结核病、急性传染病、肾炎、心脏病、湿疹及其他皮肤病者不予接种卡介苗。

（4）在接受免疫抑制剂治疗、发热、腹泻和急性传染病期间忌服脊髓灰质炎疫苗。

（5）因百日咳菌苗可产生神经系统严重并发症，故儿童及家庭成员患癫痫、神经系统疾病，有抽搐史者禁用百日咳菌苗。

（6）患有肝炎、急性传染病（包括有接触史而未过检疫期者）或其他严重疾病者。

高频考点速记

1. 婴儿期辅食添加原则从少到多，从稀到稠，从细到粗，由一种到多种，逐步过渡到固体食物。

2. 婴儿4～6个月可添加泥状食物，如米汤、蛋黄、鱼泥。

3. 小儿辅食添加鱼肝油的月龄是1～2个月，添加蛋黄的月龄是4～6个月，添加肉末的月龄是7～9个月。

第二章　新生儿和患病新生儿的护理

必备考点精编

第一节　足月新生儿的特点及护理

正常足月新生儿是指胎龄满37~42周出生，体重2500g~4000g，身长47cm以上者，无任何畸形和疾病的活产新生儿。

一、新生儿特殊生理状态

特殊生理状态	特点
生理性体重下降	新生儿在生后数日内，出现体重下降，但一般不超过10%，生后10日左右，恢复到出生时体重。24小时排尿、排便
生理性黄疸	生后2～3日即出现黄疸，4～5日最重，5～7日后逐渐消退，一般2周内消退
生理性乳腺肿大	出生后3～5日，乳腺可触到蚕豆到鸽蛋大小的肿块，由于胎内母体的孕酮和催乳素作用，2～3周消退
假月经	生后5～7日，可见阴道流出少量的血液，持续1周停止。因母体雌激素突然消失引起，一般不必处理
口腔内改变	上颚中线和齿龈切缘上黄白色小斑点称“板牙”“马牙”，不需处理。“螳螂嘴”对吸乳有利，不应挑、割，以免发生感染

二、足月儿的生理特点

1. 外形

四肢	屈曲张力高
皮肤	红润，皮下脂肪丰富，胎毛少

续表

头发	分条清楚
耳壳	软骨发育好，有弹性，耳舟清楚
乳腺	可触及结节
指甲	过指端
跖纹	遍及整个足底
外生殖器	大阴唇遮盖小阴唇，睾丸下降

2. 各系统特点

体温	散热主要受外界温度影响，异常时出现脱水热；产热主要依靠棕色脂肪的代谢
呼吸系统	呼吸呈腹式，呼吸浅快，40次/分
心血管系统	平均心率为100~150次/分，血压平均为70/50mmHg
消化系统	出生后12小时排出胎便，呈黑绿色，2~3日排完，粪便转为黄绿色，如24小时未排胎粪者应检查是否有消化道畸形
血液系统	血容量85~100ml/kg，白细胞计数生后第1日可达$(5\sim20)\times10^9$/L，以中性粒细胞为主，4~6日中性粒细胞与淋巴细胞相近，以后以淋巴细胞占优势
泌尿系统	生后24小时内开始排尿
神经系统	①新生儿脊髓末端约在$L_3\sim L_4$腰椎下缘，故腰椎穿刺应在$L_4\sim L_5$腰椎间隙进行 ②足月儿出生时具备：觅食反射、吸吮反射、握持反射、拥抱反射
免疫系统	IgG是唯一通过胎盘的免疫球蛋白

三、足月新生儿的护理

1. 新生儿室　温度22 ~ 24℃，湿度55% ~ 65%。

2. 保持呼吸道通畅　出生后应迅速清除口、鼻分泌物，防止吸入性肺炎。保持合适的体位，仰卧位时避免颈部前屈或过度后仰；俯卧位时头偏向一侧，双上肢自然屈曲在头两侧，不可随意将物品放在新生儿口、鼻腔处，不可随意按压胸部。

3. 保持体温稳定 每4小时测体温1次。

4. 预防感染 建立消毒隔离制度，完善清洗设施。避免交叉感染。

5. 皮肤护理 每日检查脐部，并用75%乙醇消毒。

6. 喂养 出生后30分钟左右可抱至母亲处给予吸吮，鼓励母亲按需哺乳。无法母亲哺乳时，首先试喂5%～10%葡萄糖液10ml，若吞咽功能良好，可每3小时1次给配方奶。

7. 预防接种 出生当日接种卡介苗；出生1日、1个月、6个月时，各注射乙肝疫苗1次。

第二节 早产儿的特点及护理

一、早产儿的生理特点

1. 外形

四肢	肌张力低下呈伸直状
皮肤	绛红、水肿，皮下脂肪少，胎毛多
头发	纤细、绒毛状
耳壳	缺乏软骨，可折，耳舟不清楚，易贴颅骨
乳腺	无结节
指甲	未达指端
跖纹	仅足底前部有1～2条
外生殖器	大阴唇不能遮盖小阴唇，睾丸未下降，阴囊少皱纹

2. 各系统特点

系统	早产儿
体温	体温中枢调节功能差；体表面积相对较大，容易散热；皮下脂肪薄；棕色脂肪少，产热差；无寒战反应

续表

呼吸系统	呼吸呈腹式。呼吸节律不规则，可发生呼吸暂停；肺部发育不成熟，肺泡表面活性物质少，易发生肺透明膜病
心血管系统	安静时，心率较足月儿快，部分可伴有动脉导管未闭，血压也较足月儿低
消化系统	容易发生溢乳；缺氧或喂养不当可引起坏死性小肠结肠炎；黄疸出现的程度较重，持续时间也长；胎粪排出延迟
血液系统	血小板数量较足月儿略低，维生素K储存量少；“生理性贫血”出现早
泌尿系统	低钠血症、代酸、尿糖
神经系统	缺氧缺血性脑病；颅内出血
免疫系统	分泌型IgA缺乏，易患感染性疾病

二、早产儿的护理

合理喂养	①开奶时间：出生体重在1500g以上而无青紫的患儿，可于出生后2～4小时喂10%葡萄糖水2ml/kg，无呕吐者可在6～8小时喂乳；出生体重在1500g以下或伴有青紫者，延迟喂养 ②喂奶量：以不引起胃内潴留为原则。胎龄越小，出生体重越低，每次喂乳量越少，喂奶间隔越短 ③喂养方式：首选母乳喂养，无法母乳喂养者以早产婴配方奶为宜 ④喂养方式：滴管或者鼻饲。喂养后，取右侧卧位 ⑤记录：准确记录24小时出入量
预防出血	连续肌内注射维生素K_1 3日
预防感染	加强口腔、皮肤及脐部的护理，制定严密消毒隔离制度。用2.5%碘酊和75%乙醇消毒局部皮肤
维持体温稳定	一般体重小于2000g者，应尽早置婴儿暖箱保暖。体重大于2000g在箱外保暖，维持体温在36.5～37℃，应给予戴帽保暖。维持室温在24～26℃，晨间护理时提高到27～28℃，相对湿度在55%～65%为宜

续表

保持呼吸道通畅	缺氧者给予吸氧，使经皮血氧饱和度为85%～93%（正常新生儿为90%～95%），一旦症状改善立即停用，常用氧浓度为30%～40%，吸氧时间最好不要超过3天，避免常规高浓度吸氧或吸氧时间过长，防止发生支气管肺发育不良或新生儿视网膜病
密切观察病情	—

第三节　新生儿窒息

临床表现　胎儿缺氧早期有胎动增加，胎心率≥160次/分；晚期则胎动减少，甚至消失，胎心率<100次/分或停搏，羊水胎粪污染呈黄绿或墨绿色。

第四节　新生儿缺氧缺血性脑病

临床表现

项目	轻度	中度	重度
意识	兴奋	嗜睡、迟钝	昏迷
肌张力	正常	减低	低下
拥抱反射	活跃	减弱	消失
吸吮反射	正常	减弱	消失
惊厥	无	常有	多见或频繁发作
中枢性呼吸衰竭	无	无或轻度	严重
瞳孔改变	无	常缩小	不对称或扩大，对光反射消失
前囟张力	正常	正常或稍饱满	饱满、紧张
病程及预后	症状于24小时后逐渐减轻，少有后遗症	大多2周内症状消失，不消失者如存活，可能有后遗症	病死率高，多1周内死亡，存活者多有后遗症

第五节　新生儿颅内出血

1. 临床表现　颅内出血的症状和体征与出血部位及出血量有关。

意识形态改变	中枢神经以兴奋症状为主	易激惹、烦躁不安、双目凝视、呕吐、脑性尖叫、全身强直性或阵发性痉挛、肌张力增高
	中枢神经以抑制症状为主	表情淡漠、嗜睡、昏迷、肌张力低下、拥抱反射消失、呼吸不规律、呼吸暂停并出现青紫
呼吸系统	呼吸增快或减慢，不规则或暂停等	
肌张力改变	早期增高，以后减低	
眼部症状	凝视、斜视、眼球上转困难、眼球震颤等	
颅内压增高	脑性尖叫、前囟隆起、惊厥等	
瞳孔	大小不对称，对光反应差	
其他	黄疸和贫血表现	

2. 护理措施

一般处理	头肩部抬高15°～30°。保持安静，尽可能减少搬动、刺激性操作。使患儿侧卧位或头偏向一侧。入院后3日内除臀部护理外免除一切清洁护理，护理操作要轻、稳、准，静脉穿刺选用留置针，减少反复穿刺，避免头皮穿刺输液，防止加重颅内出血
喂养	少量多餐，每日4～6次，不能进食者，应给予鼻饲
合理用氧	根据缺氧程度用氧，足月儿血氧饱和度维持在85%～98%，早产儿维持在88%～93%，防止氧浓度过高或用氧时间过长导致的氧中毒症状。呼吸衰竭或严重的呼吸暂停时需气管插管、机械通气并做好相关护理
健康教育	尽早带患儿进行功能训练和智力开发。遵医嘱服用吡拉西坦（脑复康）、脑活素等营养神经细胞的药物，协助脑功能恢复
并发症的观察	15～30分钟巡视病房1次，每4小时测体温、脉搏、呼吸、血压并记录；出现脉搏减弱、呼吸节律不规则、瞳孔不等大等圆、对光反射减弱或消失等症状，立即报告医生，并做好抢救准备

第六节　新生儿黄疸

一、胆红素脑病

最严重的并发症，早产儿更易发生。当未结合胆红素超过临界值[＞342μmol/L(20mg/d)]时，可引起核黄疸-神经症状。

分期	警告期	痉挛期	恢复期	后遗症期
表现	嗜睡、反应低下、吸吮无力，拥抱反射减弱，肌张力减低	双眼凝视、肌张力增高、角弓反张，前囟隆起，惊厥，发热	吃奶及反应好转，抽搐减少，呼吸好转，肌张力渐恢复	出现手足徐动，眼球运动障碍，听觉障碍，牙釉质发育不良（胆红素脑病四联症）。常遗留脑瘫、智力落后
持续时间	12～24小时	12～48小时	2周	病后2个月或更晚，持续终生

二、新生儿病理性黄疸的常见疾病

1. 新生儿溶血病　宫内溶血严重者为死胎。

血型	病因	发病时间
ABO血型不合	母亲是“O”型血，胎儿为“A”型血或“B”型血	第一胎
Rh血型不合	母亲为Rh（－），胎儿为Rh（＋）	第二胎

2. 母乳性黄疸　由母乳中β－葡萄糖醛酸苷酶的活性增高，使肠道中非结合胆红素的产生及吸收增加所致。一般于母乳喂后4～5日出现黄疸，2～3周达高峰，1～4个月逐渐消退。停喂母乳2～4日黄疸明显下降，若再继续喂母乳，黄疸不再下降或又上升，最终延迟消退。

3. 先天性胆道闭锁　黄疸生后1～3周出现，并逐渐加重，皮肤呈黄绿色，肝脏进行性增大，质硬、光滑，粪便呈灰白色（陶土色）。以结合胆红素增加为主。

4. 新生儿肝炎　一般黄疸于生后2～3周出现，并逐渐加重伴拒食、体重不增、大便色浅，尿色深黄，肝（脾）大。以结合胆红素增高为主，伴肝功能异常。

5. 新生儿败血症及其他感染 黄疸于1周内出现，或黄疸退而复出并进行性加重，并伴全身中毒症状，有感染病灶，以脐炎、皮肤脓疱疮引起最多见。早期以非结合胆红素增高为主，或两者均高，晚期则以结合胆红素增高为主。

三、护理措施

1. 尽早喂养、保暖 刺激肠道蠕动，促进胎便排出。体温维持在36～37℃。

2. 处理感染灶 用3%过氧化氢溶液清洗局部后，涂以2%碘酊。

3. 光照疗法护理 总胆红素＞205μmol/L即可给予光疗。采用蓝色荧光灯，上、下灯管距床面的距离分别为40cm和20cm，（部分教材和考题：灯管与皮肤距离为30～50cm）。调节床内温度至30～32℃（早产儿或及低体重儿调至32～36℃），湿度保持在55%～65%。将患儿放置蓝光床中。如选择单面照射时，应每2小时翻身1次。光疗期间，每2～4小时测体温1次，体温保持在36～37℃，＜35℃或＞37.8℃应暂停光疗。光疗结束后，应称体重，检查皮肤有无损害。禁忌在皮肤上涂粉或油类；剪短指甲；双眼佩戴遮光眼罩，防止光线损伤视网膜；脱去患儿衣裤，全身裸露，只用长条尿布遮盖会阴部，男婴注意保护阴囊。

4. 遵医嘱用药 给予补液，适当输入人体血浆和白蛋白，调节液体速度，纠正酸中毒和防止胆红素脑病的发生。

5. 健康指导 胆红素脑病后遗症，应给予康复治疗和护理指导；母乳性黄疸的患儿，母乳喂养可暂停1～3日，或改为隔次母乳喂养，黄疸消退后再恢复母乳喂养；红细胞G-6-PD缺陷者，需忌食蚕豆及其制品；患儿衣物保管时勿放樟脑丸，并注意药物的选用，以免诱发溶血。

第七节　新生儿肺透明膜病

一、临床表现

呼吸窘迫呈进行性加重是本病的特点。出生时或出生后6小时内出现进行性呼吸困难、青紫、呼气性呻吟、吸气性三凹征和呼吸衰竭。患儿几乎都是早产儿，体温不稳定，往往不升。死亡多发生在出生后48小时内。肺部叩诊可呈实音。

二、护理要点

1. **氧疗**　持续正压呼吸（CPAP）用氧。

2. **气管内滴入表面活性物质（PS）**　头稍后仰，使气道伸直。用药后4～6小时内禁止气道内吸引。

3. **保暖**　室温维持在22～24℃，皮肤温度在36～36.5℃，相对湿度在55%～65%。

4. **做好消毒隔离**　注意无菌操作，预防感染。

5. **维持酸碱平衡及营养支持治疗**　代谢性酸中毒首选5%碳酸氢钠。

第八节　新生儿肺炎

一、吸入性肺炎

分类	临床表现
羊水吸入性肺炎	呻吟，吸气性三凹征，两肺可闻及干湿性啰音
胎粪吸入性肺炎	皮肤、指甲、口腔黏膜呈黄绿色，尖叫、惊厥
乳汁吸入性肺炎	乳汁从口鼻流出，面色青紫，吸入量过多可窒息

二、感染性肺炎

（一）临床表现

出生前感染	出生时常有窒息史，12～24小时之内发生；呻吟、点头呼吸、面色苍白、发绀，甚至呼吸衰竭、抽搐、肌张力低等
出生时感染	经过一定潜伏期，细菌感染多在生后3～5日发病，Ⅱ型疱疹病毒感染多在生后5～10日出现症状
出生后感染	生后5～7日发病；反应差、哭声弱、拒奶、吐奶、口吐白沫、呼吸浅促、发绀、呼吸不规则、体温不稳定，病情严重者出现点头呼吸或呼吸暂停

（二）护理措施

1. 保持呼吸道通畅　胎头娩出后立即吸净口、咽、鼻黏液，无呼吸则进行气管插管。分泌物黏稠者可行超声雾化吸入，稀释痰液，每次不超过20分钟。对痰液过多、无力排出者及时吸痰。

2. 合理用氧　采用鼻导管、面罩、头罩等方法给氧，使其PaO_2维持在60～80mmHg。

3. 遵医嘱使用抗菌药　用药应持续至体温正常后5～7天，临床症状消失后3天。

4. 维持正常体温　体温过高时松开包被，体温过低时给予保暖。供给足够的能量及水分，少量多餐，细心喂养，喂哺时防止窒息。

第九节　新生儿败血症

一、临床特点

无特征性，反应低下；嗜睡，不动；体温不升；不吃；不哭；体重不增。出生后7天内出现症状者称为早发型败血症；7天后出现者为晚发型败血症。少数严重患者很快发展为循环衰竭。常并发化脓性脑膜炎。

二、治疗及护理要点

1. 遵医嘱选用药物敏感的抗菌药物，注意药物毒性作用。

2. 保护性隔离，避免交叉感染。维持体温恒定，不宜用药物、乙醇擦浴、冷盐水灌肠等刺激性强的降温方法。

3. 清除局部感染灶，促进皮肤病灶早日痊愈，防止感染继续蔓延扩散。

4. 严密观察病情变化，加强巡视，每4小时监测1次体温、脉搏、呼吸、血压的变化，如出现面色发灰、哭声低弱、尖叫、呕吐频繁等症状时，提示有脑膜炎的可能。

第十节　新生儿寒冷损伤综合征

一、临床表现

<table>
<tr><td>体温</td><td colspan="4">体温常低于35℃</td></tr>
<tr><td rowspan="6">皮肤</td><td colspan="4">发凉、硬肿，颜色暗红</td></tr>
<tr><td colspan="4">硬肿发生顺序为：小腿-大腿外侧-下肢-臀部-面颊-上肢-全身</td></tr>
<tr><td>分度</td><td>硬肿范围</td><td>体温</td><td>器官功能改变</td></tr>
<tr><td>轻度</td><td>＜20%</td><td>≥35℃</td><td>无或轻度</td></tr>
<tr><td>中度</td><td>20%～50%</td><td>＜35℃</td><td>明显</td></tr>
<tr><td>重度</td><td>＞50%</td><td>＜30℃</td><td>肾脏衰竭、DIC、休克等</td></tr>
</table>

二、护理要点

1. **复温**　是关键措施，要求循序渐进，逐步复温。

肛温	暖箱温度	复温时间
＞30℃	30℃逐步调整到30～34℃	6～12小时
＜30℃	比肛温高1～2℃，每小时升高1℃	12～24小时

2. **合理喂养**　保证足够热卡供给。按每日50kcal/kg开始，速

增至每日100～120kcal/kg。

3. 监测体温　每2小时测体温1次，体温正常6小时后改为4小时1次。

第十一节　新生儿破伤风

1. 潜伏期　大多数为4～8日。咀嚼肌先受累，张口困难，牙关紧闭，苦笑面容，角弓反张状，窒息死亡，有“脐风”“七日风”“锁口风”之称。

2. 护理措施

镇静、控制痉挛	注射破伤风抗毒素（TAT）以中和尚未与神经组织结合的破伤风痉挛毒素。用前做皮试，若反应阳性，则用脱敏注射法	
	单间，专人看护，绝对安静，光线稍暗，避免任何声、光等不良刺激	
	遵医嘱静脉给予地西泮、苯巴比妥、水合氯醛等，严禁药物外渗，尤其是止痉药物，每隔4～6小时给药1次，两药物交替使用	
防止继发感染和损伤	口腔	及时清除分泌物，做好口腔清洁，涂液状石蜡
	皮肤	适当松包降温、及时擦干汗渍保持皮肤干燥。定时翻身预防坠积性肺炎
	脐部	用3%过氧化氢溶液或1：4000高锰酸钾液清洗局部后，涂以2%碘酊，并以消毒纱布包扎，每日换药，直至伤口愈合。接触伤口的敷料应焚烧处理。遵医嘱用破伤风抗毒素3000U做脐周封闭，中和未进入血流的游离毒素
保持呼吸道通畅	头罩给氧，避免刺激加重病情。当病情好转，缺氧发作间隙，应及时停止用氧，以防发生氧中毒	
观察病情	尤其是使用镇静药后第1次抽搐发生时间、强度大小、持续时间和间隔时间	
保证营养	静脉营养以保证热量供给	
健康教育	推广无菌接生法	

高频考点速记

1. 部分女婴在生后5～7日，可见阴道流出少量的血液，持续1周停止，是因出生后母体雌激素影响中断所致。

2. 新生儿上腭中线和齿龈切缘上常有黄白色小斑点，民间称为“板牙”“马牙”，生后数周到数月逐渐消失，不需处理。

3. 新生儿特殊生理状态包括生理性体重下降、生理性黄疸、生理性乳腺肿大、假月经、“马牙”“螳螂嘴”等。

4. 早产儿易出现体温降低的原因是棕色脂肪少。

5. 新生儿颅内出血，应将患儿头肩抬高15°～30°并置于侧卧位。

6. 大多数新生儿最早出现生理性黄疸的时间是出生后2～3天；足月新生儿生理性黄疸开始消退的时间是出生后5～7天。

7. 生理性黄疸多见于足月顺产新生儿，出生后2～3天全身皮肤发黄，头面部、颈部、躯干、腿部及口腔黏膜比较明显，4～5日达高峰，以后逐渐消退。早产儿5～7天达高峰，7～9天消退。

8. 生理性黄疸通常于生后2～3天即出现，4～5天最重，足月儿一般10～14天消退，未成熟儿可延迟至3～4周。

9. 新生儿肺透明膜病应尽早使用连续气道正压通气（CPAP）。

10. 新生儿肺透明膜病的表现特点是进行性呼吸困难。

11. 新生儿寒冷损伤综合征复温的原则是循序渐进，逐步复温。一般于12～24小时内体温恢复正常。

第三章　营养性疾病患儿的护理

必备考点精编

第一节　营养不良

1．临床表现

（1）体重不增（早期）→体重减轻。

（2）皮下脂肪消耗的顺序依次是腹部、躯干、臀部、四肢，最后是面部。

（3）并发症：低血糖症状；营养性贫血；维生素缺乏而并发干眼症；皮下水肿；因维生素缺乏而并发干眼症。

2．营养不良分度

分级	Ⅰ度（轻）	Ⅱ度（中）	Ⅲ度（重）
体重低于正常均值	15%～25%	25%～40%	40%以上
腹部皮褶厚度	0.4～0.8cm	＜0.4cm	消失
身高（长）	正常	低于正常	明显低于正常
消瘦	不明显	明显	皮包骨样
皮肤	干燥	干燥、苍白	苍白、干皱，无弹性，可出现瘀点
肌张力	正常	明显降低、肌肉松弛	肌张力低下、肌肉萎缩
精神状态	正常	烦躁不安	萎靡，反应低下；抑制与烦躁交替

3. 护理措施

护理措施	要点	
饮食管理	能量的供给	①饮食调整的原则：由少到多、由稀到稠、循序渐进，逐渐增加饮食，直至恢复正常 ②轻度：较早添加蛋白质和热量较高的食物，250~330kJ/（kg·d）[60~80kcal/(kg·d)]，逐渐递增，当能量供给达585kJ/（kg·d）[140kcal/（kg·d）]时，体重一般可获满意增长。待体重接近正常后，恢复供给正常需要量 ③中、重度：165~230kJ/(kg·d)[40~55kcal/(kg·d)]至500~727kJ/（kg·d）[120~170kcal/（kg·d）]
	蛋白质的供给	摄入量从1.5~2.0g/（kg·d）开始，逐步增加到3.0~4.5g/（kg·d），如蛋类、肝泥、肉末、鱼粉等，必要时可添加酪蛋白水解物、氨基酸混合液或要素饮食。轻度营养不良患儿可从牛奶开始，逐渐过渡到带有肉末的食物，中、重度营养不良患儿可先喂以稀释奶或脱脂奶，再给全奶，然后才能给带有肉末的食物
	维生素及微量元素的补充	每日给予新鲜蔬菜和水果，从少量逐渐增多
	尽量保证母乳喂养	所增加的补充食品最好是半流质和固体食物
	选择合适的补充途径	①如果胃肠道功能好，尽量选择口服补充的方法 ②如果患儿食欲差、吞咽困难、吸吮力弱，可选择鼻胃管喂养 ③如果肠内营养明显不足或胃肠道功能严重障碍，则应选静脉营养
	建立饮食习惯	小学生早餐吃饱，午餐保证供给足够的能量和蛋白质
促进消化改善食欲	①遵医给予消化酶和B族维生素口服 ②给予蛋白同化类固醇制剂如苯丙酸诺龙肌内注射 ③必要时少量多次输血或氨基酸、脂肪乳等静脉营养	
预防感染	皮肤清洁，口腔护理，环境卫生，保护性隔离	
观察病情	①低血糖：出汗、肢冷、脉弱、血压下降等；25%葡萄糖溶液静脉注射 ②维生素A缺乏：眼干燥；口服或注射维生素A制剂，用生理盐水湿润角膜及涂抹抗生素眼膏 ③进食、耐受；定期监测体重、身高及皮下脂肪厚度	

续表

护理措施	要点
生长发育	舒适环境，合理生活，精神愉快，充足睡眠；纠正先天畸形等
健康教育	解释原因，介绍知识，指导喂养，生活作息，户外活动，预防感染，预防接种等

第二节　儿童单纯性肥胖

特点、分度及护理措施

特点	最常见于婴儿期、5～6岁和青春期	
分度	轻度	体重超过均值20%～29%
	中度	体重超过均值30%～49%
	重度	体重超过均值50%
护理措施	①饮食疗法：每日摄入的能量必须低于机体消耗的总能量，培养良好的饮食习惯。严重肥胖者，可按理想体重所需热能减少30%或更多 ②运动疗法：减轻体重的重要手段。选择有效而又容易坚持的运动项目，鼓励家庭成员共同参与运动 ③心理护理	

第三节　维生素D缺乏性佝偻病

1. 临床表现

阶段	特点
初期	①多见于6个月内，特别是3个月以内婴儿 ②易激惹、烦躁、睡眠不安、夜间啼哭、多汗、出现枕秃 ③无明显骨骼改变，X线正常或临时钙化带稍模糊 ④血钙浓度正常或稍低，血磷浓度降低，碱性磷酸酶正常或增高
激期（活动期）	除初期症状外，主要为骨骼改变和运动功能及智力发育迟缓

续表

阶段	特点	
激期（活动期）	骨骼改变	①头部：颅骨软化、方颅或鞍形颅；前囟增宽及闭合延迟，出牙延迟、牙釉质缺乏并易患龋齿 ②胸部：肋骨串珠，第7～10肋最明显；郝氏沟；胸骨突出，呈鸡胸或漏斗胸 ③四肢：佝偻病手镯或脚镯；“O”形腿或“X”形腿，脊柱后突或侧弯
	运动发育迟缓	头颈软弱无力，坐、立、行等落后，腹部膨隆如蛙腹
	神经、精神发育迟缓	表情淡漠，语言迟缓，免疫低下，常伴发感染
	实验室检查	血清钙稍降低，血磷明显降低，碱性磷酸酶增高
	X线	骨骺端临时钙化带消失，呈毛刷样、杯口状改变，骨骺软骨带明显增宽，骨密度减低，可有骨干弯曲或青枝骨折
恢复期	①临床症状和体征减轻或接近消失，精神活泼，肌张力恢复 ②血清钙、磷浓度、钙磷乘积渐恢复正常 ③碱性磷酸酶开始下降，约4～6周恢复正常 ④X线检查骨骺异常明显改善	
后遗症期	①多见于2岁以后小儿 ②临床症状消失，血生化及骨骼X线检查正常，遗留不同程度的骨骼畸形	

2. 护理措施

户外活动	生后2～3周后可带婴儿户外活动，冬季也保证每日1～2小时户外活动时间
补充维生素D	提倡母乳喂养，按时添加辅食，遵医嘱供给维生素D制剂
预防骨骼畸形、骨折	衣着柔软、宽松，床铺松软，避免早坐、久坐，以防脊柱后凸畸形
体格锻炼	遗留胸廓畸形者，俯卧位抬头展胸运动；下肢畸形可施行肌肉按摩。“O”形腿按摩外侧肌，“X”形腿按摩内侧肌
预防感染	阳光充足，避免交叉感染

续表

健康教育	给孕妇及患儿家长讲述有关疾病的预防、护理知识，宣传母乳喂养，及时添加富含维生素D、钙和蛋白质的食物，尽早开始户外活动和晒太阳
	新生儿生后2周起每日补充维生素D 400 ~ 800IU。早产儿、双胎儿应补充维生素D 800 ~ 1000IU/d，3个月后改为400 ~ 800IU/d

第四节 维生素D缺乏性手足搐搦症

临床表现及护理措施

临床表现	典型发作的表现为惊厥、手足抽搐、喉痉挛发作，并有程度不同的佝偻病激期的表现 ①惊厥：多见于小婴儿，突然发生四肢抽动，两眼上翻，面肌抽动，神志不清 ②手足抽搐：多见于较大的婴幼儿。表现为突然发生手足肌肉痉挛呈弓状，手腕屈曲，手指僵直，拇指内收紧贴掌心，踝关节僵直，足趾弯曲向下。发作停止后活动自如 ③喉痉挛：主要见于2岁以下的小儿。出现呼吸困难，吸气时喉鸣。严重者可发生窒息而死亡 ④特殊体征：面神经征：以指尖或叩诊锤骤击患儿颧弓与口角间的面颊部，有眼睑和口角抽动为阳性；腓反射：用叩诊锤骤击外侧腓骨小头上方，足向外展为阳性；陶瑟征：以血压计袖带包裹上臂，压力维持在收缩压与舒张压之间，5分钟内该手抽搐为阳性	
护理措施	控制惊厥、喉痉挛（首要措施）	遵医嘱立即使用镇静药、钙剂。静脉注射钙剂（10%葡萄糖酸钙）时需缓慢推注（10分钟以上），以免因血钙骤升，发生呕吐甚至心脏停搏；避免药液外渗，以免造成局部坏死；保护患儿安全
	防止窒息	①一旦发现症状应及时吸氧，喉痉挛者需立即将舌头拉出口外，同时将患儿头偏向一侧，清除口、鼻分泌物，保持呼吸道通畅，避免吸入窒息 ②对已出牙的患儿，应在上、下门齿间放置牙垫，避免舌被咬伤，必要时行气管插管或气管切开
	补充维生素D	症状控制后定时户外活动，多晒太阳；补充鱼肝油
	健康教育	教会家长惊厥、喉痉挛发作时的处理方法，如使患儿平卧，松开衣领，颈部伸直，头后仰，以保持呼吸道通畅

高频考点速记

1．营养不良的早期表现为体重不增，皮下脂肪消耗的顺序依次是腹部、躯干、臀部、四肢，最后是面部。

2．儿童肥胖症的分度：体重超过均值20%～29%者为轻度肥胖；超过30%～49%者为中度肥胖；超过50%者为重度肥胖。

3．小儿肥胖症主要的治疗手段是控制饮食，加强运动。

4．小儿肥胖症的诊断标准是体重超过同性别、同身高（长）小儿正常标准的20%以上。

5．足月儿预防维生素D缺乏性佝偻病应于出生后2周开始补充。早产儿、低出生体重儿、双胎儿于出生后1周开始补充。

6．足月儿预防维生素D缺乏性佝偻病应补充维生素D 400IU/d直至2岁。早产儿、低出生体重儿、双胎儿补充维生素D 800IU/d，3个月后改为上述预防量。

7．佝偻病患儿极期主要表现为骨骼改变和运动功能及智力发育迟缓。

8．3～6个月患儿可见颅骨软化，重者可出现乒乓球样的感觉；7～8个月患儿可有方颅或鞍形颅。

9．维生素D缺乏性佝偻病患儿口服维生素D治疗最后一个月，改剂量为每日400IU。

10．3～6个月维生素D缺失性佝偻病患儿可见颅骨软化。

11．佝偻病激期患儿可出现方颅、鸡胸、“O”形腿体征。

12．佝偻病患儿早期主要表现为睡眠不安、多汗、枕秃。

13．患儿人工喂养，出现手足抽搐，而且户外活动少，缺乏阳光照射，考虑为维生素D缺乏性手足搐搦症。

14．维生素D缺乏性手足搐搦症患儿使用钙剂时，静脉推注时间应大于10分钟。

15．维生素D缺乏性手足抽搐症发作时，急救处理首选地西泮肌内注射。

第四章　消化系统疾病患儿的护理

必备考点精编

第一节　口腔炎

临床表现和护理措施

项目	溃疡性口腔炎	鹅口疮	疱疹性口腔炎
临床表现	①多见于婴幼儿 ②局部表现：口腔黏膜（各部位都可发生）充血、水肿，糜烂面或浅溃疡，散在或融合成片，表面有纤维性炎性渗出物形成的灰白色假膜，易拭去，但遗留溢血的创面 ③全身表现：患儿哭闹、烦躁、拒食、流涎，体温可达39～40℃，颌下淋巴结肿大	①又称雪口病，多见于新生儿 ②黏膜表面白色斑膜 ③局部表现：口腔黏膜出现白色乳凝块样物，周围无炎症反应，强行拭去可见充血性创面，患处不痛，不流涎 ④轻者：无全身症状 ⑤严重：累及消化道或呼吸道，引起真菌性肠炎或真菌性肺炎	①全年可发病，1～3岁多见，传染性强 ②口腔黏膜（牙龈、舌、唇、颊黏膜，有时累及上腭及咽部）早期呈散在或成簇的小水疱 ③全身表现：拒食、流涎、哭闹、烦躁、发热（38～40℃）、颌下淋巴结肿大 ④体温在3～5天后恢复正常，病程约1～2周，淋巴结节肿大可持续2～3周 ⑤鉴别疱疹性咽峡炎（柯萨奇病毒引起，好发于夏季，不累及牙龈和颊黏膜，淋巴结不肿大）
护理措施	①口腔护理：不同病因选择不同溶液清洁口腔后涂药。鼓励患儿多饮水，进食后漱口 ②正确涂药：涂药前清洗口腔，动作轻快准，将纱布或干棉球放在颊黏膜腮腺管口处，然后再用干棉球将病变部位表面吸干后再涂药；涂药后嘱患儿闭口10分钟后取出纱布或棉球，并嘱患儿不可立即漱口、饮水或进食。剧烈疼痛者进食前涂2%利多卡因 ③发热护理：密切监测体温变化，体温超过38.5℃时，给予松解衣服、置冷水袋、冰袋等物理降温，必要时给予药物降温		

续表

项目	溃疡性口腔炎	鹅口疮	疱疹性口腔炎
护理措施	④饮食护理：以微温或凉的流质为宜，避免酸、辣、咸、热、粗、硬等刺激性食物 ⑤健康指导：食具专用，患儿使用过的食具应煮沸消毒或压力灭菌消毒。鹅口疮患儿使用过的奶瓶、水瓶应放于5%碳酸氢钠溶液浸泡30分钟后洗净再煮沸消毒。教育孩子养成良好的卫生习惯：不吮指、不偏食、不挑食、正确刷牙		

第二节　小儿腹泻

一、临床表现

（一）胃肠道及全身中毒症状

项目	轻型	重型
胃肠道症状	食欲不振，大便每日数次或10余次，呈黄色或黄绿色，稀薄或带水，有酸臭味，可有奶瓣或混有少量黏液	呕吐，每日大便可达十余次至数十次，呈蛋花汤样或水样，可有少量黏液 侵袭性引起者大便呈脓血样；出血性引起者大便可由水样转为血性
全身中毒症状	偶有低热	发热、精神萎靡或烦躁不安、意识朦胧甚至昏迷等

（二）水、电解质和酸、碱平衡紊乱表现

1. 脱水

（1）不同性质的脱水

项目	低渗性	等渗性	高渗性
血钠（mmol/L）	＜130	130~150	＞150
口渴	不明显	明显	极明显
皮肤弹性	极差	稍差	尚可
血压	明显下降	下降	正常/稍低
神志	嗜睡/昏迷	萎靡	烦躁/惊厥

（2）脱水的程度

项目	轻度	中度	重度
精神状态	稍差，略烦躁	烦躁或萎靡	昏睡甚至昏迷
皮肤弹性	稍差	差	极差
皮肤温度	正常	稍凉	凉伴花纹
口腔黏膜	稍干燥	干燥	极干燥
眼窝及前囟	稍凹陷	明显凹陷	深凹陷，眼睑不能闭合
眼泪	有	少	无
尿量	稍少	少	无
心率	正常	快	快弱
血压	正常	正常或稍低	血压下降
体重减少	$<5\%$	$5\%\sim10\%$	$>10\%$
休克症状	无	无	有

2. 代谢性酸中毒　酸中毒仅表现为呼吸稍快；中、重度酸中毒表现为口唇樱桃红色或发绀、呼吸深快、精神萎靡或烦躁不安、嗜睡甚至昏迷。

3. 低钾血症　神经、肌肉兴奋性降低，精神萎靡，腱反射减弱或消失，腹胀，肠鸣音减弱甚至肠麻痹，心音低钝，心电图示T波低平，出现u波。

4. 低钙和低镁血症　抽搐或惊厥。极少数患儿经补钙后症状仍不好转，应考虑为低镁血症。

二、几种常见感染性肠炎的临床特点

分类	好发季节	好发年龄	临床表现
轮状病毒性肠炎	秋冬季（秋季腹泻）	6～24个月的婴幼儿	起病急，常伴有发热和上感症状。无明显感染中毒症状；先吐后病，大便有“三多”（次数多、量多、水分多）黄色水样或蛋花汤样，无腥臭味，常出现脱水、电解质紊乱和酸中毒症状，脱水多为等渗（急性失水）或高渗性脱水

续表

分类		好发季节	好发年龄	临床表现
大肠埃希菌肠炎	产毒性大肠埃希菌肠炎	5～8月份气温较高的季节	—	腹泻频繁，致病性大肠埃希菌肠炎和产毒性大肠埃希菌肠炎大便呈蛋花汤样或水样，混有黏液，全身中毒症状较明显，可发生水、电解质紊乱，酸中毒
	侵袭性大肠埃希菌肠炎	—	—	排出痢疾样黏液脓血便，腥臭，有较多黏液；常有恶心呕吐、里急后重，可出现严重的全身中毒症状，如高热、意识改变，甚至休克；大便镜检有较多白细胞，甚至有数量不等红细胞
	出血性大肠埃希菌肠炎	—	—	开始为黄色水样便，后转为血水便。有特殊臭味，伴腹痛，大便镜检有大量红细胞，常无白细胞
生理性腹泻		—	6个月以内的婴儿	外观虚胖，常见湿疹，生后不久即腹泻，但除大便次数增多外，小儿食欲、精神好，体重增长正常，不影响生长发育

三、护理措施

腹泻的护理	去除病因，做好消毒隔离	
饮食护理	母乳喂养者	继续母乳喂养，暂停辅食，少量多次喂哺
	人工喂养者	暂停牛奶和其他辅食4～6小时后（或脱水纠正），继续进食
皮肤护理	选用清洁、柔软的尿布，避免使用塑料布包裹，注意及时更换	
	每次便后用温水清洗臀部，蘸干、涂油，预防臀红。发生臂红者，可酌情采用暴露或灯泡照射、理疗等	
观察病情	观察精神、肌张力及腱反射等变化，注意有无低钾血症或低钙血症的表现	
	输液后见尿静脉补钾，氯化钾的浓度不超过0.3%，滴速不宜过快，严禁静脉推注，以免引起心跳骤停。若补液中出现抽搐，可静脉缓慢注射钙剂，时间不得少于10分钟	

续表

正确补充液体	口服ORS液	适用于轻、中度脱水而无严重呕吐者 注意：①服用ORS液期间让病儿照常饮水，防止高钠血症发生。②如果患儿眼睑出现水肿，停止服用ORS液，改用白开水。③新生儿或心肾功能不全、休克及明显腹胀者不宜应用ORS液
	静脉补液	适用于中度以上脱水的患儿 注意：①输液速度过快易发生心衰及肺水肿；速度过慢，脱水不能及时纠正。②补液中应密切观察患儿前囟、皮肤弹性、眼窝凹陷情况及尿量，若补液合理，3～4小时应排尿，表明血容量恢复。若患儿皮肤弹性及眼窝凹陷恢复，说明脱水已纠正。若尿量多而脱水未纠正，表明输入的液体中葡萄糖液比例过高；若输液后出现眼睑水肿，说明电解质溶液比例过高。③及时观察静脉输液是否通畅，局部有无渗液、红肿。④准确记录第1次排尿时间、24小时出入液量，根据患儿情况调整液体入量及速度
对症	发热、腹痛、皮肤护理等	
健康指导	①注意饮食卫生、合理喂养，气候变化时要注意小儿保暖 ②在服用微生态制剂时，应指导家长与抗生素间隔至少2小时以上 ③蒙脱石散（思密达）不能和其他药物同时服用，以防其他药物被吸附，且应在两餐间服用	

第三节　急性坏死性小肠结肠炎

1. 临床表现

腹痛	起病急，常以急性腹痛起病，位于脐周或上腹部，呈持续性钝痛伴阵发性加重；随后出现恶心，呕吐，呕吐多为胃内容物，严重者可吐咖啡样物
腹泻	开始为水样或黏液稀便，继而出现赤豆汤样血水便或红色果酱样便，有特殊腥臭味
伴发症状	全身感染中毒症状，如发热、精神萎靡、烦躁、嗜睡、面色苍白，严重时发生感染性休克
体征	不同程度腹胀、不固定压痛。病初肠鸣音亢进，腹胀严重时，肠鸣音消失。腹部有普遍压痛、反跳痛，提示并发腹膜炎

2．护理要点

（1）禁食，胃肠减压5～10日，腹胀消失，粪便隐血转阴，可开始喂流食。

（2）取侧卧位或半卧位，缓解疼痛。一般不宜使用止痛剂。

（3）感染性休克：一旦患儿出现面色发灰，精神萎靡，四肢发凉，脉搏细弱，应迅速建立静脉通路。

第四节　小儿液体疗法及护理

1．液体疗法

（1）入院第一天补液总量包括补充累计损失量、继续损失量及生理需要量。

- 第一天的补液总量
  - 累计损失量
    - 定量
      - 轻度脱水：＜50ml/kg
      - 中度脱水：50～100ml/kg
      - 重度脱水：100～120ml/kg
    - 定性
      - 低渗脱水：2/3张
      - 等渗脱水：1/2张
      - 高渗脱水：1/3～1/5张
    - 定时
      - 8～12小时内补足
      - 滴速约为8～10ml/(kg•h)
  - 继续损失量：1/3～1/2张含钠
  - 生理需要量：60～80ml/kg
  - （继续损失量、生理需要量）后12～16h内输入，滴速约为5ml/(kg•h)

脱水静脉补液，第1天补液总量

（2）在实际补液过程中，一般轻度脱水约90～120ml/kg，中度脱水约120～150ml/kg，重度脱水约150～180ml/kg。

（3）重度脱水或有周围循环衰竭者应首先静脉推注或快速滴入2∶1等张含钠液20ml/kg，总量不超过300ml，于30～60分钟内静脉输入。

备注：临床判断脱水性质有困难，可先按等渗脱水处理。

2．几种常见疾病的补液方法

新生儿时期的补液	新生儿对水、电解质和酸碱平衡的调节功能差，易出现水肿和酸中毒；生后10日如有明显缺钾时，注意肾功能及尿量情况，每日给钾总量为2～3mmol/kg，浓度不超过0.15%，滴入速度宜慢；新生儿补液速度，除急需扩充血容量者外，一般每小时不超过10ml/kg，不宜短时间内一次输入全天液量；因新生儿肝脏功能不完善，纠正酸中毒时宜用碳酸氢钠，而不用乳酸钠
婴幼儿肺炎的补液	①小儿肺炎时因其肺循环阻力大，心脏负担较重，应尽量口服补液 ②若进食不足或不能进食、必须静脉补液时，补液量要控制在生理需要量的最低值，约为60～80ml/kg；电解质浓度不宜过高，速度也要慢；肺炎合并腹泻的补液原则与婴幼儿腹泻相同，但补液量按计算的3/4补充
营养不良伴腹泻的补液	①营养不良时体液平时处于偏低渗状态，呕吐腹泻时多为低渗性脱水 ②由于皮下脂肪少，在估计脱水程度时多易估计偏高，故补液按体重计算后，应减少总量的1/3为宜，用2/3张含钠液补充；在补液过程中易发生低钾、低钙、低镁，应及时补充，由于心功能较差，补液速度应稍慢；补充热量，预防低血糖，可用10%～15%葡萄糖配制液体
急性感染的补液	因高热、呼吸增快、多汗，消耗增加而摄入热量不足，常出现高渗性脱水和代谢性酸中毒；适当给予输液，如无特殊损失可给予1/4张至1/5张含钠液，按生理需要量补充水分并供给一定热量，经纠正脱水恢复有尿后，一般酸中毒多能自然纠正；严重酸中毒才需另外补充碱性液体，休克患者则按休克处理

高频考点速记

1．应注意与健康儿隔离的口腔炎是疱疹性口腔炎。

2．根据病程，腹泻可分为急性腹泻（病程在2周以内）、迁延性腹泻（病程在2周至2个月）和慢性腹泻（病程在2个月以上）。

3．ORS液由氯化钠2.6g，枸橼酸氢钠2.9g，氯化钾1.5g，葡萄糖13.5g加水至1000ml配制而成，因此电解质含量最多的为氯化钠。

4. 口服ORS液适用于轻、中度脱水而无严重呕吐者。

5. 伴有周围循环衰竭的重度低渗性脱水首选2∶1含钠液。

6. 腹泻患儿，预防臀红最主要的护理措施是大便后及时清洗臀部。

7. 急性坏死性小肠结肠炎主要表现为急性腹痛、腹胀、腹泻、呕吐及便血，重症可引起休克，病死率高。

第五章　呼吸系统疾病患儿的护理

必备考点精编

第一节　急性上呼吸道感染

一、临床表现

1. 一般类型上感　婴幼儿局部症状不明显而全身症状重，年长儿全身症状轻，以局部症状为主。

(1)局部症状：流涕、鼻塞、喷嚏、咳嗽、咽部不适和咽痛等。

(2)全身症状：发热、畏寒、头痛、烦躁不安、拒奶、乏力等，甚至高热惊厥。

(3)体征：可见咽部充血，扁桃体肿大，颌下淋巴结肿大、触痛。肺部听诊一般正常。

急性呼吸道感染肺部听诊一般正常，注意与肺炎区别。

2. 两种特殊类型上感

项目	疱疹性咽峡炎	咽结合膜热
病原体	柯萨奇A组病毒	腺病毒3、7型
好发季节	夏秋季	春夏季
症状	急起高热、咽痛、流涎、拒食等	以发热、咽炎、结合膜炎为特征，表现为高热、咽痛、眼部刺痛，畏光流泪等
体征	咽部充血，灰白色疱疹，周围有红晕，一旦破溃则形成小溃疡	咽充血，一侧或双侧滤泡性眼结合膜炎，可有球结膜充血，颈部及耳后淋巴结肿大
病程	病程1周左右	病程1～2周

必考点提示：发热，咽部有疱疹——疱疹性咽峡炎；咽炎、结

核膜炎、发热——咽结合膜炎。

3. 并发症　婴幼儿上感可并发中耳炎、鼻窦炎、咽后壁脓肿、颈淋巴结炎、喉炎、支气管炎及肺炎等。年长儿可因链球菌感染而并发急性肾炎及风湿热。

二、护理要点

维持体温	①室温18～22℃，湿度50%～60%，每日通风2次以上，衣服和被子不宜过多过紧。发热患者4小时测温1次，超高热或有热性惊厥者应1～2小时测温1次 ②当体温超过38.5℃时给予物理降温，必要时按医嘱给予解热药，如口服对乙酰氨基酚等，警惕高热惊厥的发生，体温＞39.5℃时，全身冷疗，用温水拭浴
保持呼吸道通畅	鼻塞严重时应先清除鼻腔分泌物后用0.5%麻黄碱液滴鼻，每日2～3次，宜在哺乳前15分钟滴鼻
病情观察	疑有咽后壁脓肿时，及时报告医师，防止脓肿破溃后脓液流入气道引起窒息
饮食护理	高蛋白、高热量、易消化、富含维生素的清淡饮食，少食多餐，多饮水

第二节　急性感染性喉炎

一、临床表现

1. 症状　起病急，症状重。出现发热、犬吠样咳嗽、声音嘶哑、吸气性喉鸣和三凹征。严重者迅速出现烦躁不安、吸气性呼吸困难、青紫、心率加快等缺氧症状。

2. 体征　喉部及声带充血、水肿。

3. 喉梗阻分度　按吸气性呼吸困难的轻重，分为4度，具体如下表。

分度	临床表现	体征
Ⅰ度	仅在活动后才出现吸气性喉鸣及呼吸困难	肺呼吸音清晰，心率无改变

续表

分度	临床表现	体征
Ⅱ度	安静时也出现喉鸣及吸气性呼吸困难	可闻及传导音或管状呼吸音，心率较快
Ⅲ度	喉鸣和吸气性呼吸困难，阵发性烦躁不安，口唇及指、趾端发紫，口周发青或苍白，双眼圆睁，惊恐万状，头面出汗	呼吸音明显降低或听不见，心音较低钝，心率加快
Ⅳ度	渐呈衰竭、昏睡状态，由于无力呼吸，表现暂时安静，三凹征也不明显，但面色苍白发灰	呼吸音几乎全消失，似有气管传导音，心音钝弱，心率或快或慢，不规律

二、护理要点

保持呼吸道通畅	有严重缺氧征象或有Ⅲ度喉梗阻者及时行气管切开。保持室内空气清新，温湿度适宜，用布地奈德混悬液雾化吸入，迅速消除喉头水肿
维持正常体温	体温超过38.5℃时给予物理降温。一般情况不用镇静药，若患儿过于烦躁不安，遵医嘱给予异丙嗪；避免使用氯丙嗪，以免使喉头肌松弛，加重呼吸困难
预防感染	加强体格锻炼，进行户外活动，避免到人多拥挤的场所，避免过度劳累

第三节　急性支气管炎

临床表现及护理措施

临床表现	咳嗽为主要症状，初为干咳，以后有痰，婴幼儿全身症状较明显，双肺呼吸音粗，或有不固定、散在的干湿啰音
	可发生一种特殊的支气管炎——哮喘性支气管炎：又称喘息性支气管炎，泛指一组以喘息为突出表现的婴幼儿急性支气管感染。主要特点有： ①多见于有湿疹或其他过敏史的婴幼儿 ②有类似哮喘的临床表现，如呼气性呼吸困难，肺部叩诊呈鼓音，听诊两肺布满哮鸣音及少量粗湿啰音 ③部分病例复发，大多与感染有关 ④近期预后大多良好，3～4岁后发作次数减少渐趋康复，但少数可发展为支气管哮喘

续表

护理	①控制感染、止咳、化痰（复方甘草剂）、平喘（氨茶碱），一般不用镇咳药或镇静药，以免抑制咳嗽反射，影响痰液咳出 ②保持室内空气新鲜，温湿度适宜；避免剧烈活动；鼓励多饮水，经常更换体位 ③鼓励有效咳嗽；痰液黏稠者用超声雾化吸入；分泌物多时用吸引器吸痰 ④若有呼吸困难、发绀，应给予吸氧。观察体温变化，体温在38.5℃以上时应采取物理降温或药物降温，防止发生惊厥 ⑤口服止咳糖浆后不要立即喝水

第四节　小儿肺炎

一、临床表现

1. 轻症肺炎和重症肺炎

轻症肺炎	症状	发热、咳嗽、气促（达40～80次/分），可有鼻翼扇动、点头呼吸、三凹征、唇周发绀；肺部可听到较固定的中、细湿啰音，以背部、两肺下方、脊柱两旁较易听到，深吸气末更为明显
	体征	肺部固定的中、细湿啰音
重症肺炎	呼吸系统和全身中毒症状，常有循环、神经和消化系统受累的表现	
	循环系统	呼吸困难加重，呼吸加快（>60次/分），烦躁不安，面色苍白或发绀，心率增快（婴儿>180次/分，幼儿>160次/分），心音低钝或出现奔马律，颈静脉怒张。肝脏迅速增大时警惕心力衰竭，中毒性心肌炎；突然极度烦躁不安，明显发绀，面色苍白或发灰，指（趾）甲微血管再充盈时间延长；以上三项不能用发热、肺炎本身和其他合并症解释。少尿或无尿，眼睑或双下肢水肿
	消化系统	中毒性肠麻痹（腹胀明显），消化道出血（呕吐咖啡样物，柏油样便，大便潜血阳性）
	神经系统	中毒性脑病
并发症	脓胸、脓气胸、肺大疱等	

2. 几种不同病原体所致肺炎的特点

项目	呼吸道合胞病毒肺炎	腺病毒肺炎	金黄色葡萄球菌肺炎	肺炎支原体肺炎
好发年龄	1岁以内	6个月至2岁	新生儿及婴幼儿	学龄期儿童
临床特点	喘憋、口唇发绀、鼻扇及三凹症常伴有肺气肿和支气管周围炎	稽留热、喘憋，多在发热3～7日后开始出现肺部湿啰音，胸片有大小不等的片状阴影或融合成大病灶	弛张热，中毒症状明显，易并发脓胸、脓气胸	刺激性干咳为突出表现，X线可见均一的实变影，首选大环内酯类抗生素，如红霉素、罗红霉素及阿奇霉素，青霉素和头孢无效

二、护理措施

环境	病室定时通风换气，室温维持在18~22℃，湿度60%为宜，嘱患儿卧床休息，减少活动，各种处置应集中进行
氧疗	①一般用鼻导管给氧，氧流量为0.5L～1L/min，氧浓度不超过40% ②缺氧明显者用面罩给氧，氧流量为2L～4L/min，氧浓度为50%～60%
保持呼吸道通畅	有效咳嗽，根据病灶的部位取不同的体位，五指并拢、稍向内合掌呈空心状，由下向上、由外向内轻拍背部；痰液黏稠者使用雾化吸入；必要时应用吸引器吸痰
营养及水分的补充	多饮水，进食高热量、高蛋白、高维生素、易消化饮食，少量多餐；哺母乳者应抱起喂，防止呛咳。进食困难者，按医嘱静脉补充营养；重症患儿应准确记录24小时出入量。严格控制静脉点滴速度，以免发生心力衰竭
观察病情	①患儿出现烦躁不安、面色苍白、呼吸加快＞60次/分、且心率＞180次/分、心音低钝、奔马律、肝在短时间内急剧增大等心衰表现，考虑肺炎合并心力衰竭，应减慢输液速度，及时报告医师，做好抢救的准备 ②若患儿咳粉红色泡沫样痰，吸入20%～30%乙醇湿化氧气，每次吸入不宜超过20分钟 ③若患儿有烦躁或嗜睡、惊厥、昏迷、呼吸不规则、肌张力增高等颅内高压表现时，应立即报告医师，并共同抢救 ④观察有无腹胀、肠鸣音减弱或消失、呕吐、便血等情况发生，以便及时发现中毒性肠麻痹及胃肠道出血 ⑤若患儿病情突然加重，体温持续不降或退而复生，咳嗽和呼吸困难加重，面色青紫，应考虑发生脓胸或脓气胸的可能，及时报告医生并配合抢救

高频考点速记

1. 小儿上呼吸道感染时炎症向邻近器官蔓延导致咽后壁脓肿；小儿患上呼吸道感染后，可引起的变态反应性疾病是风湿热。

2. 支气管肺炎区别于支气管炎的关键是两肺细湿啰音。

3. 肺炎患儿，使用抗生素的原则为早期、联合、足量、足疗程，重症患儿宜静脉给药；用药时间应持续至体温正常后5～7天，临床症状消失后3天。

第六章　循环系统疾病患儿的护理

必备考点精编

1. 先天性心脏病的分类

（1）根据分流分类

类型	名称	特点	常见疾病
左向右分流型	潜伏青紫型	暂时性青紫	房间隔缺损、室间隔缺损和动脉导管未闭
右向左分流型	青紫型	持续性青紫	法洛四联症、大动脉错位
无分流型	无青紫型	常无青紫	心力衰竭

（2）根据缺损分类

<table>
<tr><th>根据缺损位置</th><td colspan="2">流出道缺损；流入道缺损；膜部缺损；左室右房通道缺损</td></tr>
<tr><th rowspan="3">根据缺损的大小</th><td>小型室间隔缺损（Roger病）</td><td>缺损直径≤5mm，血流动力学变化不大，可无症状</td></tr>
<tr><td>中型室间隔缺损</td><td>缺损直径5～10mm缺损较大，分流量较多</td></tr>
<tr><td>大型室间隔缺损</td><td>缺损直径大于10mm</td></tr>
</table>

2. 常见先天性心脏病

<table>
<tr><th>疾病</th><th>房间隔缺损</th><th>室间隔缺损</th><th>动脉导管未闭</th><th>法洛四联症</th></tr>
<tr><td>类型</td><td colspan="3">左向右分流型、潜伏青紫型</td><td>右向左分流型</td></tr>
</table>

续表

疾病	房间隔缺损	室间隔缺损	动脉导管未闭	法洛四联症
症状	①缺损小：可无明显症状 ②缺损大：乏力、体型瘦长；当哭闹、患肺炎或心力衰竭时，可出现暂时性青紫	①最常见的先心病 ②缺损小：可无明显症状 ③大、中型缺损：喂养困难、面色苍白、发育落后、肺部感染 ④随病情发展可出现持久性青紫（艾森曼格综合征）	①动脉导管在生后10～15天关闭 ②导管细：症状较轻或无症状 ③导管粗：活动后气急，呼吸道感染及充血性心衰。声音嘶哑（肺动脉压迫喉返神经） ④表现为气急、咳嗽、乏力、多汗、生长发育落后等	①肺循环血流量减少：青紫（最早、最主要症状呈持续性）、杵状指、蹲踞、可有阵发性晕厥） ②4个畸形：肺动脉狭窄、室间隔缺损、主动脉骑跨、右心室肥厚，以肺动脉狭窄为主
并发症	呼吸道感染、充血性心力衰竭	支气管炎、支气管肺炎、充血性心力衰竭	充血性心力衰竭、感染性心内膜炎	脑血栓、脑脓肿、亚急性细菌性心内膜炎

3. 护理措施

休息	恢复心脏功能的重要条件
供给充足营养	供给充足能量、蛋白质和维生素，保证营养需要。心功能不全时有水钠潴留者，应根据病情，采用无盐或低盐饮食
预防感染	注意体温变化，按气温改变及时加减衣服。注意保护性隔离，以免交叉感染。室温20～22℃，湿度55%～60%。做小手术如拔牙时，应给予抗生素预防感染，防止感染性心内膜炎的发生
注意观察病情，防止并发症发生	①防止法洛四联症患儿因活动、哭闹、便秘引起缺氧发作，一旦发生应将小儿置于膝胸卧位，同时给予吸氧，并与医师合作给予吗啡及普萘洛尔 ②法洛四联症患儿血液黏稠度高，发热、出汗、吐泻时，加重血液浓缩易形成血栓，因此要注意供给充足液体 ③观察有无心率增快、呼吸困难、端坐呼吸、吐泡沫样痰、水肿、肝大等心力衰竭的表现，如出现上述表现，立即置患儿于半卧位，给予吸氧，及时与医师取得联系，并按心衰护理

续表

用药护理	①每次应用洋地黄前应测量脉搏，婴儿脉率小于90次/分，年长儿小于70次/分时，需暂停用药并报告医师 ②严格按剂量服药。口服药则要与其他的药物分开服用。如患儿服药后呕吐，要与医师联系，决定补服或用其他途径给药 ③出现心率过慢、心律失常、恶心呕吐、食欲减退、视力模糊、黄绿视、嗜睡、头晕等毒性反应时，应停服洋地黄，并与医师联系及时采取相应措施
注意大便通畅，防止便秘	多食含纤维素丰富的食物，病儿超过2天无大便应立即报告医师处理，遵医嘱给缓泻剂，禁止下地独自排便，防止发生意外
水肿病儿护理	给无盐或少盐、易消化饮食；每周测量体重2次；严重水肿时，每日测体重1次；每日做皮肤护理2次

高频考点速记

1. 属于右向左分流型的先天性心脏病是法洛四联症。

2. 法洛四联症是由以下4种畸形组成：①肺动脉狭窄；②室间隔缺损；③主动脉骑跨；④右心室肥厚。

3. 法洛四联症的主要临床表现为青紫。

4. 法洛四联症患儿缺氧发作时，应立即采取的体位是膝胸卧位。

5. 法洛四联症患儿保证入量的目的是防止血栓栓塞。

第七章　血液系统疾病患儿的护理

必备考点精编

第一节　营养性缺铁性贫血

1. 临床表现　皮肤黏膜苍白、异食癖、烦躁不安或萎靡不振，精神不集中，记忆力、智力多数低于同龄儿，反甲等，小细胞低色素性贫血以血清铁蛋白减少和铁剂治疗有效为特点。

2. 护理措施

合理安排饮食	做好喂养指导，提倡母乳喂养，及时添加肝、瘦肉、鱼等含铁丰富且吸收率高的辅食（早产儿从2个月开始，足月儿从4个月开始）。婴幼儿食品应加入适量铁剂进行强化
正确应用铁剂	①口服铁剂应从小剂量开始，同时服用维生素C，忌与影响铁吸收的食品，如茶、咖啡、牛乳、钙片、植酸盐等同服。使用吸管，服用后漱口，避免牙齿染黑。铁在肠道内生成硫化铁，大便呈黑色 ②注射铁剂：需深层肌内注射，采用“Z”形注射法，经常更换注射部位，减少疼痛与硬结形成 ③疗效判断：用药2~3日后，网织红细胞开始上升，5~7日达高峰，1~2周后血红蛋白逐渐上升说明治疗有效，血红蛋白恢复正常后再继续服用铁剂2个月
其他	①适当安排休息和活动 ②预防感染、防止心力衰竭

第二节　营养性巨幼细胞贫血

1. 临床表现

（1）患儿皮肤、面色苍黄，虚胖、毛发稀疏、贫血、神经精神症状（动作及智力发育落后是维生素B_{12}缺乏患儿的特征性表现）。

（2）缺铁性贫血为贮存铁减少的小细胞低色素性贫血；巨幼细胞性贫血是缺乏维生素B_{12}和（或）叶酸减少的大细胞性贫血；再生障碍性贫血为全血细胞均减少的正细胞正色素性贫血。

2. 护理措施

补充维生素B_{12}和（或）叶酸	①改善哺乳母亲营养，及时添加富含维生素B_{12}和叶酸的辅食，如动物肝、肾、肉类、蛋类及绿色蔬菜、酵母、谷类等 ②维生素C能促进叶酸吸收；恢复期应加用铁剂，防止红细胞增加过快出现缺铁
适当安排休息和活动	一般不需卧床
防止患儿受伤	出现震颤者，可在上下牙间垫缠有纱布的压舌板或牙垫，防止咬伤舌头；烦躁、震颤严重甚至抽搐者，可酌情按医嘱给予镇静剂

第三节 免疫性血小板减少症

1. 临床表现

分类	表现
急性型（多见）	约占70% ~90%。多数发病前1~6周有病毒感染史；皮肤、黏膜出血，四肢为多，在易于碰撞的部位更多见，多呈自限性，80% ~90%在1 ~6个月内自然痊愈，10% ~20%患儿呈慢性病程，病死率约为1%，主要致死原因为颅内出血
慢性型	病程超过6个月，多见于6 ~10岁，症状轻；主要为皮肤黏膜出血，可持续性或反复发作性出血，约1/3患儿发病数年后自然缓解

2. 护理措施

控制出血	口、鼻黏膜出血可用浸有1%麻黄碱或0.1%肾上腺素的棉球、纱条或明胶海绵局部压迫止血
密切观察病情变化	观察皮肤瘀点、瘀斑变化，监测血小板数量变化。监测生命体征，观察神志、面色，记录出血量。如面色苍白加重，呼吸、脉搏增快，出汗，血压下降提示可能有失血性休克；若患儿烦躁、嗜睡、头痛、呕吐，甚至惊厥、昏迷等提示可能有颅内出血；若呼吸变慢或不规则，双侧瞳孔不等大，对光反射迟钝或消失提示可能合并脑疝

续表

避免损伤	急性期应减少活动，明显出血时应卧床休息。尽量减少肌内注射或深静脉穿刺抽血。忌玩锐利玩具，限制剧烈运动。禁食坚硬、多刺的食物。保持大便通畅，防止用力大便时腹压增高而诱发颅内出血
其他	避免使用阿司匹林等损伤血小板的药物

高频考点速记

1. 患儿诊断为营养性缺铁性贫血，铁剂治疗应注意：①在两餐之间或餐后服用。②可与维生素C、果汁等同服，促进铁吸收。③避免与牛奶、茶、蛋类、抗酸药物同服。④用吸管服药，服药后漱口，以防牙齿被染黑。

2. 女婴，4个月。足月顺产。护士在家访时，为预防小儿营养性缺铁性贫血，应重点指导家长添加蛋黄。

3. 患儿，男，9个月。人工喂养，面色苍白1个月，肝、脾增大。血红细胞大小不等，以小细胞为主，中心淡染区扩大；白细胞及血小板正常，最可能的疾病为营养性缺铁性贫血。

4. 小儿营养性缺铁性贫血应主要补充铁剂。

5. 含铁量最少的食物是奶类，应多食肝、瘦肉、鱼、木耳、菠菜等。

6. 小儿营养性巨幼细胞贫血应主要补充叶酸。

第八章　泌尿系统疾病患儿的护理

必备考点精编

第一节　急性肾小球肾炎

1. 临床表现

临床表现	前驱感染	链球菌感染后1～3周发病，以上呼吸道或脓皮病为主
	水肿	下行性，最早出现和最常见的表现；晨起明显，眼睑、面部水肿，非凹陷性，严重者可伴有尿量减少
	血尿	几乎所有患者都会出现，肉眼血尿多在1～2周消失，镜下血尿可持续数月
	高血压	一般轻中度增高，由水、钠潴留血容量扩大所致，1～2周后随尿量增多而降至正常
	蛋白尿	程度不等
并发症		①严重循环充血：常发生在起病1周内，血浆容量增加而出现循环充血；表现为气促、发绀、频咳、端坐呼吸、咳粉红色泡沫样痰、两肺底湿啰音，心率增快，甚或出现奔马律，肝脏肿大，颈静脉怒张，静脉压增高 ②高血压脑病：由于脑血管痉挛，导致缺血、缺氧、血管渗透性增高而发生脑水肿。表现为剧烈头痛，恶心呕吐，视物模糊或一过性失明，血压突然上升，严重者突然出现惊厥、昏迷 ③急性肾衰（尿少、尿闭）：常出现尿少、尿闭等症状，引起暂时性氮质血症、电解质紊乱和代谢性酸中毒，一般持续3～5日，尿量增多后病情好转。若持续数周仍不恢复，预后严重

2. 护理措施

休息	一般起病2周内应卧床休息，待水肿消退、血压降至正常、肉眼血尿消失后，可下床轻微活动。红细胞沉降率恢复正常可上学，但需避免体育活动；Addis计数正常后恢复正常生活
饮食	少尿时期，限制钠盐摄入，每日食盐量1～2g；严重病例钠盐限制于每日60mg/kg；有氮质血症时应限制蛋白质的入量，每日0.5g/kg；供给高糖饮食以满足小儿能量的需要
观察病情变化	①观察尿量、尿色，准确记录24小时出入量，每日或隔日测体重1次，每周留尿标本，送尿常规检查2次。如尿量持续减少，出现头痛、恶心、呕吐等，要警惕急性肾衰的发生 ②若出现血压突然升高、剧烈头痛、呕吐、一过性失明、惊厥等，提示高血压脑病 ③密切观察呼吸、心率、脉搏等变化，警惕严重循环充血的发生
健康教育	强调限制患儿活动是控制病情进展的重要措施。彻底清除感染灶是预防的主要措施，出院后适当限制活动，定期门诊随访是彻底痊愈的重要保证

第二节 原发性肾病综合征

1. 临床表现

发病特点	三高一低（四大特征）	①大量蛋白尿：是最根本的病理生理改变，导致其他表现的基本病因 ②低白蛋白血症：大量蛋白丢失所致 ③高脂血症 ④水肿：血浆胶体渗透压下降所致
单纯性肾病	水肿	2～7岁最常见，晨起眼睑显著，可凹性，以颜面、下肢、阴囊明显
肾炎性肾病	学龄期，四大特征+明显血尿、高血压、血清补体下降和不同程度的氮质血症	
并发症	感染	主要并发症和死亡原因，呼吸道感染最多见（肺炎链球菌为主）
	血栓	多见于肾静脉（突发腰痛、出现血尿）、下肢静脉
	其他	肾功能不全（最终后果）；电解质紊乱和低血容量；生长延迟

2. 护理措施

休息	除严重水肿和高血压外，一般无需卧床休息，严重腹水时取半卧位
饮食	优质蛋白（富含必需氨基酸的动物蛋白），热量充分。明显水肿或高血压时短期限制钠盐的摄入，一般供盐1～2g/d，因患儿水肿是低蛋白血症所致，过分限制易造成低钠血症及食欲下降。蛋白质的摄入控制在1.5～2g/kg
皮肤	臀部及四肢水肿可垫棉圈，或用气垫床；腋窝及腹股沟处每日擦洗1～2次；阴囊水肿用棉垫或吊带托起；严重水肿者应尽量避免肌内注射，药物不易吸收

第三节 泌尿道感染

一、临床表现

1. 急性感染

分期	全身症状	局部症状
新生儿期	发热、体温不升、拒乳、嗜睡、惊厥	尿路刺激症状多不明显
婴幼儿期	高热、呕吐、面色苍白、腹胀、腹泻等，甚至出现精神萎靡和惊厥	尿路刺激症状；排尿时哭闹，排尿中断，夜间遗尿
儿童期	发热（上尿路感染）	①有些以遗尿为首发症状 ②上尿路感染：腹痛、肾区叩痛、遗尿 ③下尿路感染：尿路刺激症状

2. 慢性感染　指病程在6个月以上，可无明显症状，也可间断表现为发热、脓尿、菌尿等，或反复发作伴有乏力、贫血、体重减轻及肾功能减退。

二、护理措施

休息与饮食	急性期需卧床休息，鼓励患儿大量饮水；给予足够热量、丰富的蛋白质和维生素，易消化的食物，发热患儿给予流质或半流质饮食
控制感染	选用有效的抗生素，急性感染第1次发作，疗程10～14天；感染控制后改用小剂量长程抑菌治疗，疗程可持续4～6个月；小婴儿勤换尿布，尿布用阳光暴晒或开水烫洗晒干，必要时煮沸高压消毒
对症护理	高热、头痛、腰痛的患儿遵医嘱应用解热镇痛剂；服用磺胺药时应多喝水
健康教育	①为婴儿勤换尿布，幼儿不穿开裆裤或紧身裤，女孩清洗外阴时从前向后擦洗，防止肠道细菌污染尿道，防止复发与感染 ②疗程结束后每月随访1次，连续3个月，反复发作者每3～6个月复查1次，共2年或更长

高频考点速记

1. 急性肾小球肾炎的主要临床表现为前驱感染、血尿、水肿、蛋白尿、高血压。

2. 急性肾小球肾炎急性期时，应限制水和钠盐的摄入，每日食盐量1～2g。

3. 急性肾小球肾炎小儿可以恢复上学的标准是血沉正常。

4. 小儿肾病综合征常见的并发症是感染、血栓形成、电解质紊乱。

5. 患儿，男，5岁。因面部水肿2周，诊断为肾病综合征收入院。现患儿阴囊皮肤薄而透明，水肿明显。应及时采取的措施是用丁字带托起阴囊，并保持干燥。

6. 单纯性肾病发病年龄多为2～7岁，主要表现为全身凹陷性水肿。

7. 肾病综合征患儿水肿或高血压时，应选择的饮食是低盐饮食。

8. 肾病综合征患者除严重水肿和高血压外，一般无需绝对卧床休息，即使卧床也要经常变换体位。

9. 为帮助患儿减轻眼睑水肿，最简单有效的方法是抬高患儿床头。

第九章　神经系统疾病患儿的护理

必备考点精编

第一节　化脓性脑膜炎

1. 临床表现

一般表现	急性发热、惊厥、意识障碍、颅内压增高、脑膜刺激征以及脑脊液脓性改变	
暴发型	发热、头痛、呕吐、烦躁、抽搐等，脑膜刺激征阳性，可24小时内死亡	
亚急型	①呼吸道或胃肠道感染病史 ②婴幼儿表现为发热、呕吐、烦躁、易激惹、目光凝视、惊厥、昏迷等 ③新生儿缺乏典型的症状和体征，起病时的表现与新生儿败血症相似，有发热或体温波动、面色青灰拒乳凝视、哭声调高而尖，心率慢，青紫、惊厥 ④神经系统表现为嗜睡、前囟紧张膨隆，但脑膜刺激征不明显	
并发症	硬脑膜下积液	①是最易出现的并发症；颅骨透照试验阳性+诊断性穿刺可明确诊断 ②发生率较高，主要发生在1岁以下的婴儿。经化脓性脑膜炎治疗48～72小时后出现进行性加重者，首先应怀疑本病的可能性。硬脑膜下穿刺放出积液
	脑积水	脑脊液循环发生粘连阻塞
	脑室管膜炎	多见于病程初期未及时治疗的婴儿

2. 护理措施

控制感染	早期、足量、足疗程、联合用药 ①使用敏感性抗生素：至少是2～3周或脑脊液正常后停药 ②对肺炎链球菌和流感嗜血杆菌脑膜炎，静脉滴注有效抗生素10～14日，其中，脑膜炎球菌者7日，金黄色葡萄球菌和革兰阴性杆菌脑膜炎应21日以上
降温	多饮水，体温大于38.5℃，在30分钟内使体温降至正常水平，降温的方法可用物理降温（头枕冰袋、乙醇擦浴、温水浴），药物降温（阿苯片、对乙酰氨基酚、阿司匹林等），每4小时测体温1次，并记录
控制惊厥	首选地西泮；次选鲁米那、水合氯醛
预防脑疝	脉搏减慢、呼吸节律不规则、瞳孔不等大等圆、对光反射减弱或消失时，警惕脑疝发生，20%甘露醇每次1～2g/kg 30分钟内静脉推注
休息	绝对卧床休息，室温18～22℃，湿度50%～60%
饮食	高蛋白、高热量、高维生素饮食，不能进食者，给予鼻饲
观察病情	评估窒息危险发生的程度，观察皮肤弹性、黏膜湿润的程度、神志、瞳孔的变化，15～30分钟巡视病房1次，每4小时测体温、脉搏、呼吸、血压并记录；如有异常（脉搏减慢、呼吸节律不规则、瞳孔不等大等圆、对光反射减弱或消失）遵医嘱给予镇静药（地西泮）、脱水药（20%甘露醇每次1～2g/kg30分钟内静脉推注），嘱侧卧位或头偏向一侧，备好吸痰用物
防止并发症	评估皮肤情况及可能受损程度。保持皮肤（尤其是臀部）清洁、干燥。及时更换潮湿的衣服，先穿患侧，再穿健侧，脱衣服时，应先脱健侧，再脱患侧

第二节　病毒性脑膜炎、脑炎

1. 临床表现

病毒性脑膜炎	急性起病，发热、恶心、呕吐，意识多不受累，脑膜刺激征（+）
病毒性脑炎	病程大多2～3周，有不同程度的意识障碍，惊厥、脑疝，甚至发生呼吸、循环衰竭而死亡

2. 护理措施

维持正常体温	出汗后及时更换衣物，体温＞38.5℃给予物理降温或遵医嘱药物降温
病情观察	平卧位，一侧背部稍垫高，头偏向一侧；上半身可抬高20°～30°，利于静脉回流，降低脑静脉窦压力，降颅压。每2小时翻身1次，拍背排痰，密切观察瞳孔及呼吸
促进肢体功能恢复	保持瘫痪肢体于功能位置

第三节　急性感染性多发性神经根神经炎

1. 临床表现

（1）急性、对称性、弛缓性肢体瘫痪，伴有周围性感觉障碍（手套或袜套状感觉减退），脑神经障碍（患侧眼裂增大、角向健侧歪斜）。

（2）急性呼吸衰竭是本病死亡的主要原因。

2. 护理措施

呼吸功能维持	每2～4小时观察患儿神志、面色、生命体征及胸廓起伏的深度，有无呼吸肌麻痹，及时行气管插管，机械通气，低流量吸氧
饮食	给予高蛋白、高热量、高维生素、易消化的饮食，少量多餐
对症护理	体温增高时可给予物理降温或药物降温，每4小时测体温1次，定时翻身，防止压疮发生
预防感染	病室每日空气消毒2次，缩短探视的时间与次数。严格执行无菌操作技术
功能锻炼	急性期保持瘫痪肢体功能位置，肢体做被动锻炼；恢复期鼓励患儿进行肢体的被动或主动功能锻炼，如吹气球、手握笔

第四节 脑性瘫痪

一、临床表现

1. **共同表现** 一半以上瘫痪患儿合并智力低下、听力和语言发育障碍。

2. **分型**

类型	病变部位	表现
痉挛型（最常见）	双侧锥体束	最常见，约占全部病例的50%~60%。肌张力增高尤以下肢明显，呈“剪刀样”畸形
手足徐动型	基底节	无目的、不自主的动作或动作过多
共济失调型	小脑	步态不稳
混合型	—	智力低下，运动障碍

二、护理措施

早诊断、早治疗	促进正常运动发育，抑制异常运动和姿势
防止外伤与意外	勿强行按压患侧肢体，以免引起骨折
功能训练	康复治疗的重点，如体能、技能、语言训练
健康教育	做好产前保健、避免早产和新生败血症、预防新生儿缺氧。血型不合者应及早给予母体预防措施，防止发生胆红素脑病

第五节 注意缺陷多动障碍

临床表现及护理措施

临床表现	注意力缺陷	是必有表现之一，患儿注意力短暂、易随环境转移，在玩和学习时往往心不在焉。做事有始无终，对各方面的刺激都起反应，听课不专心

续表

临床表现	活动过度	兴奋多动，爬高上梯，不得安定。上课时小动作不停，摇椅转身，离位走动，叫喊讲话，翻箱倒柜，干扰别人活动，引人厌烦
	其他	患儿缺乏克制力、任性冲动，伴有学习困难，神经发育障碍或延迟（如精细协调动作笨拙、语言发育延迟、智力偏低）等
护理措施	用药	从小剂量开始，白天早餐后顿服，节假日停药，6岁以下及青春期以后原则上不用药
	一般护理	评估睡眠形态紊乱的程度，保持室内空气新鲜，睡眠前，不听兴奋的音乐，用温水洗脚，关闭门窗，拉上窗帘，创造睡眠环境，指导患儿不做危险动作，防止受伤等
	心理护理	①寻找病因，驱除致病因素，对患儿要有耐心，避免打骂、要善于发现患儿的优点，给予表扬，以提高患儿的自信心 ②对于攻击行为，应制止，不可忽视，告诉家长应与学校取得联系，不要歧视患儿，共同教育，共同管理，使患儿的行为得到控制

高频考点速记

1．患儿，男，16个月。诊断为“化脓性脑膜炎”。今晨出现烦躁不安，喷射性呕吐，右眼斜视，前囟饱满，肌张力增高，呼吸节律不整。遵医嘱使用甘露醇降低颅内压，30分钟内快速静脉输完药液。

2．患儿，男，6个月。吐奶、拒食、嗜睡2天。查体：面色青灰，前囟紧张，脐部有少许脓性分泌物。该患儿最可能的医疗诊断是化脓性脑膜炎。

3．患儿，男，6个月。化脓性脑膜炎，经正规治疗后，脑脊液正常，但头围进行性增大。该患儿最可能合并脑积水。

4．婴儿化脓性脑膜炎，脑膜刺激征出现较晚是因为囟门未闭所起的缓冲作用。

5．患儿，男，6个月。左耳流脓2天后出现高热、抽搐2次。

查体：左外耳道牵涉性疼痛，前囟紧张，脑膜刺激征阳性。最可能诊断为中耳炎合并化脓性脑膜炎。

6．化脓性脑膜炎最易出现的并发症是硬脑膜下积液。

7．吉兰-巴雷综合征患儿呼吸肌麻痹时的护理重点是呼吸功能维持。

8．脑瘫患儿康复治疗的重点是功能训练。

9．共济失调型脑瘫病变主要部位是小脑。

10．脑瘫最常见的类型是痉挛型脑瘫。

11．锥体束受累引起的脑瘫为痉挛型脑瘫。

12．小脑受累引起的脑瘫为共济失调型脑瘫。

13．患儿，男，5岁。幼儿园老师反映上课时不停摇椅，多跑动，不专心，不能完成手工作业，但智力正常。最可能的诊断是注意缺陷多动障碍。

14．注意缺陷多动障碍是以多动、注意力不集中、有攻击行为、参与事件能力差但语言与智力基本正常为其特点的一组神经精神系统综合征。

15．护理注意力缺陷多动障碍的患儿时，对于攻击行为应制止，不可忽视。

第十章 结缔组织疾病患儿的护理

必备考点精编

第一节 风湿热

1．临床表现 轻重不一，取决于疾病侵犯的部位和程度，3岁以下少见，好发年龄为5～15岁。

项目	特点
发热	50%～70%，最常见，轻中度发热，热型不规则
关节炎	50%~60%，游走性、多发性、同时侵犯数个大关节，愈后无强直或畸形
心脏炎	最严重；最常侵犯二尖瓣、其次是主动脉瓣，初次发作时以心肌炎和心内膜炎最多见，同时累及心肌、心内膜和心包膜者（称为全心炎）。年龄愈小，心脏受累的机会愈多
皮肤症状	环形红斑（特征性红斑）（最常见）、皮下结节
舞蹈病	无目的、不自主的躯干或肢体的动作

总结：风湿热的特点为“舔过”关节、“咬住”心脏。

2．护理措施

休息	急性期无心脏炎	卧床休息1个月
	有心脏炎无心力衰竭	卧床至少2～3个月
	心脏炎伴充血性心力衰竭	卧床6个月后逐渐恢复正常活动
用药	①阿司匹林：饭后服用或同服氢氧化铝减少胃刺激 ②泼尼松：不良反应为满月脸、感染、向心性肥胖、消化道溃疡等 ③心力衰竭者加用洋地黄制剂，用药期间注意洋地黄中毒，警惕有无心律过缓	

续表

疼痛	用热水袋热敷局部关节以止痛
预防	①首选卡星青霉素（儿童病人最少预防至18岁，成人病人预防不短于5年） ②风湿性心脏病者，宜终身药物预防
教育	积极控制咽喉部链球菌感染；手术摘除前，青霉素预防性治疗

第二节　幼年特发性关节炎

1. 定义　幼年特发性关节炎（JIA）是儿童时期常见的风湿性疾病，以慢性关节滑膜炎为主要特征，伴全身多脏器功能损害，是小儿时期残疾或失明的重要原因。

2. 临床表现

全身型	以全身症状起病，发热（弛张热）和一过性多形性皮疹（以胸部和四肢近端多见）为典型症状。多见于2～4岁幼儿。关节症状轻，胸膜、心包或心肌可受累，肝脾淋巴结有不同程度肿大
多关节型	大关节受累（≥5个），进行性多发性关节炎，由一侧发展到对侧。由指趾等小关节发展到膝踝肘等大关节。先呈游走性，后固定对称；晨僵、畸形和强直
少关节型	侵犯单个或4个以内的关节，以膝、踝、肘大关节为主，多无严重功能障碍。约占40%～50%，少数患儿伴虹膜睫状体炎，因其可致失明，故应对患儿每3～4个月定期进行裂隙灯检查，以便早期发现，及时治疗
与附着点炎症相关的关节炎	男孩多见，多于8～15岁儿童起病，以骶髂关节、脊柱和四肢大关节的慢性炎症为主
银屑病性关节炎	1个或更多的关节炎合并银屑病

3. 护理措施

减轻关节疼痛，维护关节功能	急性期应卧床休息，指导做被动关节运动和按摩，急性期过后尽早开始康复治疗
用药	①快作用类（非甾体抗炎药，不能防止关节畸形和强直）、慢作用类（病情缓解药）、皮质激素（内脏受累者早期使用）和免疫抑制剂 ②不良反应：常见胃肠道反应，对凝血功能、肝、肾和中枢神经系统也有影响。长期用药应每2~3个月检查血常规、肝肾功能
降低体温	高热时采用物理降温法，有皮疹者忌用乙醇擦浴
饮食	高热量、高蛋白、高维生素、易消化饮食，摄入充足水分及热量
康复	急性期过后尽早开始关节康复治疗

第三节　过敏性紫癜

1. 临床表现　多急性起病，病前1 ~ 3周有上呼吸道感染史，病变主要累及皮肤、消化道、关节及肾脏等。主要见于学龄期儿童，男女发病比例2 : 1，冬春季多见。病程迁延反复，但预后良好。

皮肤紫癜	①常为首发症状，见于下肢和臀部，以下肢伸面为多，对称分布 ②典型紫癜变化规律：起初紫红色斑、斑丘疹压之褪色，高出皮肤，可有轻度痒感。此后红斑中心发生点状出血，颜色加深呈紫红色，压之不褪色
消化道症状	约有2/3患儿可出现消化道症状，多出现在皮疹发生1周内
	患儿突发腹痛伴恶心呕吐或便血，腹痛位于脐周或下腹部，是由于肠道病变引起肠蠕动增强或痉挛所致。此型临床称为“腹型”
关节疼痛及肿胀	约1/3患儿出现关节肿痛，多累及膝、踝、肘等关节，可单发亦可多发，呈游走性，一般无红、热，有积液，不遗留关节畸形。偶尔关节炎出现在紫癜前1~2日，此型临床称“关节型”

续表

肾脏症状	约30%~50%的患儿有肾脏损害的临床表现，多数患儿出现血尿、蛋白尿及管型，伴血压增高和水肿，称为紫癜性肾炎
	一般患儿肾损害较轻，个别重症出现大量蛋白尿、氮质血症、高血压或高血压脑病，极少数因急性肾衰竭死于尿毒症。此型临床称为“肾型”
同时存在几种临床表现时称“混合型”	

2．护理措施

休息	急性期应卧床休息
避免诱因	花粉过敏体质者宜减少外出，外出时应戴口罩，不要食用易过敏的鱼、虾、牛奶等，多吃蔬菜、水果。预防上呼吸道感染
密切观察病情	观察有无腹痛、便血等情况，有消化道出血时，应卧床休息，限制饮食，给予无渣流食；出血量多时，要考虑输血并禁食，经静脉补充营养
减轻或消除关节肿痛与腹痛	①对关节型病例保持患肢功能位置，协助患儿选取舒适体位：膝下放一小平枕，使膝关节处于伸展位；根据病情使用热敷或冷敷，教会患儿用放松、娱乐等方法减轻疼痛。做好日常生活护理 ②遵医嘱使用肾上腺皮质激素，以缓解关节痛和解除痉挛性腹痛
复查	有肾及消化道症状者，宜在症状消失后3个月复查

第四节　皮肤黏膜淋巴结综合征

1．临床表现

发热	起病急，是出现最早的症状，持续1~2周，呈稽留热或弛张热
皮肤表现	出现向心性、多形性皮疹；手足皮肤有广泛性硬性水肿，典型特点为早期手掌和脚底出现潮红，恢复期指、趾端膜状脱皮（甲下与皮肤交界处）
黏膜表现	口腔咽部黏膜呈弥漫性充血，唇红、干燥、皲裂、出血或结痂，舌乳头突起呈“杨梅舌”

续表

颈淋巴结表现	肿大但表面不红，无化脓
心脏表现	是最严重的表现，心肌梗死和巨大冠状动脉瘤破裂可致心源性休克甚至猝死

2．护理措施

基础护理	急性期绝对卧床休息，保证病室温湿度适宜。警惕高热惊厥的发生
促进皮肤、口腔黏膜恢复正常功能	每次便后清洗臀部，勤剪指甲，以免抓伤、擦伤；口腔溃疡涂碘甘油以消炎止痛，每日用生理盐水洗眼1～2次，也可涂眼膏
观察病情	监测患儿有无心血管损害的症状，如面色、神经状态、心率、心律、心音、心电图改变等
健康教育	对有冠状动脉病变的患儿密切随访，每3～6个月做1次超声心动图检查。多发或较大冠状动脉瘤尚未闭塞者不宜参加体育活动

高频考点速记

1．患儿，女，6岁。因“无明显诱因出现下肢、臀部对称性皮肤紫癜，伴恶心、呕吐1周”就诊，查毛细血管脆性试验阳性，外周血白细胞计数、血小板计数、出血和凝血时间正常，骨髓检查正常。最可能的诊断是过敏性紫癜。

2．患儿为过敏性紫癜，在护理过程中应注意预防出血（皮肤、消化道、关节和肾）。

3．过敏性紫癜患儿主诉腹痛、恶心，大便变黑，其应当采取无渣流食。

4．过敏性紫癜患儿常见的首发症状为皮肤紫癜。

5．7岁患儿，突然发现双下肢、胸腹部大量红斑，高出皮面，压之褪色，发痒，双膝关节痛，1周前曾患“感冒”。该患儿可能的疾病是过敏性紫癜。

6. 患儿，男，7岁。1周前患儿双下肢突然出现密集紫癜样皮疹，皮疹突出皮肤表面，呈对称分布，伴有痒感，数日后皮疹逐渐消退。昨晚进食鱼虾后皮疹又再次出现，并伴有脐周明显疼痛和恶心、呕吐。查大便隐血试验阳性。该患儿最可能的疾病是过敏性紫癜。

7. 过敏性紫癜主要累及的部位不包括心脏，主要累及皮肤、消化道、关节及肾脏等。

8. 对风湿性心脏病患者进行健康指导的关键点是积极防治链球菌感染。

9. 风湿热临床表现为心脏炎、环形红斑、游走性和多发性关节炎、舞蹈病和皮下结节，不伴有关节畸形。

10. 风湿热最严重的临床表现是全心炎。

第十一章　常见传染病患儿的护理

必备考点精编

第一节　麻　疹

麻疹是麻疹病毒所致的小儿常见的急性呼吸道传染病。以发热、上呼吸道炎（咳嗽、流涕）、结膜炎、口腔麻疹黏膜斑（又称柯氏斑）及皮肤特殊性斑丘疹为主要临床表现。

一、临床表现

潜伏期	6～18天，平均10天
前驱期	传染性最强。发热到出疹常持续3～4天，以发热、上呼吸道炎和麻疹黏膜斑为主要特征。90%以上的病人于病程的第2～3日，在第一臼齿相对应的颊黏膜处，可出现0.5～1mm大小的白色麻疹黏膜斑（柯氏斑），周围有红晕，常在1～2日内消退，具有早期诊断价值
出疹期	发热后3～4天出现，体温增高至40～40.5℃，初见于耳后发际，渐延及面、颈、躯干、四肢及手心足底，充血性斑丘疹，压之褪色，疹间皮肤正常
恢复期	麦麸样脱屑及浅褐色色素沉着；出疹3～4日后，皮疹按出疹顺序消退
并发症	肺炎（最常见并发症，主要死因）、喉炎、心肌炎、麻疹脑炎

*速记：麻疹发烧3天、出疹3天、退疹3天，表现为发热、上呼吸道炎（咳嗽、流涕）、结膜炎、口腔麻疹黏膜斑（又称柯氏斑）及皮肤特殊性斑丘疹。

二、护理措施

维持正常体温	①卧床休息：绝对卧床休息至皮疹消退、体温正常为止 ②监测体温，观察热型：出疹期不宜用药物或物理方法强行降温，因体温骤降可使皮疹突然隐退。如体温升至40℃以上时，可用小剂量退热剂，以免发生惊厥
保持皮肤黏膜的完整性	①皮肤护理：保持皮肤清洁，勤换内衣 ②口、眼、耳、鼻部的护理：保持清洁，多喂白开水
保证营养供给	饮食以清淡、易消化、营养丰富的流食、半流食为宜，少量多餐
观察病情	①肺炎：出疹期间出现高热不退、咳嗽加剧、呼吸困难等 ②喉炎：出现声嘶、气促、吸气性呼吸困难、三凹征等 ③脑炎：出现抽搐、嗜睡、脑膜刺激征等
预防感染的传播	①管理传染源：隔离患儿至出疹后5天，并发肺炎者延长至出疹后10天。密切接触的易感儿，应隔离观察3周 ②切断传播途径：患儿房间消毒，医护人员洗手 ③保护易感人群：流行期易感儿应尽量避免去公共场所。8个月以上未患过麻疹小儿初种麻疹疫苗。易感儿接触病人后5日内注射人血丙种球蛋白或胎盘球蛋白，可免于发病

第二节　水　痘

1.临床表现

潜伏期	一般为2周左右
前驱期	可无症状或仅有轻微症状，全身不适、乏力、咽痛、咳嗽，年长儿症状明显，体温可达38.5℃，持续1～2日迅速进入出疹期
出疹期	发热第1日就可出疹，其皮疹特点是： ①皮疹按斑疹、丘疹、疱疹、结痂的顺序演变 ②皮疹为向心性分布，躯干部皮疹最多，四肢皮疹少，手掌和足底更少 ③部分患儿疱疹发生于口腔、咽喉、结膜和阴道黏膜，破溃后形成浅溃疡 ④水痘内容物由清亮变为混浊，疱壁薄易破，瘙痒感重，愈后多不留瘢痕 ⑤水痘为自限性疾病，一般10日左右自愈 ⑥并发症和预防：皮肤感染（最常见）

续表

恢复期	皮疹于3～5天后颜色转暗，逐渐隐退，并按出疹顺序开始脱屑，躯干为糠皮样脱屑，手掌、足底可见大片状脱皮，呈“手套”“袜套”状。脱皮持续1周左右。无色素沉着

2．护理措施

减轻皮肤病损，恢复皮肤完整性	①避免搔破皮疹，以免引起继发感染或留下疤痕 ②保持皮肤清洁、勤换内衣，剪短指甲，婴幼儿可戴手套，以免抓伤皮肤。患儿因皮肤瘙痒哭闹时，可用温水洗浴或涂0.25%炉甘石洗剂或5%碳酸氢钠溶液。可遵医嘱口服抗组胺药物，继发感染者局部用抗生素软膏
降低体温	如有高热，可用物理降温或适量的退热剂，忌用阿司匹林
观察病情	及早发现肺炎、心肌炎，并予以相应的治疗及护理
预防感染传播	家中隔离至疱疹全部结痂或出疹后7日为止，易感儿接触后隔离观察3周

第三节　猩红热

1．临床表现

潜伏期	一般为2～3日
前驱期	一般不超过24小时，起病急骤，表现为畏寒、高热，常伴咽痛、头痛、恶心呕吐、咽峡炎、扁桃体发生化脓性炎症
出疹期	①皮疹：发生在发热后24小时内。始于耳后、颈部及上胸部，后迅速波及全身。表现为弥散性充血的皮肤上出现均匀的针尖大小的丘疹，压之褪色，触之有砂纸感，疹间无正常皮肤，伴有痒感 ②特殊体征：帕氏线（2～3天完全消失，7天脱皮，糠屑样，手足明显），口周苍白圈和杨梅舌；患儿疹间皮肤不正常
脱屑期	多数病人于病后1周，按出疹顺序开始脱屑，躯干糠皮样脱屑、手掌、足底可见大片状脱皮，呈“手套”“袜套”状
并发症	急性肾小球肾炎、风湿病、关节炎等

2．护理措施

发热护理	急性期病人绝对卧床休息2～3周，高热时给予适当物理降温，但忌用冷水或乙醇擦浴
皮肤护理	温水清洗皮肤（禁用肥皂水），剪短患儿指甲，避免抓破皮肤。脱皮时涂抹凡士林或液状石蜡，有大片脱皮时不要用手强行撕脱，需用消毒剪刀剪掉
隔离患儿	隔离至呼吸道症状消失后1周，连续咽拭子培养3次阴性后即解除隔离
保护易感人群	对密切接触者需医学观察7日
切断传播途径	室内通风换气或用紫外线照射消毒，病人鼻咽分泌物用2%～3%氯胺或漂白粉消毒，被病人分泌物所污染的物品，如食品、玩具、书籍、衣被褥等，可分别采用消毒液浸泡、擦拭、蒸煮或日光暴晒等

第四节　流行性腮腺炎

1．临床表现

潜伏期	平均18日
腮腺炎	腮腺逐渐肿大（首发），体温可达39～40℃，持续时间不一，体温增高的程度及持续时间的长短与腮腺肿大程度无关；一般一侧腮腺先肿大，2～3日后累及对侧，或双侧同时肿大，肿大以耳垂为中心向前后下发展，使下颌角边缘轮廓模糊，同时伴周围组织水肿、灼热、疼痛和感觉过敏，局部皮肤紧张发亮，表面发热不红。腮腺管口可有红肿，但无分泌物；1～3日达高峰，5日左右逐渐消退；严重者下颌下腺、舌下腺、颈淋巴结可同时受累；咀嚼受限
脑膜脑炎	是腮腺炎的最常见临床表现，常发生在腮腺肿大前或同时发生，有头痛、颈项强直、呕吐、嗜睡、高热等症状及脑脊液异常，大部分预后良好
睾丸炎和卵巢炎	发热、病变的睾丸多为单侧，有触痛、肿胀，卵巢炎多下腹疼痛；一般不影响生育
胰腺炎	常与腮腺炎同时发生，表现为上腹疼痛、压痛，伴发热、寒战、呕吐等

2. 护理措施

饮食护理	患儿因张口及咀嚼食物使局部疼痛加重，影响进食，应给予富有营养、易消化的半流质饮食或软食。忌酸、辣、硬而干燥的食物
减轻腮腺肿痛	采用局部冷敷收缩血管，减轻炎症充血程度及疼痛
预防感染	用温盐水漱口或多饮水，保持口腔清洁
隔离患儿	无并发症的患儿在家中隔离治疗。采取呼吸道隔离至腮腺肿大完全消退后3日为止。有接触史的易感儿应观察3周
病情观察	脑膜脑炎多于腮腺肿大后1周左右发生，应密切观察。注意观察睾丸有无肿大、触痛，有无睾丸鞘膜积液和阴囊皮肤水肿。睾丸炎患儿可用丁字带托起阴囊消肿或局部间歇冷敷
接种疫苗	易感儿接种腮腺炎减毒活疫苗

第五节 中毒型细菌性痢疾

1. **临床表现** 潜伏期多数为1 ~ 2天，短者数小时。起病急，发展快，高热可＞40℃（少数不高），迅速发生呼吸衰竭、休克或昏迷。

休克型	周围循环衰竭的表现，如面色苍白、四肢厥冷、脉搏细速、血压下降、皮肤花纹
脑型	有颅压增高、脑疝、呼吸衰竭等表现。较严重，病死率高
肺型	呼吸窘迫综合征
混合型	上述两型或三型同时或先后出现，是最为凶险的一型，病死率很高

2. 护理措施

降温止惊	物理、药物或亚冬眠疗法降温，使体温降至37℃左右，以防高热惊厥致脑缺氧、脑水肿加重
预防感染	对患儿采取肠道隔离至临床症状消失后1周或3次便培养阴性
脑水肿和呼衰的护理	保持呼吸道通畅，给氧，备好气管插管及机械通气设备

高频考点速记

1. 麻疹出疹时不宜物理降温，以免使皮肤、黏膜毛细血管收缩，从而影响透疹。

2. 麻疹的临床特点是发热3～4天后出斑丘疹，疹退后有米糠样脱屑，色素沉着。

3. 水痘的皮疹特点是皮疹按“斑疹—丘疹—疱疹—结痂”的顺序演变，且多种皮损类型可同时并存。

4. 水痘多为自限性疾病，10天左右自愈。

5. 水痘的临床特点是发热当天出疹，之后伴有水疱疹。

6. 猩红热的特征性体征是帕氏线、苍白圈、杨梅舌。

7. 患儿，男，8岁。食欲不振，8小时后，右耳周围肿痛，同学中有类似患者。查体：肿大以右耳垂为中心，皮肤发热，触之坚韧有弹性，疼痛，张口及咀嚼时加重，最可能的诊断是流行性腮腺炎。

8. 流行性腮腺炎患儿因张口及咀嚼食物使局部疼痛加重，影响进食，应给予富有营养、易消化的半流质饮食或软食。

9. 腮腺炎患者的腮腺肿大以耳垂为中心，逐渐向前、后、下方发展，使下颌角边缘轮廓模糊。

第十二章　小儿结核病的护理

必备考点精编

第一节　原发型肺结核

1. 临床表现

轻者	可无症状，多见于年龄较大的儿童。仅在X线检查时被发现。起病慢，有低热、盗汗、食欲不佳、疲劳等结核中毒症状
婴幼儿及症状较重者	干咳和轻度的呼吸困难最常见，可突起高热39～40℃，持续2～3周后转为低热，并伴有结核中毒症状
胸内淋巴结高度肿大	①压迫气管分叉处可出现类似百日咳样痉挛性咳嗽 ②压迫支气管使其部分阻塞时可引起喘鸣 ③压迫喉返神经可致声嘶 ④压迫静脉可致胸部一侧或双侧静脉怒张
结核变态反应	部分患儿出现眼疱疹性结膜炎、皮肤结节性红斑、多发性一过性关节炎等
体检	周围淋巴结不同程度肿大，肺部体征不明显，与肺内病变不一致，婴儿可伴肝脾肿大

2. 护理措施

保证营养供给	给予高能量、高蛋白、高维生素的饮食
建立合理生活制度	保持室内空气流通，阳光充足，保证充足的睡眠时间，可做适当的活动，积极防治各种急性传染病
预防感染传播	实行呼吸道隔离措施，对患儿呼吸道分泌物、痰杯、餐具等进行消毒
观察药物不良反应	有无胃肠道反应、耳鸣耳聋、眩晕、视力减退或视野缺损、手足麻木、皮疹等；定期复查肝功能和尿常规。使用链霉素者，注意有无发呆、抓耳挠腮等听神经损害的现象，若有异常及时和医生联系，决定是否停药

第二节 急性粟粒型肺结核

临床表现及护理措施

临床表现	有高热和严重中毒症状、盗汗、多数患儿同时有结核性脑膜炎症状。6个月以下患儿特点：病程进展快，病死率高
护理措施	①对症护理；警惕结核性脑膜炎；重症患儿结核菌素试验可呈假阴性；痰或胃液中可查到结核菌；粟粒疹和眼底检查所见的结核结节有诊断意义 ②密切观察病情变化：出现烦躁不安、嗜睡、头痛、呕吐、惊厥等脑膜炎症状时，及时通知医生

第三节 结核性脑膜炎

1. 临床表现

表现	早期	前驱期	性情改变，少言、懒动、易倦、喜哭、易怒等
	中期	脑膜刺激期	脑膜刺激征（颈强直、凯尔尼格征、布鲁金斯征），是结核性脑膜炎最主要和常见的体征。最常见者为面神经瘫
	晚期	昏迷期	意识朦胧、半昏迷甚至昏迷状态，频繁惊厥甚至可呈强直状态，最终死于脑疝
并发症	脑积水（最常见）、脑实质损害、脑出血及颅神经障碍		

2. 护理措施

惊厥处理	绝对卧床休息，保持室内安静，护理操作集中进行，减少对患儿的刺激。在发作时首选安定，齿间垫牙垫，防舌咬伤，并注意坠床跌伤
腰椎穿刺	颅压高时，腰椎穿刺应在应用脱水药半小时后进行，腰椎穿刺后去枕平卧4～6小时，以防头痛
随访观察	停药后随访观察至少3～5年
饮食	提供高热量、高蛋白质、富含纤维素、易消化食物，少食多餐

高频考点速记

1. 患儿，男，8岁，诊断为原发型肺结核。经治疗后其病理转归最可能是吸收好转。

2. 原发型肺结核的病理转归，临床最常见的是病灶钙化或形成硬结。

3. 6个月以下婴儿患粟粒型肺结核的特点为病情重而症状不典型，累及器官多，病程进展快，病死率高。

4. 小儿结核性脑膜炎早期临床表现中主要的症状是性情的改变。

第十三章　常见急症患儿的护理

必备考点精编

第一节　小儿惊厥

1. 临床表现

惊厥	典型表现为突然发生意识丧失，眼球上翻，凝视或斜视，局部或全身肌群出现强直性或阵挛性抽动，持续数秒至数分钟，抽搐停止后多入睡
惊厥持续状态	惊厥发作持续超过30分钟，或2次发作间歇期意识不能恢复者
热性惊厥	多由上感引起，发生在6个月至3岁小儿，男孩多于女孩，大多发生于急骤高热开始后12小时之内。发作时间短（10分钟内），发作后短暂嗜睡；在一次发热性疾病过程中很少连续发作多次，可在以后的发热性疾病中再次发作；没有神经系统异常体征

2. 护理措施

防止窒息	发作时就地抢救，立即让患儿去枕平卧位，头偏向一侧，松解患儿衣领，将舌轻轻外拉，保持呼吸道通畅
防止受伤	将纱布放在患儿的手中或腋下，已出牙的患儿在上、下牙之间放置牙垫或纱布包裹的压舌板，防止舌咬伤；切勿用力强行牵拉或按压患儿肢体，以免发生骨折或关节脱位
健康指导	告知家长物理降温的重要性及方法，讲解惊厥发作时的急救方法；对癫痫患儿应嘱咐家长遵医嘱按时给患儿服药，不能随便停药，以免诱发惊厥，并嘱咐患儿避免到危险的地方及易受伤的环境中，以免发作时出现危险

第二节 急性颅内压增高

1. 临床表现

头痛	晨起较重，婴儿仅有前囟紧张或隆起（因囟门未闭），伴有烦躁不安、尖叫或拍打头部	
呕吐	频繁，晨起明显，常不伴恶心，呈喷射性	
眼部表现	复视或斜视、眼球运动障碍、落日眼、双颞侧偏盲、视乳头水肿	
两慢一高	Cushing综合征：呼吸减慢、脉搏减慢、血压升高（收缩压明显）	
脑疝	小脑幕切迹疝	最常见，意识障碍出现较早，两侧瞳孔不等大
	枕骨大孔疝	可出现中枢性呼吸骤停，双瞳孔缩小后扩大
其他	意识改变、头围增长过快、前囟紧张隆起并失去正常搏动（1岁以内）	

2. 护理措施

急救处理	快速滴入20%甘露醇，用甘露醇时需注意： ①用药前要检查药液，如有结晶可将制剂瓶加热，待结晶消失后再用 ②静脉滴入时最好用带过滤网的输液器，以防结晶进入血管内；不能与其他药液混合静脉滴注，以免产生结晶沉淀 ③用药时在15~30分钟快速滴入达到所需浓度；推注时不能漏到血管外，一旦发生药物外漏，需尽快用25%~50%硫酸镁局部湿敷和抬高患肢
降低颅内压	①头肩抬高25°~30°，侧卧位休息 ②检查或治疗时不可猛力转头、翻身、按压腹部及肝脏 ③治疗和护理操作集中进行，动作轻、快
体温疗法	尽早使用亚低温疗法减轻中枢神经功能损害，体温每降低1℃则颅内压降低5.5%。一般控制核心体温在32~34℃
健康指导	穿刺后让患儿去枕平卧6小时，以防发生头痛；保持安静，避免刺激

第三节　急性呼吸衰竭

1. **临床表现**　呼吸系统表现、低氧血症（发绀，口唇、口周及甲床等处较为明显）、高碳酸血症的表现。

2. **护理措施**

改善呼吸功能	将患儿送入抢救监护室，取半卧位或坐位休息，以利膈肌活动，肺活量增加。遵医嘱给予雾化吸入，一般每日3～4次，每次15分钟左右，吸痰，每2小时1次
按医嘱合理用氧	一般用鼻导管法吸氧，氧流量为0.5～1L/min，氧浓度不超过40%；新生儿或鼻腔分泌物多者，可用面罩或头罩，头罩给氧者，氧流量为2～4L/min，氧浓度为50%～60%；严重缺氧抢救时，氧浓度可＞60%或用100%的纯氧，但持续时间以不超过4～6小时为宜。氧浓度不宜过高，持续时间不宜过长，以免发生晶体后纤维增生症造成失明。氧疗期间定时做血气分析进行监护，一般要求氧分压在65～85mmHg为宜
按医嘱用呼吸中枢兴奋药	呼吸停止的患儿可按医嘱用尼可刹米、洛贝林等
维持有效呼吸	呼吸即将停止或已经停止时，协助气管插管并做好插管护理，若不具备抢救条件时，应立即进行胸外心脏按压或人工呼吸

3. **呼吸机的护理**

进行人工呼吸	对呼吸即将停止或已经停止且不具备抢救条件时，进行胸外心脏按压或人工呼吸	
协助气管插管并做好插管护理	插管前	先准备好全套插管用具，操作前要充分予以吸氧和将胃内容物抽空
	操作时	密切监测患儿呼吸、循环等情况
	插管后	按医嘱给氧，定时吸痰，一般每小时1次，吸痰前先滴入气管2～5ml生理盐水并轻拍胸、背部，使盐水与黏痰混合易于吸出，每次吸痰时间不宜超过15秒，一般经鼻腔插管不超过2～5日，以免导致环状软骨狭窄；经口腔插管不宜超过48小时，以免引起喉头水肿

续表

做好人工辅助呼吸的护理	①根据患儿血气分析结果调整各项参数，每小时检查1次并记录 ②注意观察患儿的胸廓起伏、神态、面色、周围循环等，防止通气不足或通气过度。通气不足表现为患儿自主呼吸与呼吸机不同步，通气过度可引起血压下降、抽搐等碱中毒表现；观察有无堵管或脱管现象 ③经常消毒呼吸机管道，用甲醛熏蒸或苯扎溴铵浸泡，每周1次 ④保持呼吸道通畅，为患儿翻身、拍背、吸痰等 ⑤做好撤机前的准备，如自主呼吸锻炼（逐渐减少强制呼吸次数或压力水平，或每日停用数次），在撤离前要备好抢救物品，停用呼吸机后密切观察患儿呼吸、循环等生命体征

第四节 充血性心力衰竭

1. 临床表现

特点	小儿全心衰竭较多见，年长儿表现与成人相似。婴幼儿表现有喂养困难、烦躁多汗、哭声低弱，而颈静脉怒张、水肿和肺部啰音等体征不明显
临床诊断指标	①安静时心率增快，婴儿＞180次/分，幼儿＞160次/分，不能用发热或缺氧解释 ②呼吸困难、青紫突然加重，安静时呼吸达60次/分以上 ③肝大达肋下3cm以上，或短时间内较前增大 ④心音明显低钝或出现奔马律 ⑤突然出现烦躁不安，面色苍白或发灰，不能用原发病解释 ⑥尿少、下肢水肿，排除营养不良、肾炎、维生素缺乏等原因

2. 护理措施

一般护理	半卧位休息，床头抬高30°～45°，避免患儿用力（如哭闹、用力排便），必要时按医嘱应用镇静药物；限制盐和水的入量；酌情吸氧

续表

遵医嘱用药	地高辛为小儿时期最常用的强心药。每次注射前须先测患儿脉率，年长儿＜60次/分、婴幼儿＜90次/分或脉律不齐、心电监护记录P-R间期较用药前延长50%、或出现室性期前收缩等，须立即停止用药。静脉注射速度要慢，不少于5分钟。用药期间须多给患儿进食富含钾的食物，或按医嘱给氯化钾溶液，因低钾血症是导致强心苷中毒较常见的诱因。暂停进食钙含量高的食物
输液速度	输液时速度宜慢，一般每小时＜5ml/kg
体位	左心衰时患儿于半卧位或坐位，双腿下垂，减少回心血量，吸氧时用20%～30%乙醇湿化
活动	制订合适的活动计划，根据心功能分级安排不同的休息

第五节　急性肾衰竭

一、临床表现

1. 少尿型肾衰

少尿期	水钠潴留	全身水肿、高血压、肺水肿、脑水肿和心力衰竭
	电解质紊乱	3高：高钾（多见）、高磷、高镁 3低：低钠、低钙、低氯血症 代谢性酸中毒：呼吸深长、口唇樱桃红色
	尿毒症	全身各系统症状：食欲减退、呕吐、意识障碍、高血压、贫血等
	感染	是最常见的并发症（常见死亡原因），呼吸道和泌尿道感染多见
多尿期	大量排尿，可出现脱水、低钠及低钾血症，免疫力降低易感染	
恢复期	血尿素氮及肌酐逐渐恢复正常	

2. 非少尿型肾衰　指血尿素氮、血肌酐迅速升高，肌酐清除率迅速降低，而不伴有少尿表现。

二、护理措施

维持体液平衡	①控制液体的入量，坚持“量入为出”的原则。每日液量=尿量+异常丢失+不显性失水-内生水，无发热患儿每日不显性失水为300ml/m²，体温每升高1℃不显性失水增加75ml/m²，内生水在非高分解代谢状态为250~350ml/m² ②准确记录24小时出入液量，每日定时测体重
保证营养均衡	①少尿期限制水、钠、钾、磷、蛋白质的入量，供给足够的热量，蛋白质以优质蛋白为佳，如肉类、蛋类、奶类等 ②透析治疗时因丢失大量蛋白质，故不需限制蛋白入量；长期透析时可输新鲜血浆、水解蛋白、氨基酸等。蛋白质控制在每日0.5~1.0g/kg，以优质蛋白为佳
密切观察病情	当血钾>6.5mmol/L时为危险界限，应积极处理，可用5%碳酸氢钠溶液，每次2ml/kg静脉注射；给10%葡萄糖酸钙溶液10ml静脉滴注；高渗葡萄糖和胰岛素（每3~4g葡萄糖配1U胰岛素）透析，血液透析可在1~2小时内使血钾降至正常范围，腹膜透析则需4~6小时

第六节　心跳呼吸骤停

临床表现

主要改变	意识突然丧失，面色苍白迅速转为发绀，大动脉搏动消失，心音消失、心音微弱或心动过缓，年长儿心率<30次/分，婴幼儿<80次/分，新生儿<100次/分
反射	短暂抽搐，瞳孔散大、对光反射消失
呼吸	呼吸停止或严重的呼吸困难，大小便失禁

高频考点速记

1. 高热惊厥患儿出院前，对其家长的健康教育重点是告知物理降温的重要性及方法、惊厥预防和急救措施。

2. 患儿，女，18个月。因发热6个小时来院就诊，查体：患儿意识清楚，舌红，急性热病容，体温39.1℃，就诊时患儿突发抽搐，双目凝视，意识丧失，立即按压人中，约1分钟后患儿意识恢复，抽搐停止，引起患儿抽搐最可能的原因是高热惊厥。

3. 预防上呼吸道感染患儿发生惊厥的主要措施是积极控制体温。

4. 婴儿上感初期突发高热最易引起惊厥。

5. 患儿，女，1岁。因反复抽搐急诊入院，入院时全身肌肉痉挛，双手握拳，两眼上翻。首先应采取的护理措施是平卧，头偏向一侧，清除口鼻分泌物。

6. 惊厥患儿补液中突发抽搐，最可能的原因是发生低钙血症。

7. 急性颅内压增高临床表现主要是头痛、呕吐、意识障碍、惊厥、生命体征改变等。颅内高压时上视丘受压可产生上视受累，即“落日眼”征。

8. 小儿心搏骤停的诊断：意识突然丧失，短暂抽搐、呼吸停止、面色灰暗或发绀、瞳孔散大和对光反射消失、大动脉搏动消失、听诊心音消失，如做心电图检查可见等电位线、心电机械分离或心室颤动等。